中医师模块化培训系列教程

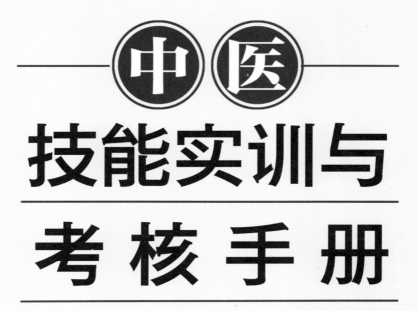

中医技能实训与考核手册

黄建龙　白伟杰◎主编

U0263938

SPM
南方传媒

广东科技出版社
全国优秀出版社

· 广 州 ·

图书在版编目（CIP）数据

中医技能实训与考核手册 / 黄建龙，白伟杰主编. —广州：广东科技出版社，2022.12
中医师模块化培训系列教程
ISBN 978-7-5359-8028-1

Ⅰ.①中…　Ⅱ.①黄…　②白…　Ⅲ.①中医临床—技术培训—教材　Ⅳ.①R24

中国版本图书馆CIP数据核字（2022）第240496号

中医技能实训与考核手册

Zhongyi Jineng Shixun Yu Kaohe Shouce

出 版 人：严奉强
责任编辑：张远文　李　杨　马霄行
装帧设计：友间文化
责任校对：陈　静　李云柯
责任印制：彭海波
出版发行：广东科技出版社
　　　　　（广州市环市东路水荫路11号　邮政编码：510075）
销售热线：020-37607413
https://www.gdstp.com.cn
E-mail：gdkjbw@nfcb.com.cn
经　　销：广东新华发行集团股份有限公司
印　　刷：广州市岭美文化科技有限公司
　　　　　（广州市荔湾区花地大道南海南工商贸易区A幢　邮政编码：510385）
规　　格：787 mm×1 092 mm　1/16　印张27　字数540千
版　　次：2022年12月第1版
　　　　　2022年12月第1次印刷
定　　价：268.00元

编委会

前言

　　中医临床技能实践课程体系由中医诊断学、内科学、外科学、妇产科学、儿科学、针灸推拿康复学等诸多课程组成，每门课程的应用性都极强，而对中医医学生和规培医师的临床实践能力培养一直是各医学院校和中医住院医师规范化培训基地的薄弱环节。近年来，越来越多的医学院校和医学教育专家认识到，对中医医学生和规培医师的临床思维能力和实践操作能力的培养直接关系着其日后的临床诊疗水平，也关系到服务对象的健康与生命。随着我国高等教育理念的转变和医师规范化培训新制度的推行，国务院、教育部、国家中医药管理局先后发布了《中共中央　国务院关于促进中医药传承创新发展的意见》《国务院办公厅关于加快医学教育创新发展的指导意见》（国办发〔2020〕34号）《教育部　国家卫生健康委　国家中医药管理局关于深化医教协同进一步推动中医药教育改革与高质量发展的实施意见》（教高〔2020〕6号），要求推进中医药教育高质量发展，对医学生和临床医师，特别是研究生和规培医师实践能力、创新能力的培养已被放在人才培养的重要位置。

　　在中医住院医师规范化培训基地八年的教学管理中，我们在临床技能培训的中心技能课程与内涵建设方面积累了一定的经验，先后承担了广东省教育厅"临床思维模拟教学AI机器人的开发与应用研究""基于岗位胜任力的临床技能教考评体系建设与大数据分析研究"和国家中医药管理局中医师资格认证中心"中医临床技能操作模块化训练与考核标准化研究""中医技能考试评分细则信息化标准化实证研究"等科研课题。2019年，受国家中医药管理局人事教育司和中国医师协会委托，我院临床技能培训中心起草了首部国家《中医住院医师规范化培训基地临床技能实训中心建设和使用标准》。我院临床技能培训中心专家教授也受国家中医药管理局和中国医师协会邀请，在全国近三十个省区市主讲临床技能实训中心内涵建设、模块化训练与考核标准化的有关内容。五年来，我院开展国家级骨干师资继续教育项目二十余期。近期，受国家委托开办了三期中医规培基地骨干模拟师资培训班，为全国各院校和住培基地培养了两千名骨干教师。

基于以上经历和来自全国各地的调研资讯，本书编者计划编写"中医师模块化培训系列教程"，旨在进一步规范中医临床技能教与学，加强对医学生、规培医师和各级中医师临床实践能力的实训与考核，夯实中医师的临床基本功。

本系列教程计划从针刺、推拿、灸法、拔罐法、耳压疗法等特色技能开始，融合中医四诊技能在内科、外科、妇产科、儿科、骨伤科、眼科、耳鼻咽喉科等专科疾病中的具体应用，凸显中医特色，推进培训对象和教师规范中医临床思维和实践技能，如中医病史采集、望闻切诊、病历书写、辨证论治等基本操作技能等，重点突出实训教学环节，细化实训操作流程、操作注意事项，力求切合临床实际。本书本着规范、实用、内容深浅适宜，兼顾分层教学的原则，以螺旋式提升医学生、规培医师和各级中医师临床岗位的胜任力为目标进行编写，可作为住院医师规范化培训基地，全科医师规范化培训基地，高等医学院校中医、中西医和西医临床专业学生的技能实训教材，也可作为临床医师、社区全科医师及护理人员的参考用书，特别适合"西学中"人员、参加中医执业医师资格考试人员，以及正在参加中医住院医师规范化培训与考核的师生使用。

本书编者长期从事中医药临床教学和实践工作，有较高的理论水平和丰富的临床经验，在编写过程中也力求规范、正确、实操性，但难免存在疏漏，诚挚欢迎本书读者提出宝贵意见，万分感谢！

参与本书编写和点校的有针灸推拿学专业研究生、硕士生导师。限于篇幅，参与本书整理编写的人员名单未全部在各章节内给予体现，在此一并表示感谢。

黄建龙

2022年12月

编者说明

【如何阅读本书】

本书为"中医师模块化培训系列教程"中的一册，分上、下两篇。

上篇是临床基础。第一章是常用腧穴。我们没有将人体所有腧穴编写进本书，也没有将《针灸学》或《腧穴学》中的全部穴位纳入本书，而是依据中医和中西医结合执业医师资格考试大纲要求掌握的腧穴，从穴位特点、定位、主治、操作和图示等方面，以列表式编写，方便阅读和记忆。同时将《中医住院医师规范化培训标准》中针灸推拿科必须掌握的穴位名称编入本书。因为大部分腧穴与中医和中西医结合执业医师资格考试大纲要求重叠，所以没有重复列表和归纳，读者需结合有关教材进行学习。部分穴位增加了取穴方法或实际对照图片，以利于理解和临床实用。第二章是腧穴的定位方法。本书编者在担任国家中医和中西医结合执业医师资格考试主考官的过程中，发现不少考生对腧穴的定位方法掌握不好，临床取穴不准确，因此特设立本章节进行介绍，部分附图说明。第三章是针灸学各论。该章按内科病证、妇儿科病证、皮外伤科病证、五官科病证、急症等五节，从概述、接诊与诊查、辨证、治疗、考核、按语和临床案例等七方面进行介绍。"接诊与诊查"部分是本书特色，以问主症开始，在问伴随症状，问诱发或加重因素，问病史和望、闻并查中，引导医学生和初进入临床的中医师从收集患者信息开始接诊和认识疾病，真正做到紧扣临床学习。"考核"部分是将"治疗"部分涉及的操作转化为实践考核，内容有针刺、推拿、艾灸、拔罐及其他治疗，且提示使用第十一章基于临床思维的技能操作实训与考核的测试表进行学习和操作练习，目的是希望通过考核，将理论知识融入实践，引导读者在反复规范的实践操作中掌握基本技能。"按语"部分是在大学本科教材的基础上增加了近现代研究的有关内容，作为循证医学的一部分供读者参考。"临床案例"来自公开发表的杂志和临床实际案例，希望通过临床案例拓展经验，教师在考核中也可以选取其中一个案例进行教学和考核。

下篇是操作技术，分针刺疗法、推拿学各论、灸法学各论、拔罐疗法各论、耳压疗法、穴位贴敷疗法、毫火针疗法等，全面介绍了从操作准备到技术内涵要点等各项内容，并附上大量图片来展示实操手法的具体细节。

考核部分在第十一章。本书强调的考核是基于临床思维的技能操作考核，以执业医师资格考试和住院医师规范化培训结业实践能力考核的具体要求为范例，设计全面的测试表，将需要考核的内容安排在一个测试表内，方便学习和一体化练习。

【如何使用本书测试表】

测试表第一个环节是以临床案例的形式，引导中医师从临床的角度进行四诊和临床诊疗分析，促使医学生和住院医师规范化培训对象还原到临床场景中进行思考，以望、闻、问、切环节推动中医师在临床思维推进下进行诊疗，形成以中医思维整体诊治的习惯。然后结合病例实际选择治疗手段，并且引导中医师选择主穴和辨证选择配穴进行治疗。测试表中特别提示注意人文沟通，关注患者在治疗过程当中的反应，做有温度的医师。

附录的中医诊疗技术操作规范与标准是目前现行的国家标准化管理委员会或学术团体发布的有关针刺、艾灸、推拿、拔罐法等的技术操作规范和标准。这些规范与标准是临床实践过程中的有效指引，读者可以到有关网站阅读相关内容。

【教师如何使用本书】

本书的主要读者是医学生、住院医师规范培训对象，以及需要学习、掌握或了解中医临床技能的人群，负责临床实践教学的一线教师也可以选用本书上篇的知识内容，并参考下篇（特别是第十一章的内容），进行基于临床思维的技能操作实训与考核。

本书编写组

主编简介

黄建龙，主任医师、神经外科教授、硕士生导师（神经外科及中医全科）。广州中医药大学附属中山中医院临床技能培训中心主任、住培办主任、名老中医工作室负责人，美国心脏协会（AHA）认证主任导师。

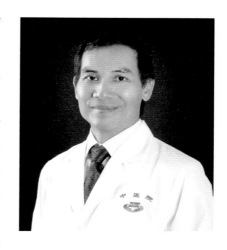

主持、参与国家、省部（厅）级科研项目十余项；主持市、局科研课题九项；目前致力于模拟医学实践与教育，新政策下的医师规范化培训教学管理、培训与考核；在师资队伍、课程建设及教育信息化研发与运用方面积累了十年经验；善于融合多平台资源进行毕业后医学教育和应用型医学人才培养，以及设计结构化（OSCE）考站进行人才评价。

主要成果：

【教材】《中医临床思维（全国中医住院医师规范化培训结业考核指导用书）》（中国中医药出版社）。

【科研】主持国家中医药管理局中医师资格认证中心科研课题"中医临床技能操作模块化训练与考核标准化研究""中医技能考试评分细则信息化标准化实证研究"；主持广东省中医药管理局科研课题"中医类别全科医师规范化培训质量控制体系构建"；主持广东省教育厅科研课题"临床思维模拟教学AI机器人的开发与应用研究""基于岗位胜任力的临床技能教考评体系建设与大数据分析研究"；主持研究生"专业学位教学案例库建设"项目和"研究生课程思政建设"项目。

【论文】《加强住院医师规范化培训基地建设——推进优秀医学人才培养》《中医住院医师规范化培训过程考核方案设计、实施及组织管理》《中医临床技能操作规范化训练与考核实践探索》《临床思维模拟教学AI机器人的开发与应用研究》（国家中医药管理局中医师资格认证中心优秀论文）。

【国家标准与专家共识】联合署名发布国家《医学模拟中心建设标准专家共识》，牵头编制国家《中医住院医师规范化培训基地临床技能实训中心建设使用标准》。

【获奖】2017年度全国住院医师规范化培训"十佳住培管理工作者"称号。

学术团体任职：

中国医师协会毕业后医学模拟教育专家委员会委员兼全国副总干事、广东省中医全科医师规范化培训专委会主任委员、吴阶平基金会模拟医学专家委员会常务委员、广东省中医药学会中西医结合神经外科专业委员会副主任委员、中华中医药学会考核委员会委员、广东省医学教育协会中医师承专业委员会副主任委员。

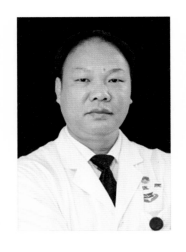

白伟杰，主任医师、广州中医药大学教授、中山市中医院针灸科推拿科主任。从事神经内科、康复科、针灸科临床工作28年，主要研究脑血管病、各种神经杂病、内科杂病、妇科杂病、脊柱相关性疾病、骨关节病变、各种顽固性疼痛的临床诊治与康复，具有丰富的临床经验。擅长运用中西医结合方法治疗脑血管疾病（中风）、各种头痛、头晕、失眠、面瘫、三叉神经痛、帕金森病、多发性硬化、各种肌肉萎缩症、周期性瘫痪、重症肌无力、多发性肌炎、各种脊髓病变、周围神经损伤、中枢神经系统感染（各种脑炎、脊髓炎）、神经系统变性疾病。擅长运用岐黄针治疗帕金森病运动障碍及各种震颤。擅长运用毫火针等中医特色技术治疗内科、妇科、脊柱、骨关节等相关疑难复杂疾病。

主要社会任职：

广东省针灸质量控制中心成员单位负责人，国家中医药管理局中医医疗技术协作组-毫火针技术协作组全国牵头单位负责人，广东省针灸学会理事，广东省针灸学会脑病专业委员会副主任委员、秘书长，广东省针灸学会脊椎相关疾病专业委员会副主任委员，中山市针灸学会副会长兼秘书长，中山市针灸学会毫火针专业委员会主任委员，中山市中医药研究院毫火针传承工作室负责人，刘氏毫火针疗法第三代传承人，广东省康复医学会中西医结合分会常务理事，广东省医学会物理医学与康复学分会脊柱康复学组副组长，广东省医院协会康复医学管理专业委员会委员。

目录

上篇
针灸腧穴学基础概要

下篇
中医适宜技术

Part One 上篇

针灸腧穴学基础概要

第一章　常用腧穴

第一节　中医与中西医结合执业医师资格考试腧穴

一、手太阴肺经

（一）手太阴肺经腧穴主治概要

1. 肺系病证：咳嗽、气喘、咽喉肿痛、咯血、胸痛等。
2. 经脉循行部位的其他病证：肩背痛、肘臂挛痛、手腕痛等。

（二）手太阴肺经腧穴

1. 中医执业医师要求掌握的腧穴：尺泽、孔最、列缺、鱼际、少商。
2. 中西医结合执业医师要求掌握的腧穴：孔最、列缺、少商。
3. 手太阴肺经常用腧穴特点、定位、取穴、主治、操作及图示（表1-1、表1-2）。

表 1-1　手太阴肺经常用腧穴（1）

腧穴	尺泽（Chǐzé，LU5）	孔最（Kǒngzuì，LU6）	列缺（Lièquē，LU7）
特点	合穴	郄穴	络穴；八脉交会穴（通于任脉）
定位	在肘区，肘横纹上，肱二头肌肌腱桡侧缘凹陷中（图A、图B）	在前臂前区，腕掌侧远端横纹上7寸，尺泽与太渊连线上（腕肘中点上1寸）（图A、图B）	在前臂，腕掌侧远端横纹上1.5寸，拇短伸肌腱和拇长展肌腱之间，拇长展肌腱沟的凹陷中（图A、图B）
取穴	坐位或仰卧位，伸肘，前臂稍向内旋，可见肱二头肌腱边缘（轮廓），肘横纹上触及肌腱，其桡侧缘即是	坐位或仰卧位，先定尺泽和太渊，在两穴的连线上，定腕横纹与肘横纹中点，中点上1寸即是	坐位或仰卧位，前臂掌侧横纹上1.5寸，可见桡骨茎突凸起，桡骨茎突前内侧上沿凹陷处即是

续表

腧穴	尺泽（Chǐzé，LU5）	孔最（Kǒngzuì，LU6）	列缺（Lièquē，LU7）
主治	①咳嗽、气喘、咯血、咽喉肿痛等肺系实热病证；②肘臂挛痛；③急性吐泻、中暑、小儿惊风等急症	①鼻衄、咯血、咳嗽、气喘、咽喉肿痛等肺系病证；②肘臂挛痛	①咳嗽、气喘、咽喉肿痛等肺系病证；②偏正头痛、齿痛、项强痛、口眼歪斜等头面部病证；③手腕痛
操作	直刺0.8～1.2寸，或点刺出血	直刺0.5～1寸	向上斜刺0.5～0.8寸
图示	 A B	 A B	 A B

表1-2　手太阴肺经常用腧穴（2）

腧穴	鱼际（Yújì，LU10）	少商（Shàoshāng，LU11）
特点	荥穴	井穴
定位	在手外侧，第1掌骨桡侧中点赤白肉际处（图A、图B）	在手指，拇指末节桡侧，指甲根角侧上方0.1寸（指寸）（图A、图B）

续表

腧穴	鱼际（Yújì，LU10）	少商（Shàoshāng，LU11）
取穴	坐位或仰卧位，拇指向上伸掌，在第1掌指关节与腕关节之间，第1掌骨中点，大鱼际肌隆起的前侧缘，赤白肉际处即是	坐位或仰卧位，拇指向上伸掌，拇指指甲桡侧底部，近心端距指甲角0.1寸，掌赤白肉际处即是
主治	①咳嗽、咯血、咽干、咽喉肿痛、失音等肺系实热病证；②掌中热；③小儿疳积	①咽喉肿痛、鼻衄、高热等肺系实热病证；②昏迷、癫痫、癫狂等急症
操作	直刺0.5～0.8寸。治小儿疳积可用割治法	浅刺0.1寸，或点刺出血
图示	 A B	 A B

二、手阳明大肠经

（一）手阳明大肠经腧穴主治概要

1. 头面五官病证：目病、齿痛、咽喉肿痛、鼻衄、口眼歪斜、耳聋等。
2. 热证、神志病证、眩晕等。
3. 肠腑病证：腹胀、腹痛、肠鸣、泄泻等。
4. 经脉循行部位的其他病证：手臂酸痛、半身不遂、手臂麻木等。

（二）手阳明大肠经腧穴

1. 中医执业医师要求掌握的腧穴：商阳、合谷、手三里、曲池、肩髃、迎香。
2. 中西医结合执业医师要求掌握的腧穴：合谷、曲池、肩髃、迎香。
3. 手阳明大肠经常用腧穴特点、定位、取穴、主治、操作及图示（表1-3、表1-4）。

表 1-3　手阳明大肠经常用腧穴（1）

腧穴	商阳（Shāngyáng，LI1）	合谷（Hégǔ，LI4）	手三里（Shǒusānlǐ，LI10）
特点	井穴	原穴，为牙拔除术、甲状腺手术等五官及颈部手术针麻常用穴	—
定位	在手指，食指末节桡侧，指甲根角侧上方0.1寸（指寸）（图A、图B）	在手背，第2掌骨桡侧中点处（图A、图B）	在前臂，肘横纹下2寸，阳溪与曲池连线上（图A、图B）
取穴	坐位或仰卧位，伸指俯掌，食指指甲桡侧底部，近心端距指甲角0.1寸，掌赤白肉际处即是	坐位或仰卧位，伸臂，拇、食两指张开；以一手的拇指指间横纹，放在另一手拇、食指之间的指蹼缘上；屈指，拇指尖所指处即是	坐位或仰卧位，先找阳溪和曲池：伸臂俯掌，将拇指向上翘起，在腕横纹前露出的两筋之间的凹陷处，即为阳溪穴；屈肘成45°，肘关节外侧，肘横纹头处即为曲池。在阳溪与曲池连线上，肘横纹下量2横指（大拇指指间关节部位的横径为1寸）处即是

续表

腧穴	商阳（Shāngyáng，LI1）	合谷（Hégǔ，LI4）	手三里（Shǒusānlǐ，LI10）
主治	①齿痛、咽喉肿痛等头面五官病证；②热病、昏迷等热证、急症	①头痛、目赤肿痛、齿痛、鼻衄、口眼歪斜、耳聋等头面五官病证；②发热恶寒等外感病证；③热病无汗或多汗；④痛经、经闭、滞产等妇产科病证；⑤各种痛证	①手臂无力、上肢不遂等上肢病证；②腹痛、腹泻；③齿痛、颊肿
操作	浅刺0.1寸，或点刺出血	手呈半握拳状，直刺0.5～1寸。孕妇不宜针刺	直刺1～1.5寸
图示	\n\nA\n\n\n\nB	\n\nA\n\n\n\nB	\n\nA\n\n\n\nB

表 1-4　手阳明大肠经常用腧穴（2）

腧穴	曲池（Qūchí，LI11）	肩髃（Jiānyú，LI15）	迎香（Yíngxiāng，LI20）
特点	合穴	—	—
定位	屈肘，在尺泽与肱骨外上髁连线中点凹陷处（图A、图B）	在三角肌区，肩峰外侧缘前端与肱骨大结节两骨间凹陷处（图A、图B）	在面部，鼻翼外缘中点旁，鼻唇沟处（图A、图B）
取穴	坐位或仰卧位，屈肘呈45°，在肘关节的外侧，肘横纹头处即是	坐位或仰卧位，上臂外展至水平位，在肩部高骨（锁骨肩峰端）外，可见肩关节上出现两个凹陷，前面的凹陷即是	坐位或仰卧位，鼻翼中点旁，鼻唇沟中，可见一凹陷，即是
主治	①手臂痹痛，上肢不遂；②热病；③眩晕；④腹痛、吐泻等肠胃病证；⑤咽喉肿痛、齿痛、目赤肿痛等五官热性病证；⑥瘾疹、湿疹、瘰疬等皮肤、外科病证；⑦癫痫、癫狂	①肩臂挛痛、上肢不遂；②瘾疹	①鼻塞、鼽衄等鼻病；②口歪、面痒等面口病证；③胆道蛔虫病
操作	直刺1～1.5寸	直刺或向下斜刺0.8～1.5寸。肩周炎宜向肩关节方向直刺，上肢不遂宜向三角肌方向斜刺	略向内上方斜刺或平刺0.3～0.5寸

续表

腧穴	曲池（Qūchí，LI11）	肩髃（Jiānyú，LI15）	迎香（Yíngxiāng，LI20）
图示			

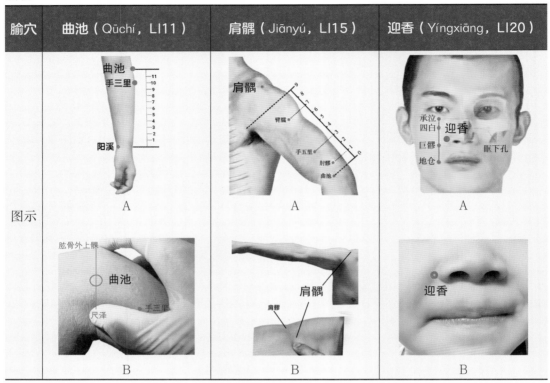

三、足阳明胃经

（一）足阳明胃经腧穴主治概要

1. 胃肠病证：食欲不振、胃痛、呕吐、噎膈、腹胀、泄泻、痢疾、便秘等。

2. 头面五官病证：目赤痛痒、目翳、眼睑𤸷动、鼻衄、齿痛、耳病。

3. 神志病证：癫痫、癫狂。

4. 热证：热病汗出。

5. 经脉循行部位的其他病证：下肢痿痹、转筋、腰膝冷痛、半身不遂。

（二）足阳明胃经腧穴

1. 中医执业医师要求掌握的腧穴：地仓、下关、头维、天枢、梁丘、犊鼻、足三里、上巨虚、条口、丰隆、内庭。

2. 中西医结合执业医师要求掌握的腧穴：地仓、下关、天枢、犊鼻、足三里、条口、丰隆。

3. 足阳明胃经常用腧穴特点、定位、取穴、主治、操作及图示（表1-5、表1-6、表1-7、表1-8）。

表 1-5　足阳明胃经常用腧穴（1）

腧穴	地仓（Dìcāng，ST4）	下关（Xiàguān，ST7）	头维（Tóuwéi，ST8）
特点	—		
定位	在面部，口角旁开约0.4寸（指寸），上直对瞳孔（图A、图B）	在面部，颧弓下缘中央与下颌切迹之间的凹陷处（图A、图B）	在头部，额角发际直上0.5寸，头正中线旁开4.5寸（图A、图B）
取穴	坐位或仰卧位，平视，瞳孔直下垂线与口角水平线相交点处即是	坐位或仰卧位，由耳屏向前1横指可触及高骨，在此高骨的下方凹陷处即是。务必闭口取穴，张口时该凹陷闭合、突起	坐位或仰卧位，从额角发际向上量0.5横指（大拇指指间关节部位的横径为1寸）处即是
主治	口角歪斜、流涎、面痛、齿痛等局部病证	①牙关不利、面痛、齿痛、口眼歪斜等面口病证；②耳聋、耳鸣、聤耳等耳疾	头痛、目眩、目痛等头目病证
操作	斜刺或平刺0.5～0.8寸。可向颊车透刺	直刺0.5～1寸。留针时不可做张口动作，以免弯针、折针	平刺0.5～1寸
图示	 A 迎香 地仓 B	下关 颊车 大迎 A 下关 B	头维 A 头维 B

表1-6 足阳明胃经常用腧穴（2）

腧穴	天枢（Tiānshū，ST25）	梁丘（Liángqiū，ST34）	犊鼻（Dúbí，ST35）
特点	大肠募穴	郄穴	—
定位	在腹部，脐中旁开2寸（图A、图B）	屈膝，在股前区，髌骨外上缘上2寸，股外侧肌与股直肌肌腱之间（图A、图B）	屈膝，在膝部，髌韧带外侧凹陷处（图A、图B）
取穴	卧位，过乳头作一垂线，沿脐中作一水平线，两线的交点与脐中连线的中点即是	正坐屈膝，从膝盖骨（髌骨）外侧最高点，垂直往上量2寸，下肢用力蹬直时，在膝盖骨（髌骨）外上缘上方可触及一凹陷；此凹陷中点即是	正坐屈膝，在膝盖内外侧分别可触及一凹陷；膝盖外侧的凹陷即是
主治	①腹痛、腹胀、便秘、腹泻、痢疾等胃肠病证；②月经不调、痛经等妇科病证	①急性胃痛；②膝肿痛、下肢不遂等下肢病证；③乳痈、乳痛等病证	膝痛、膝关节屈伸不利、下肢麻痹等下肢、膝关节病证
操作	直刺1～1.5寸	直刺1～1.5寸	屈膝，向后内斜刺0.5～1寸
图示	天枢 天枢 A / 天枢 天枢 B	梁丘 A / 梁丘 B	梁丘 犊鼻 三里 A / 犊鼻 B

表 1-7　足阳明胃经常用腧穴（3）

腧穴	足三里（Zúsānlǐ，ST36）	上巨虚（Shàngjùxū，ST37）	条口（Tiáokǒu，ST38）
特点	合穴；胃下合穴，为强壮保健要穴	大肠下合穴	—
定位	在小腿外侧，犊鼻下3寸，胫骨前缘外1横指处，犊鼻与解溪连线上（图A、图B）	在小腿外侧，犊鼻下6寸，犊鼻与解溪连线上（图A、图B）	在小腿外侧，犊鼻下8寸，犊鼻与解溪连线上（图A、图B）
取穴	坐位或仰卧位，胫骨前缘，凸起处最高点，往外1横指处即是	坐位或仰卧位，先找犊鼻，在膝盖外侧可触及一凹陷，即为犊鼻；从犊鼻下6寸，距胫骨外侧前缘1横指（中指）处即是	坐位或仰卧位，先找犊鼻和解溪，在膝盖外侧可触及一凹陷，即为犊鼻；在足背踝关节前横纹中点即是解溪，两穴连线中点即是
主治	①胃痛、呕吐、噎膈、腹胀、腹泻、痢疾、便秘等胃肠病证；②下肢痿痹；③癫痫、癫狂等神志病证；④乳痈、肠痈等外科疾患；⑤虚劳诸证	①肠鸣、腹痛、腹泻、便秘、肠痈、痢疾等胃肠病证；②下肢痿痹	①下肢痿痹、转筋；②肩臂痛；③脘腹疼痛
操作	直刺1～2寸。强壮保健常用温灸法	直刺1～2寸	直刺1～1.5寸
图示	A	A	A

续表

腧穴	足三里（Zúsānlǐ，ST36）	上巨虚（Shàngjùxū，ST37）	条口（Tiáokǒu，ST38）
图示			

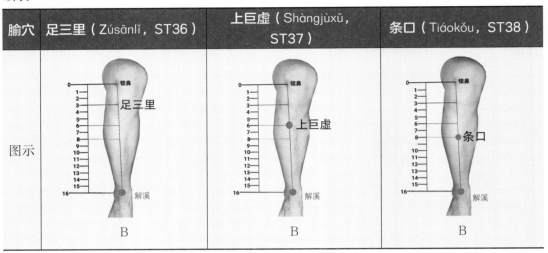

B　　　　　　　　　　B　　　　　　　　　　B

表 1-8　足阳明胃经常用腧穴（4）

腧穴	丰隆（Fēnglóng，ST40）	内庭（Nèitíng，ST44）
特点	络穴	荥穴
定位	在小腿外侧，外踝尖上8寸，胫骨前嵴外2横指处，条口外1横指处（图A、图B）	在足背，第2、3趾间，趾蹼缘后方赤白肉际处（图A、图B）
取穴	正坐屈膝，先确定腘横纹端与外踝尖连线中点，再从胫骨前缘沿该中点水平线往外量2横指（中指）处，在腓骨略前方肌肉丰满处即是	坐位或仰卧位，伸足，在足背，从第2、3趾的趾蹼缘往上，赤白肉际处即是
主治	①腹泻、痢疾、小腹痛等胃肠病证；②下肢痿痹；③乳痈	①齿痛、咽喉肿痛、鼻衄等五官热性病证；②热病；③吐酸、腹泻、痢疾、便秘等胃肠病证；④足背肿痛、跖趾关节痛
操作	直刺1～1.5寸	直刺或斜刺0.5～0.8寸
图示		

A　　　　　　　　　　　　　　A

续表

腧穴	丰隆（Fēnglóng，ST40）	内庭（Nèitíng，ST44）
图示	B	B

四、足太阴脾经

（一）足太阴脾经腧穴主治概要

1. 脾胃病证：胃痛、呕吐、腹痛、泄泻、便秘等。

2. 妇科病证：月经过多、崩漏等。

3. 前阴病证：阴挺、不孕、遗精、阳痿等。

4. 经脉循行部位的其他病证：下肢痿痹、胸胁痛等。

（二）足太阴脾经腧穴

1. 中医执业医师要求掌握的腧穴：公孙、三阴交、地机、阴陵泉、血海、大横。

2. 中西医结合执业医师要求掌握的腧穴：公孙、三阴交、地机、阴陵泉、血海。

3. 足太阴脾经常用腧穴特点、定位、取穴、主治、操作及图示（表1-9、表1-10）。

表1-9　足太阴脾经常用腧穴（1）

腧穴	公孙（Gōngsūn，SP4）	三阴交（Sānyīnjiāo，SP6）	地机（Dìjī，SP8）
特点	络穴；八脉交会穴（通于冲脉）	—	郄穴
定位	在跖区，第1跖骨基底部的前下缘赤白肉际处（图A、图B）	在小腿内侧，内踝尖上3寸，胫骨内侧缘后际（图A、图B）	在小腿内侧，阴陵泉下3寸，胫骨内侧缘后际（图A、图B）

续表

腧穴	公孙（Gōngsūn，SP4）	三阴交（Sānyīnjiāo，SP6）	地机（Dìjī，SP8）
取穴	正坐垂足或仰卧，沿着第1跖趾向前触摸，在第1跖趾关节内侧足弓前端下缘，可触及一凹陷，赤白肉际处即是	坐位或仰卧位，阴陵泉（胫骨内侧髁下缘凹陷）与内踝尖之间为13寸，内踝尖上取1/4，略下0.3寸，小腿内侧骨（胫骨）后方即是	坐位或仰卧位，先定阴陵泉（胫骨内侧髁下缘凹陷）。阴陵泉与内踝尖之间为13寸，阴陵泉往下取1/4，略上0.3寸，胫骨内侧缘后际即是
主治	①胃痛、呕吐、腹痛、腹泻、痢疾等胃肠病证；②心烦、失眠、癫狂等神志病证；③逆气里急、气上冲心（奔豚气）等冲脉病证	①肠鸣、腹胀、腹泻等脾胃虚弱诸证；②月经不调、带下、阴挺、不孕、滞产等妇产科病证；③遗精、阳痿、遗尿等泌尿生殖系统病证；④心悸、失眠、高血压；⑤下肢痿痹；⑥阴虚诸证	①痛经、崩漏、月经不调等妇科病证；②腹痛、腹泻等胃肠病证；③疝气；④小便不利、水肿等脾不运化水湿病证
操作	直刺0.6～1.2寸	直刺1～1.5寸。孕妇禁针刺	直刺1～1.5寸
图示	公孙 A 第1跖骨 公孙 B	三阴交 A 阴陵泉 三阴交 内踝尖 B	阴陵泉 地机 三阴交 A 阴陵泉 地机 B

表 1-10　足太阴脾经常用腧穴（2）

腧穴	阴陵泉（Yīnlíngquán，SP9）	血海（Xuèhǎi，SP10）	大横（Dàhéng，SP15）
特点	合穴	—	—
定位	在小腿内侧，胫骨内侧髁下缘与胫骨内侧缘之间的凹陷处（图A、图B）	屈膝，在股前区，髌骨内侧端上2寸，股四头肌内侧头隆起处（图A、图B）	在腹中部，脐中旁开4寸（图A、图B）
取穴	坐位或仰卧位，先用拇指指腹定胫骨内侧髁下缘，再向前下滑摸，凹陷处即是	坐位屈膝90°，触摸到髌底内侧端上2寸，见股内侧肌隆起处即是。或用左手掌心对准右膝盖骨（髌骨）上缘，二至五指向上伸直，拇指与其余四指约成45°斜置，拇指尖下即是，右侧同理	一般取卧位，过乳头作一垂线，与脐水平线交点即是
主治	①腹胀、腹泻、水肿、黄疸；②小便不利、遗尿、尿失禁；③阴部痛、痛经、遗精；④膝痛	①月经不调、痛经、经闭等妇科病证；②瘾疹、湿疹、丹毒等血热性皮肤病；③膝股内侧痛	腹痛、腹泻、便秘等脾胃病证
操作	直刺1～2寸。治疗膝痛可向阳陵泉或委中方向透刺	直刺1～1.5寸	直刺1～2寸
图示	A B	A B	A B

五、手少阴心经

（一）手少阴心经腧穴主治概要

1. 心、胸、神志病证：心痛、心悸、癫狂、癫痫等。
2. 经脉循行部位的其他病证：肩臂疼痛、胁肋疼痛、腕臂痛等。

（二）手少阴心经腧穴

1. 中医执业医师要求掌握的腧穴：通里、神门、少府。
2. 中西医结合执业医师要求掌握的腧穴：通里、神门。
3. 手少阴心经常用腧穴特点、定位、取穴、主治、操作及图示（表1–11）。

表 1–11　手少阴心经常用腧穴

腧穴	通里（Tōnglǐ，HT5）	神门（Shénmén，HT7）	少府（Shàofǔ，HT8）
特点	络穴	输穴；原穴	荥穴
定位	在前臂前区，腕掌侧远端横纹上1寸，尺侧腕屈肌腱的桡侧缘（图A、图B）	在腕前区，腕掌侧远端横纹尺侧端，尺侧腕屈肌腱的桡侧缘（图A、图B）	在手掌，横平第5掌指关节近端，第4、5掌骨之间（图A、图B）
取穴	坐位或仰卧位，先定神门，再沿尺侧腕屈肌腱的桡侧缘，往上一拇横指（同身寸）即是	坐位或仰卧位，先看腕掌侧远端横纹，拇指指腹触摸尺侧端，掌屈、背屈，可触摸尺侧腕屈肌腱，屈掌肌腱隆起，背屈肌腱放松桡侧缘即是	坐位或仰卧位，握拳，以无名指、小指的指尖切压在掌心内，在两指尖之间即是
主治	①心悸、怔忡等心系病证；②舌强不语、暴喑；③腕臂痛	①心痛、心烦、惊悸、怔忡、健忘、失眠、痴呆、癫狂、癫痫等心系病证与神志病证；②高血压；③胸胁痛	①心悸、胸痛等心、胸病证；②阴痒、阴痛；③痈疡；④小指挛痛
操作	直刺0.3～0.5寸。不宜深刺，以免伤及血管和神经	直刺0.3～0.5寸	直刺0.3～0.5寸

续表

腧穴	通里（Tōnglǐ，HT5）	神门（Shénmén，HT7）	少府（Shàofǔ，HT8）
图示	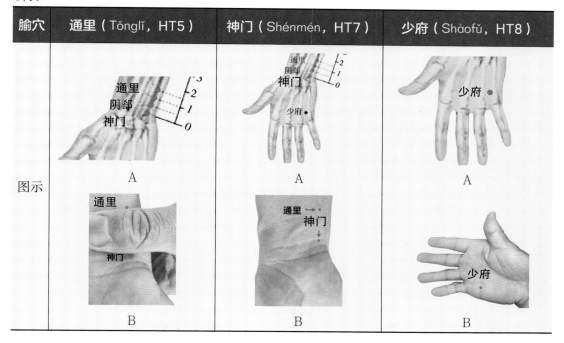		

六、手太阳小肠经

（一）手太阳小肠经腧穴主治概要

1. 头面五官病证：头痛、目翳、咽喉肿痛等。

2. 热证、神志病证：昏迷、发热、疟疾等。

3. 经脉循行部位的其他病证：项背强痛、腰背痛、手指及肘臂挛痛等。

（二）手太阳小肠经腧穴

1. 中医执业医师要求掌握的腧穴：后溪、养老、天宗、听宫。

2. 中西医结合执业医师要求掌握的腧穴：后溪、听宫。

3. 手太阳小肠经常用腧穴特点、定位、取穴、主治、操作及图示（表1-12、表1-13）。

表1-12　手太阳小肠经常用腧穴（1）

腧穴	后溪（Hòuxī，SI3）	养老（Yǎnglǎo，SI6）	天宗（Tiānzōng，SI11）
特点	输穴；八脉交会穴（通于督脉）	郄穴	—

续表

腧穴	后溪（Hòuxī，SI3）	养老（Yǎnglǎo，SI6）	天宗（Tiānzōng，SI11）
定位	在手内侧，第5掌指关节尺侧远端赤白肉际凹陷处（图A、图B）	屈肘，掌心向胸，在前臂后区，腕背横纹上，尺骨茎突桡侧骨缝凹陷处（图A、图B）	在肩胛区，肩胛冈中点与肩胛骨下角连线上1/3与下2/3交点凹陷处（图A、图B）
取穴	坐位或仰卧位，握拳，第5掌指关节最高点即是	坐位或仰卧位，先看腕背横纹，指腹触压在尺骨茎突近端，外旋前臂，指腹滑入凹陷处即是	坐位或俯卧位，上肢自然下垂，肩胛冈下缘中点与肩胛下角连线三等分，当连线的上1/3与下2/3交点处即是
主治	①头项强痛、腰背痛、手指及肘臂挛痛等痛证；②耳聋、目赤；③癫狂、癫痫；④疟疾	①目视不明；②肩、背、肘、臂酸痛	①肩胛疼痛、肩背部损伤等局部病证；②气喘
操作	直刺0.5～1寸。治疗手指挛痛可透刺合谷	直刺或斜刺0.5～0.8寸。强身保健可用温灸法	直刺或斜刺0.5～1寸。遇到阻力不可强行进针
图示	A B	A B	A B

表 1-13　手太阳小肠经常用腧穴（2）

腧穴	听宫（Tīnggōng，SI19）
特点	—
定位	在面部，耳屏正中与下颌骨髁突之间的凹陷处（图A、图B）
取穴	坐位或仰卧位，指腹触压在耳屏前，张口，指腹顺势滑入凹陷处即是
主治	①耳鸣、耳聋、聤耳等耳疾；②齿痛
操作	张口，直刺1～1.5寸。留针时要保持一定的张口姿势
图示	

A

B

七、足太阳膀胱经

（一）足太阳膀胱经腧穴主治概要

1. 脏腑病证：十二脏腑及其相关组织器官病证。

2. 神志病证：癫狂、癫痫等。

3. 头面五官病证：头痛、鼻塞、鼻衄等。

4. 经脉循行部位的其他病证：项、背、腰及下肢病证等。

（二）足太阳膀胱经腧穴

1. 中医执业医师要求掌握的腧穴：攒竹、天柱、肺俞、膈俞、胃俞、肾俞、大肠俞、次髎、委中、膏肓、秩边、承山、昆仑、申脉、至阴。

2. 中西医结合执业医师要求掌握的腧穴：天柱、肺俞、膈俞、胃俞、肾俞、大肠俞、委中、承山、昆仑、至阴。

3. 足太阳膀胱经常用腧穴特点、定位、取穴、主治、操作及图示（表1-14、表1-15、表1-16、表1-17、表1-18）。

表 1-14　足太阳膀胱经常用腧穴（1）

腧穴	攒竹（Cuánzhú，BL2）	天柱（Tiānzhù，BL10）	肺俞（Fèishū，BL13）
特点	—	—	肺之背俞穴
定位	在面部，眉头凹陷中，额切迹处（图A、图B）	在项部，哑门旁开1.3寸，斜方肌外缘凹陷处（图A、图B）	在脊柱区，第3胸椎棘突下，后正中线旁开1.5寸（图A、图B）
取穴	坐位或仰卧位，指腹触压在眉头，顺额切迹滑入，向内上深压即是	坐位，方法1：从第7颈椎棘突往上数，第2颈椎棘突旁开1.3寸，斜方肌外缘凹陷处即是。方法2：先定后发际上0.5寸，再摸斜方肌外缘凹陷处即是	直立，两手下垂时，两肩胛冈内侧端连线与后正中线的交点即是第3胸椎棘突下，后正中线旁开1.5寸（后正中线与肩胛骨脊柱缘垂线连线中点）即是
主治	①头痛、眉棱骨痛；②眼睑瞤动、眼睑下垂、口眼歪斜、目视不明、流泪、目赤肿痛等目疾；③呃逆	①后头痛、项强、肩背腰痛；②鼻塞；③目痛；④癫狂、癫痫；⑤热病	①咳嗽、气喘、咯血等肺系病证；②骨蒸潮热、盗汗等阴虚病证；③瘙痒、瘾疹等皮肤病
操作	可向眉中或向眼眶内缘平刺或斜刺0.3～0.5寸，或直刺0.2～0.3寸。禁直接灸	直刺或斜刺0.5～0.8寸，不可向内上方深刺，以免伤及延髓	斜刺0.5～0.8寸。热证宜点刺放血
图示	A B	A A	A B

表 1-15　足太阳膀胱经常用腧穴（2）

腧穴	膈俞（Géshū，BL17）	胃俞（Wèishū，BL21）	肾俞（Shènshū，BL23）
特点	八会穴之血会	胃之背俞穴	肾之背俞穴
定位	在脊柱区，第7胸椎棘突下，后正中线旁开1.5寸（图A、图B）	在脊柱区，第12胸椎棘突下，后正中线旁开1.5寸（图A、图B）	在脊柱区，第2腰椎棘突下，后正中线旁开1.5寸（图A、图B）
取穴	直立，两手下垂时，两肩胛骨下角的水平线与后正中线的交点即是第7胸椎棘突下，后正中线旁开1.5寸（后正中线与肩胛骨脊柱缘垂线连线中点）即是	方法1：指腹触压肋脊角，定第12胸椎棘突下，后正中线旁开1.5寸处即是。方法2：两髂嵴最高点连线与后正中线的交点即为第4腰椎棘突下，沿其向上数5个椎间即是	两髂嵴最高点连线与后正中线的交点即为第4腰椎棘突下，沿其向上数2个椎间，后正中线旁开1.5寸处即是
主治	①血瘀诸证；②呕吐、呃逆、气喘、吐血等上逆之证；③瘾疹、皮肤瘙痒；④贫血；⑤潮热、盗汗	①胃脘痛、呕吐、腹胀、肠鸣等胃肠病证；②多食善饥、身体消瘦	①头晕、耳鸣、耳聋、腰酸痛等肾虚病证；②遗尿、遗精、阳痿、早泄、不育等泌尿生殖系统病证；③月经不调、带下、不孕等妇科病证；④消渴
操作	斜刺0.5~0.8寸	斜刺0.5~0.8寸	直刺0.5~1寸
图示	A B	A B	A B

表 1-16　足太阳膀胱经常用腧穴（3）

腧穴	大肠俞（Dàchángshū，BL25）	次髎（Cìliáo，BL32）	委中（Wěizhōng，BL40）
特点	大肠之背俞穴	—	合穴；膀胱之下合穴
定位	在脊柱区，第4腰椎棘突下，后正中线旁开1.5寸（图A、图B）	在骶区，正对第2骶后孔中（图A、图B）	在膝后区，腘横纹中点，股二头肌肌腱与半腱肌肌腱的中间（图A、图B）
取穴	两髂嵴最高点连线与后正中线的交点即为第4腰椎棘突下，其后正中线旁开1.5寸即是	两髂后上棘连线与后正中线的交点即为第2骶椎，旁开0.7寸左右即是	俯卧位，伸直下肢，腘横纹的中点处即是
主治	①腰腿痛；②胃肠病证	①妇科病证；②男科病证；③疝气；④腰骶痛、下肢痿痹	①腰及下肢病证；②腹痛、吐泻急症；③皮肤病；④小便不利、遗尿
操作	直刺0.8～1.2寸	直刺1～1.5寸	直刺1～1.5寸，或用三棱针点刺腘静脉出血。针刺不宜过快、过强、过深，以免损伤血管和神经
图示			

表 1-17　足太阳膀胱经常用腧穴（4）

腧穴	膏肓（Gāohuāng，BL43）	秩边（Zhìbiān，BL54）	承山（Chéngshān，BL57）
特点	—	—	—
定位	在脊柱区，第4胸椎棘突下，后正中线旁开3寸（图A、图B）	在骶区，横平第4骶后孔，骶正中嵴旁开3寸（图A、图B）	在小腿后区正中，腓肠肌两肌腹与肌腱交点处（图A、图B）
取穴	直立，两手下垂时，两肩胛冈内侧端连线与后正中线的交点即是第3胸椎棘突下，向下数1个椎间，后正中线旁开3寸（后正中线与肩胛骨脊柱缘垂线连线中点）处即是	两髂后上棘连线与后正中线的交点即为第2骶椎，向下数2个椎间，后正中线旁开3寸处即是	坐位或俯（侧）卧位，在小腿后面正中，委中与昆仑之间，当伸直小腿时，腓肠肌肌腹下出现尖角凹陷处即是
主治	①咳嗽、气喘、肺痨等肺系虚损病证；②健忘、遗精、盗汗、羸瘦等虚劳诸证；③肩胛痛	①腰骶痛、下肢痿痹等腰及下肢病证；②小便不利、癃闭；③便秘、痔疾；④阴痛	①腰腿拘急、疼痛；②痔疾、便秘；③腹痛、疝气
操作	斜刺0.5～0.8寸。此穴多用灸法，每次7～15壮，或温灸15～30分钟	直刺1.5～2寸	直刺1～2寸。不宜予过强的刺激，以免引起腓肠肌痉挛
图示	A B	A B	A B

表 1-18　足太阳膀胱经常用腧穴（5）

腧穴	昆仑（Kūnlún，BL60）	申脉（Shēnmài，BL62）	至阴（Zhìyīn，BL67）
特点	经穴	八脉交会穴（通于阳跷脉）	井穴
定位	在踝区，外踝尖与跟腱之间的凹陷处（图A、图B）	在踝区，外踝尖直下，外踝尖下缘与跟骨之间凹陷处（图A、图B）	在足趾，足小趾末节外侧，趾甲根角侧后方0.1寸（指寸）（图A、图B）
取穴	坐位或卧位，下肢自然立位，外踝尖与脚踝后的跟腱之间凹陷处即是	坐位或卧位，顺外踝最高点垂直向下寻摸，可触及一凹陷，即是	坐位或卧位，在足小趾外侧，由足小趾趾甲外侧缘（即掌背交界线，又称赤白肉际）与下缘各作一垂线之交点处即是
主治	①后头痛、项强、目眩；②腰骶疼痛、足踝肿痛；③癫痫；④滞产	①头痛、眩晕；②失眠、癫狂、癫痫等神志病证；③腰腿酸痛	①胎位不正、滞产；②头痛、目痛；③鼻塞、鼻衄
操作	直刺0.5～0.8寸。孕妇禁用，经期慎用	直刺0.3～0.5寸	浅刺0.1寸。胎位不正用灸法
图示			

八、足少阴肾经

（一）足少阴肾经腧穴主治概要

1. 头面五官病证：头痛、目眩、咽喉肿痛、齿痛、耳聋、耳鸣等。

2. 妇科病证、前阴病证：月经不调、遗精、阳痿、小便频数等。

3. 经脉循行部位的其他病证：下肢厥冷、内踝肿痛等。

（二）足少阴肾经腧穴

1. 中医执业医师要求掌握的腧穴：涌泉、太溪、照海、复溜。

2. 中西医结合执业医师要求掌握的腧穴：太溪、照海。

3. 足少阴肾经常用腧穴特点、定位、取穴、主治、操作及图示（表1-19、表1-20）。

表 1-19　足少阴肾经常用腧穴（1）

腧穴	涌泉（Yǒngquán，KI1）	太溪（Tàixī，KI3）
特点	井穴	输穴；原穴
定位	在足底，屈足卷趾时，约当足底第2、3趾蹼缘与足跟连线的前1/3与后2/3交点凹陷处（图A、图B）	在踝区，内踝尖与跟腱后缘之间的凹陷处（图A、图B）
取穴	坐位或卧位，从足底第2、3趾趾缝纹头端到足跟作一连线，前1/3与后2/3交点上可见一凹陷即是	坐位或卧位，由足内踝尖向后推至与跟腱之间的凹陷处（大约当内踝尖与跟腱之间中点），按压有酸胀感，即是
主治	①昏厥、中暑、小儿惊风、癫狂、癫痫等急症及神志病证；②头痛、头晕、目眩、失眠；③咯血、咽喉肿痛、喉痹、失音等肺系病证；④大便难、小便不利；⑤奔豚气；⑥足心热	①头痛、目眩、失眠、健忘、遗精、阳痿等肾虚证；②咽喉肿痛、齿痛、耳鸣、耳聋等阴虚性五官病证；③咳嗽、气喘、咯血、胸痛等肺系病证；④消渴、小便频数、便秘；⑤月经不调；⑥腰脊痛、下肢厥冷、内踝肿痛
操作	直刺0.5～1寸，针刺时要防止刺伤足底动脉弓。临床常用灸法或药物贴敷	直刺0.5～1寸
图示		

表 1-20　足少阴肾经常用腧穴（2）

腧穴	照海（Zhàohǎi，KI6）	复溜（Fùliū，KI7）
特点	八脉交会穴（通于阴跷脉）	经穴
定位	在踝区，内踝尖下1寸，内踝尖下缘边际凹陷处（图A、图B）	在小腿内侧，内踝尖（太溪）上2寸，跟腱的前缘（图A、图B）
取穴	坐位或卧位，顺内踝最高点垂直向下寻摸，凹陷处即是	坐位或卧位，先确定太溪：足内踝尖与跟腱之间的凹陷，即为太溪；从太溪穴直上量2横指，跟腱的前方即是
主治	①失眠、癫痫等神志病证；②咽喉干痛、目赤肿痛等五官热性病证；③月经不调、痛经、带下、阴挺等妇科病证；④小便频数、癃闭	①水肿、汗证（无汗或多汗）等津液输布失调病证；②腹胀、腹泻、肠鸣等胃肠病证；③腰脊强痛、下肢痿痹
操作	直刺0.5~0.8寸	直刺0.5~1寸
图示		

九、手厥阴心包经

（一）手厥阴心包经腧穴主治概要

1. 心、胸、神志病证：心痛、心悸、心烦、胸闷、癫狂、癫痫等。
2. 胃腑病证：胃痛、呕吐等。

3. 经脉循行部位的其他病证：上臂内侧痛，肘、臂、腕挛痛，掌中热等。

（二）手厥阴心包经腧穴

1. 中医执业医师要求掌握的腧穴：郄门、内关、大陵、中冲。

2. 中西医结合执业医师要求掌握的腧穴：内关、大陵。

3. 手厥阴心包经常用腧穴特点、定位、取穴、主治、操作及图示（表1-21、表1-22）。

表1-21　手厥阴心包经常用腧穴（1）

腧穴	郄门（Xìmén，PC4）	内关（Nèiguān，PC6）
特点	郄穴	络穴；八脉交会穴（通于阴维脉）
定位	在前臂前区，腕掌侧远端横纹上5寸，掌长肌腱与桡侧腕屈肌腱之间（图A、图B）	在前臂前区，腕掌侧远端横纹上2寸，掌长肌腱与桡侧腕屈肌腱之间（图A、图B）
取穴	坐位或卧位，方法1：伸臂仰掌，微曲腕握拳，在手臂内侧可触摸到两条明显条索状筋（掌长肌腱与桡侧腕屈肌腱），掌侧腕横纹上5寸，两肌腱之间即是；方法2：伸臂仰掌，腕掌侧远端横纹与肘横纹之间为12寸，其中点向腕部1寸，两条明显条索状筋之间即是	坐位或卧位，伸臂仰掌，微曲腕握拳，在手臂内侧可触摸到两条明显条索状筋（掌长肌腱与桡侧腕屈肌腱），腕掌侧远端上2寸，两肌腱之间即是
主治	①急性心痛、心悸、心烦、胸痛等心胸病证；②咯血、呕血、衄血等热性出血证；③疔疮；④癫痫	①心痛、胸闷、心动过速或过缓等心系病证；②胃痛、呕吐、呃逆等胃腑病证；③中风、偏瘫、眩晕、偏头痛；④失眠、郁证、癫狂、癫痫等神志病证；⑤肘、臂、腕挛痛
操作	直刺0.5～1寸	直刺0.5～1寸

续表

腧穴	郄门（Xìmén，PC4）	内关（Nèiguān，PC6）
图示	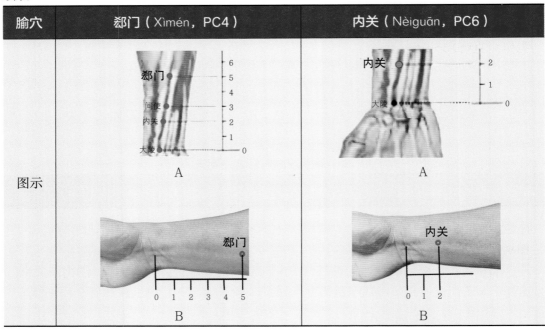	

表 1-22　手厥阴心包经常用腧穴（2）

腧穴	大陵（Dàlíng，PC7）	中冲（Zhōngchōng，PC9）
特点	输穴；原穴	井穴
定位	在腕前区，腕掌侧远端横纹中，掌长肌腱与桡侧腕屈肌腱之间（图A、图B）	在手指，中指末端最高点（图A、图B）
取穴	坐位或卧位，伸臂仰掌，微曲腕握拳，在手臂内侧可触摸到两条明显的条索状筋（掌长肌腱与桡侧腕屈肌腱）；在近掌侧腕横纹中点，两筋之间的凹陷处即是	坐位或卧位，俯掌，在手中指尖端的中央取穴
主治	①心痛、心悸、胸胁满痛；②胃痛、呕吐、口臭等胃腑病证；③喜笑悲恐、癫狂、癫痫等神志病证；④臂、手挛痛	①中风昏迷、舌强不语、中暑、昏厥、小儿惊风等急症；②热病、舌下肿痛；③小儿夜啼

续表

腧穴	大陵（Dàlíng，PC7）	中冲（Zhōngchōng，PC9）
操作	直刺0.3～0.5寸	浅刺0.1寸；或点刺出血
图示	A 　B	A 　B

十、手少阳三焦经

（一）手少阳三焦经腧穴主治概要

1. 头面五官病证：头、目、耳、颊、咽喉病等。

2. 热证：热病汗出。

（二）手少阳三焦经腧穴

1. 中医执业医师要求掌握的腧穴：中渚、外关、支沟、翳风。

2. 中西医结合执业医师要求掌握的腧穴：外关、支沟。

3. 手少阳三焦经常用腧穴特点、定位、取穴、主治、操作及图示（表1-23、表1-24）。

表1-23　手少阳三焦经常用腧穴（1）

腧穴	中渚（Zhōngzhǔ，TE3）	外关（Wàiguān，TE5）
特点	输穴	络穴；八脉交会穴（通于阳维脉）
定位	在手背，第4、5掌骨间，第4掌指关节近端凹陷处，液门后1寸（图A、图B）	在前臂后区，腕背侧远端横纹上2寸，尺骨与桡骨间隙中点（图A、图B）
取穴	在手背部第4、5指指缝间，沿第4掌指关节向上推，关节后可触及一凹陷处即是	从掌腕背横纹中点处直上2寸，前臂尺骨与桡骨中点即是
主治	①头痛、目赤、耳鸣、耳聋、喉痹等头面五官病证；②热病、疟疾；③肩、背、肘、臂酸痛，手指不能屈伸	①热病；②头痛、目赤肿痛、耳鸣、耳聋等头面五官病证；③瘰疬；④胁肋痛；⑤上肢痿痹不遂
操作	直刺0.3～0.5寸	直刺0.5～1寸
图示		

表 1-24　手少阳三焦经常用腧穴（2）

腧穴	支沟（Zhīgōu，TE6）	翳风（Yìfēng，TE17）
特点	经穴	—
定位	在前臂后区，腕背侧远端横纹上3寸，尺骨与桡骨间隙中点（图A、图B）	在颈部，耳垂后方，乳突下端前方与下颌角之间的凹陷处（图A、图B）
取穴	腕背侧远端横纹上2寸，尺骨与桡骨间隙中点即是外关，向上1寸处，两骨之间即是	耳垂后方可触及一凹陷，此凹陷张口时更明显处即是
主治	①耳聋、耳鸣、暴喑；②胁肋痛；③便秘；④瘰疬；⑤热病	①耳鸣、耳聋等耳疾；②口眼歪斜、面痛、牙关紧闭、颊肿等面、口病证；③瘰疬
操作	直刺0.5～1寸	直刺0.5～1寸
图示		

十一、足少阳胆经

（一）足少阳胆经腧穴主治概要

1. 头面五官病证：侧头、目、耳、咽喉病等。

2. 肝胆病证：黄疸、口苦、胁痛等。

3. 热证、神志病证：发热、癫狂等。

4. 经脉循行部位的其他病证：下肢痹痛、麻木、不遂等。

（二）足少阳胆经腧穴

1. 中医执业医师要求掌握的腧穴：风池、肩井、环跳、阳陵泉、悬钟、丘墟。

2. 中西医结合执业医师要求掌握的腧穴：风池、肩井、环跳、阳陵泉、悬钟。

3. 足少阳胆经常用腧穴特点、定位、取穴、主治、操作及图示（表1-25、表1-26）。

表1-25　足少阳胆经常用腧穴（1）

腧穴	风池（Fēngchí，GB20）	肩井（Jiānjǐng，GB21）	环跳（Huántiào，GB30）
特点	—	—	—
定位	在颈后区，枕骨之下，胸锁乳突肌上端与斜方肌上端之间的凹陷处（图A、图B）	在肩上，第7颈椎棘突与肩峰最外侧点连线的中点（图A、图B）	侧卧屈膝，在臀区，股骨大转子最高点与骶管裂孔连线的外1/3与内2/3交点处（图A、图B）
取穴	枕骨下，沿胸锁乳突肌或斜方肌向上摸寻，发际内两肌凹陷处即是	第7颈椎棘突下凹陷为大椎，大椎与肩部最高点连线中点即是	侧卧，屈股，臀沟分开处与大转子高点作一连线，中外1/3凹陷即是
主治	①中风、癫痫、头痛、眩晕、耳鸣、耳聋等内风所致的病证；②感冒、鼻塞、鼽衄、目赤肿痛、口眼歪斜等外风所致的病证；③颈项强痛	①颈项强痛、肩背疼痛、上肢不遂；②滞产、乳痛、乳汁不下、乳癖等妇产科及乳房病证；③瘰疬	腰胯疼痛、下肢痿痹、半身不遂等腰腿病证
操作	针尖微下，向鼻尖斜刺0.8～1.2寸；或平刺透风府。深部中间为延髓，必须严格掌握针刺的角度与深度	直刺0.3～0.5寸。内有肺尖，不可深刺；孕妇禁针	直刺2～3寸
图示	A B	A B	A B

表 1-26　足少阳胆经常用腧穴（2）

腧穴	阳陵泉（Yánglíngquán, GB34）	悬钟（Xuánzhōng, GB39）	丘墟（Qiūxū, GB40）
特点	合穴；胆之下合穴；八会穴之筋会	八会穴之髓会	原穴
定位	在小腿外侧，腓骨小头前下方凹陷处（图A、图B）	在小腿外侧，外踝尖上3寸，腓骨前缘（图A、图B）	在踝区，外踝前下方，趾长伸肌腱的外侧凹陷处（图A、图B）
取穴	坐位，屈膝成90度，膝关节下方，腓骨小头前缘与下缘交叉处有一凹陷即是	坐位或仰卧位，从外踝尖直上3寸，寻摸小腿外侧骨（腓骨），腓骨前缘即是	坐位或仰卧位，在足外踝前缘作垂线与下缘水平线的交点，按压有凹陷处即是
主治	①黄疸、胁痛、口苦、呕吐、吞酸等肝胆犯胃病证；②膝肿痛、下肢痿痹及麻木等下肢病证；③小儿惊风；④肩痛	①痴呆、中风等髓海不足病证；②颈项强痛、胸胁满痛、下肢痿痹	①目赤肿痛、目翳等目疾；②颈项痛、腋下肿痛、胸胁痛、外踝肿痛等痛证；③足内翻、足下垂
操作	直刺1～1.5寸	直刺0.5～0.8寸	直刺0.5～0.8寸
图示			

十二、足厥阴肝经

（一）足厥阴肝经腧穴主治概要

1. 肝胆病证：黄疸、胸胁胀痛、呕逆，以及肝风内动所致的中风、头痛、眩晕、惊风等。

2. 妇科病证、前阴病证：月经不调、痛经、崩漏、带下、遗尿、小便不利等。

3. 经脉循行部位的其他病证：下肢痹痛、麻木、不遂等。

（二）足厥阴肝经腧穴

1. 中医执业医师要求掌握的腧穴：太冲、蠡沟、期门。

2. 中西医结合执业医师要求掌握的腧穴：太冲、期门。

3. 足厥阴肝经常用腧穴特点、定位、取穴、主治、操作及图示（表1-27）。

表1-27 足厥阴肝经常用腧穴

腧穴	太冲（Tàichōng，LR3）	蠡沟（Lígōu，LR5）	期门（Qīmén，LR14）
特点	输穴；原穴	络穴	肝之募穴
定位	在足背，第1、2跖骨间，跖骨底接合部前方凹陷处，或可触及跖背动脉搏动处（图A、图B）	在小腿内侧，内踝尖上5寸，胫骨内侧面的中央（图A、图B）	在胸部，乳头直下，第6肋间隙，前正中线旁开4寸（图A、图B）
取穴	坐位或仰卧位，足背第1、2跖骨间，沿跖骨底接合部前方寻摸，凹陷处即是	坐位或仰卧位，沿胫骨内侧缘向上寻摸，内踝尖垂直向上5寸，凹陷处即是	乳头下两肋间隙中即是
主治	①中风、癫狂、癫痫、小儿惊风、头痛、眩晕、耳鸣、目赤肿痛、口歪、咽痛等肝经风热病证；②月经不调、痛经、经闭、崩漏、带下、滞产等妇产科病证；③黄疸、胁痛、口苦、腹胀、呕逆等肝胃病证；④癃闭，遗尿；⑤下肢痿痹、足跗肿痛	①月经不调、赤白带下、阴挺、阴痒等妇科病证；②小便不利；③疝气、睾丸肿痛；④足胫疼痛	①胸胁胀痛、呕吐、吞酸、呃逆、腹胀、腹泻等肝胃病证；②郁病、奔豚气；③乳痈
操作	直刺0.5~1寸	平刺0.5~0.8寸	斜刺或平刺0.5~0.8寸；不可深刺，以免伤及内脏

续表

腧穴	太冲（Tàichōng，LR3）	蠡沟（Lígōu，LR5）	期门（Qīmén，LR14）
图示	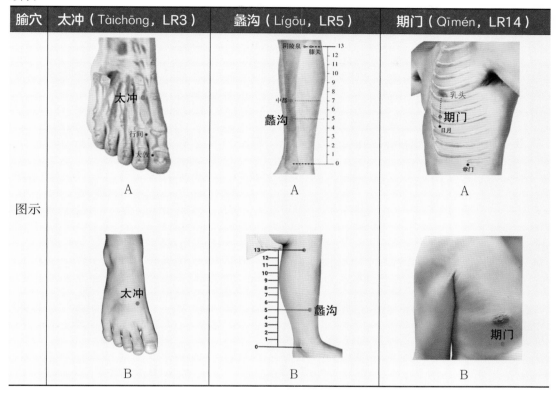		

十三、督脉

（一）督脉腧穴主治概要

1. 脏腑病证：五脏六腑相关病证。

2. 神志病证、热证：失眠、健忘、癫痫、昏迷、发热、中暑、惊厥等。

3. 头面五官病证：头痛，眩晕，口、齿、鼻、目等病证。

4. 经脉循行部位的其他病证：头项、脊背、腰骶疼痛，下肢痿痹等。

（二）督脉腧穴

1. 中医执业医师要求掌握的腧穴：腰阳关、命门、大椎、百会、神庭、水沟、印堂。

2. 中西医结合执业医师要求掌握的腧穴：命门、大椎、百会、水沟、印堂。

3. 督脉常用腧穴特点、定位、取穴、主治、操作及图示（表1-28、表1-29、表1-30）。

表 1-28　督脉常用腧穴（1）

腧穴	腰阳关（Yāoyángguān, GV3）	命门（Mìngmén, GV4）
特点	—	—
定位	在脊柱区，后正中线上，第4腰椎棘突下凹陷处（图A、图B）	在脊柱区，后正中线上，第2腰椎棘突下凹陷处（图A、图B）
取穴	两髂嵴最高点连线与后正中线的交点即为第4腰椎棘突下，后正中线上即是	先找第4腰椎棘突下，向上数2个椎间即是
主治	①腰骶疼痛、下肢痿痹；②月经不调、赤白带下等妇科病证；③遗精、阳痿等男科病证	①腰脊强痛、下肢痿痹；②月经不调、赤白带下、痛经、经闭、不孕等妇科病证；③遗精、阳痿、精冷不育、小便频数等男性肾阳不足病证；④小腹冷痛、腹泻
操作	直刺或向上斜刺0.5～1寸。多用灸法	直刺或向上斜刺0.5～1寸。多用灸法
图示		

表 1-29　督脉常用腧穴（2）

腧穴	大椎（Dàzhuī, GV14）	百会（Bǎihuì, GV20）
特点	—	—
定位	在脊柱区，后正中线上，第7颈椎棘突下凹陷处（图A、图B）	在头部，前发际正中直上5寸，头部中线与两耳尖连线中点（图A）

续表

腧穴	大椎（Dàzhuī，GV14）	百会（Bǎihuì，GV20）
取穴	一般取坐位，略低头，颈后高骨（第7颈椎）棘突下凹陷处即是	两耳尖连线与头正中线相交处即是
主治	①热病、疟疾、恶寒发热、咳嗽、气喘等外感病证；②骨蒸潮热；③癫狂、癫痫、小儿惊风等神志病证；④项强、脊痛；⑤风疹、痤疮	①痴呆、中风、失语、瘈疭、失眠、健忘、癫狂、癫痫、癔症等神志病证；②头痛、眩晕、耳鸣；③脱肛、阴挺、胃下垂、肾下垂等气失固摄而致的下陷性病证
操作	向上斜刺0.5～1寸	平刺0.5～0.8寸；升阳举陷可用灸法
图示	A 　B	A

表 1-30　督脉常用腧穴（3）

腧穴	神庭（Shéntíng，GV24）	水沟（Shuǐgōu，GV26）	印堂（Yìntáng，GV29）
特点	—	—	经外奇穴
定位	在头部，前发际正中直上0.5寸（图A）	在面部，人中沟的上1/3与中1/3交点处（图A、图B）	在头部，两眉毛内侧端的中间（图A、图B）
取穴	拇指放置于前发际正中缘，发际内正中直上量拇指的1横指，拇指指甲中点处即是	面部上唇，人中沟上1/3处，用力按压有酸胀感处即是	两眉头连线的中点处即是
主治	①癫狂、癫痫、失眠、惊悸等神志病证；②头痛、目眩、目赤、目翳、鼻渊、鼻衄等头面五官病证	①昏迷、晕厥、中风、中暑、休克、呼吸衰竭等急危重症；②癔症、癫狂、癫痫、急慢惊风等神志病证；③鼻塞、鼻衄、面肿、口歪、齿痛、牙关紧闭等面鼻口部病证；④闪挫腰痛	①痴呆、癫痫、失眠、健忘等神志病证；②头痛、眩晕；③鼻衄、鼻渊；④小儿惊风、产后血晕、子痫
操作	平刺0.5～0.8寸	向上斜刺0.3～0.5寸，强刺激；或用指甲掐按	提捏局部皮肤，平刺0.3～0.5寸；或用三棱针点刺出血
图示	 A	 A B	 A B

十四、任脉

（一）任脉腧穴主治概要

1. 脏腑病证：腹部、胸部相关内脏病证。

2. 妇科病证、男科病证：月经不调、痛经、崩漏、带下、遗精、阳痿、小便不利、遗尿等。

3. 颈及面口病证：瘿气、梅核气、咽喉肿痛、暴喑、口歪、齿痛等。

4. 神志病证：癫痫、失眠等。

5. 虚证：部分腧穴有强壮作用，主治虚劳、虚脱等证。

（二）任脉腧穴

1. 中医执业医师要求掌握的腧穴：中极、关元、气海、中脘、膻中、天突。

2. 中西医结合执业医师要求掌握的腧穴：中极、关元、气海、中脘、膻中。

3. 任脉常用腧穴特点、定位、取穴、主治、操作及图示（表1-31、表1-32）。

表 1-31　任脉常用腧穴（1）

腧穴	中极（Zhōngjí，CV3）	关元（Guānyuán，CV4）	气海（Qìhǎi，CV6）
特点	膀胱之募穴	小肠之募穴；保健灸常用穴	保健灸常用穴
定位	在下腹部，前正中线上，脐中下4寸（图A、图B）	在下腹部，前正中线上，脐中下3寸（图A、图B）	在下腹部，前正中线上，脐中下1.5寸（图A、图B）
取穴	仰卧位或正坐位，先确定耻骨联合：沿下腹部前正中线垂直向下推，可触及一骨头，此骨头即为耻骨联合；再将脐中与耻骨联合上缘中点的连线平分为5等分；该连线的上4/5与下1/5交点处即是	仰卧位或正坐位，脐中与耻骨联合连线的上3/5与下2/5交点处即是	仰卧位或正坐位，从肚脐起沿下腹部前正中线直下量2横指（食指、中指并拢，以中指近端指间关节横纹水平的二指宽度为1.5寸）处即是

续表

腧穴	中极（Zhōngjí，CV3）	关元（Guānyuán，CV4）	气海（Qìhǎi，CV6）
主治	①遗尿、小便不利、癃闭等前阴病证；②遗精、阳痿、不育等男科病证；③月经不调、崩漏、阴挺、阴痒、不孕、产后恶露不尽、带下等妇产科病证	①中风脱证、虚劳冷惫、羸瘦无力等元气虚损病证；②少腹痛、疝气；③腹泻、痢疾、脱肛、便血等肠腑病证；④五淋、尿血、尿闭、尿频等前阴病证；⑤遗精、阳痿、早泄、白浊等男科病证；⑥月经不调、痛经、经闭、崩漏、带下、阴挺、恶露不尽、胞衣不下等妇产科病证	①虚脱、形体羸瘦、脏气衰惫、乏力等气虚病证；②水谷不化、绕脐疼痛、腹泻、痢疾、便秘等肠腑病证；③小便不利、遗尿等前阴病证；④遗精、阳痿；⑤疝气、少腹痛；⑥月经不调、痛经、经闭、崩漏、带下、阴挺、产后恶露不尽、胞衣不下等妇产科病证
操作	直刺1～1.5寸，需排尿后进行针刺；孕妇慎用	直刺1～1.5寸，需排尿后进行针刺；多用灸法。孕妇慎用	直刺1～1.5寸；多用灸法。孕妇慎用
图示	 A B	 A B	 A B

表 1-32　任脉常用腧穴（2）

腧穴	中脘（Zhōngwǎn，CV12）	膻中（Dànzhōng，CV17）	天突（Tiāntū，CV22）
特点	胃之募穴；八会穴之腑会	心包之募穴；八会穴之气会	—
定位	在上腹部，前正中线上，脐中上4寸（图A、图B）	在胸部，前正中线上，横平第4肋间隙（图A、图B）	在颈前区，前正中线上，胸骨上窝中央（图A、图B）
取穴	剑胸结合与脐中连线的中点即是	两乳头连线与前正中线的交点即是	由喉结直下，胸骨上缘，可摸到一凹陷，此凹陷中央即是
主治	①胃痛、腹胀、纳呆、呕吐、吞酸、呃逆、小儿疳积等脾胃病证；②黄疸；③癫狂、脏躁	①咳嗽、气喘、胸闷、心痛、噎膈、呃逆等胸中气机不畅病证；②产后乳少、乳痛、乳癖等胸乳病证	①咳嗽、哮喘、胸痛、咽喉肿痛、暴喑等肺系病证；②瘿气、梅核气、噎膈等气机不畅病证
操作	直刺1～1.5寸	平刺0.3～0.5寸	先直刺0.2～0.3寸，然后将针尖向下，紧靠胸骨柄后方刺入1～1.5寸。必须严格掌握针刺的角度和深度，以防刺伤肺和有关动、静脉
图示	 A B	 A B	 A B

十五、常用经外奇穴

1. 中医执业医师要求掌握的腧穴：四神聪、太阳、定喘、夹脊、腰痛点、十宣。
2. 中西医结合执业医师要求掌握的腧穴：四神聪、夹脊、腰痛点、十宣。
3. 常用经外奇穴特点、定位、取穴、主治、操作及图示（表1-33、表1-34）。

表 1-33　常用经外奇穴（1）

腧穴	四神聪（Sìshéncōng，EX-HN1）	太阳（Tàiyáng，EX-HN5）	定喘（Dìngchuǎn，EX-B1）
特点	经外奇穴	经外奇穴	经外奇穴
定位	在头部，百会前后左右各旁开1寸，共4穴（图A）	在头部，眉梢与目外眦之间，向后约1横指的凹陷处（图A、图B）	在脊柱区，第7颈椎棘突下，后正中线旁开0.5寸（图A、图B）
取穴	正坐或仰卧位，先找百会：两耳尖连线与头正中线相交处即是。百会前后左右各旁开1寸，共4穴	正坐或仰卧位，目外眦与眉梢作一连线，连线中点向后，拇指的一横指外，可触及一凹陷，用力按压有明显酸胀感处即是	正坐或俯卧位，先找大椎，在第7颈椎棘突下，即为大椎，旁开拇指的半横指（大拇指指间关节部位的横径为1寸）处即是
主治	①头痛，眩晕；②失眠、健忘、癫痫等神志病证；③目疾	①头痛；②目疾；③面瘫	①哮喘、咳嗽；②肩背痛、落枕
操作	平刺0.5～0.8寸	直刺或斜刺0.3～0.5寸；或点刺出血	直刺0.5～0.8寸
图示	 A	 A B	 A B

表1-34　常用经外奇穴（2）

腧穴	夹脊（Jiájǐ, EX-B2）	腰痛点（Yāotòngdiǎn, EX-UE7）	十宣（Shíxuān, EX-UE11）
特点	经外奇穴	经外奇穴	经外奇穴
定位	在脊柱区，第1胸椎至第5腰椎棘突下两侧，后正中线旁开0.5寸，一侧17穴，左右共34穴（图A、图B）	在手背，第2、3掌骨及第4、5掌骨之间，腕背侧远端横纹与掌指关节中点处，一手2穴，左右共4穴（图A、图B）	在手指，十指尖端，距指甲游离缘0.1寸（指寸），左右共10穴（图A、图B）
取穴	俯卧位或坐位，低头。由颈背部交界处椎骨的高突（即第7颈椎）向下循推，从第1胸椎（12个胸椎）至第5腰椎（5个腰椎），各椎棘突下旁开，量拇指的半横指处，按压有酸胀感处即是	抬臂俯掌。一穴在手背第2、3掌骨间当掌骨长度之中点；另一穴在手背第4、5掌骨间当掌骨长度之中点，用力按压有明显酸胀感处即是	仰掌，十指微屈。在手十指尖端，距指甲游离缘0.1寸处即是
主治	适用范围较广，其中上胸部的穴位治疗心肺、上肢疾病；下胸部的穴位治疗脾胃肝胆疾病；腰部的穴位治疗肾病、腰腹及下肢疾病	急性腰扭伤	①昏迷；②癫痫；③高热、咽喉肿痛；④手指麻木
操作	根据部位的不同，直刺0.3～1寸；或用梅花针叩刺	由两侧向掌中斜刺0.5～0.8寸	浅刺0.1～0.2寸；或点刺出血

续表

腧穴	夹脊（Jiájǐ，EX-B2）	腰痛点（Yāotòngdiǎn，EX-UE7）	十宣（Shíxuān，EX-UE11）
图示	 A B	 A B	 A B

第二节　《中医类别全科医生规范化培养标准（试行）》及《中医住院医师规范化培训标准（试行）》要求腧穴

手太阴肺经腧穴7个：中府、尺泽、孔最、列缺、太渊、鱼际、少商。

手阳明大肠经腧穴11个：商阳、三间、合谷、阳溪、偏历、手三里、曲池、臂臑、肩髃、扶突、迎香。

足阳明胃经腧穴18个：承泣、四白、地仓、颊车、下关、头维、梁门、天枢、归来、伏兔、梁丘、足三里、上巨虚、下巨虚、丰隆、解溪、内庭、厉兑。

足太阴脾经腧穴9个：隐白、太白、公孙、三阴交、地机、阴陵泉、血海、大横、大包。

手少阴心经腧穴6个：极泉、少海、通里、阴郄、神门、少冲。

手太阳小肠经腧穴7个：少泽、后溪、腕骨、支正、天宗、颧髎、听宫。

足太阳膀胱经腧穴22个：睛明、天柱、风门、肺俞、心俞、膈俞、肝俞、胆俞、胃俞、肾俞、大肠俞、膀胱俞、次髎、委阳、委中、膏肓、承山、飞扬、昆仑、申脉、束骨、至阴。

足少阴肾经腧穴7个：涌泉、然谷、太溪、大钟、照海、复溜、俞府。

手厥阴心包经腧穴6个：天池、曲泽、内关、大陵、劳宫、中冲。

手少阳三焦经腧穴9个：关冲、中渚、阳池、外关、支沟、肩髎、翳风、耳门、丝竹空。

足少阳胆经腧穴16个：瞳子髎、听会、阳白、头临泣、风池、肩井、日月、带脉、环跳、风市、阳陵泉、光明、悬钟、丘墟、足临泣、足窍阴。

足厥阴肝经腧穴6个：大敦、行间、太冲、曲泉、章门、期门。

督脉腧穴12个：长强、腰阳关、命门、至阳、大椎、哑门、风府、百会、上星、素髎、水沟、印堂。

任脉腧穴10个：中极、关元、气海、神阙、下脘、中脘、膻中、天突、廉泉、承浆。

常用经外奇穴20个：四神聪、太阳、球后、金津、玉液、牵正、翳明、子宫、定喘、夹脊、腰眼、腰痛点、外劳宫、八邪、四缝、十宣、鹤顶、膝眼、胆囊、八风。

第二章　腧穴的定位方法

第一节　体表解剖标志定位法

体表解剖标志定位法，是以人体解剖学的各种体表标志为依据来确定腧穴定位的方法。体表解剖标志，可分为固定标志和活动标志两种。

一、固定标志

固定标志指在人体自然姿势下可见的标志，包括由骨节和肌肉所形成的突起或凹陷、五官轮廓、发际、指（趾）甲、乳头、肚脐等。借助固定标志来定位取穴是常用的方法，如鼻尖取素髎、两眉中间取印堂、两乳中间取膻中、脐中旁2寸取天枢、腓骨小头前下方凹陷处取阳陵泉等。

二、活动标志

活动标志指在人体活动姿势下出现的标志，包括各部关节、肌肉、肌腱、皮肤随着活动而出现的空隙、凹陷、皱纹、尖端等。例如，微张口，耳屏正中前缘凹陷中取听宫，闭口取下关；屈肘取曲池，展臂取肩髃；拇指上翘取阳溪，掌心向胸取养老；等等。

三、常用定穴解剖标志的体表定位方法

第2肋：平胸骨角水平线，锁骨下可触及的肋骨。

第4肋间隙：男性乳头平第4肋间隙。

第7颈椎棘突：颈后隆起最高处且能随头旋转而转动者。

第2胸椎棘突：直立，两手下垂时，两肩胛骨上角连线与后正中线的交点。

第3胸椎棘突：直立，两手下垂时，两肩胛冈内侧端连线与后正中线的交点。

第7胸椎棘突：直立，两手下垂时，两肩胛骨下角水平线与后正中线的交点（图2-1）。

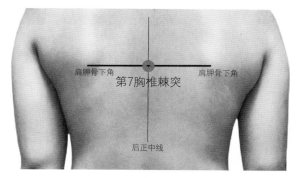

图 2-1　第 7 胸椎棘突

第12胸椎棘突：直立，两手下垂时，横平两肩胛骨下角与两髂嵴最高点连线的中点。

第4腰椎棘突：两髂嵴最高点连线与后正中线的交点（图2-2）。

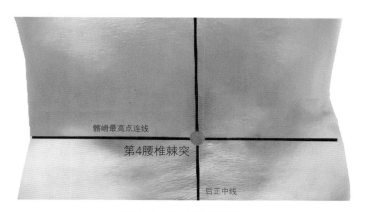

图 2-2　第 4 腰椎棘突

第2骶椎：两髂后上棘连线与后正中线的交点。

骶管裂孔：取尾骨上方左右的骶角，与两骶角平齐的后正中线上。

肘横纹：与肱骨内上髁、外上髁连线相平。

腕掌侧远端横纹：在腕掌部，与豌豆骨上缘、桡骨茎突尖下连线相平。

腕背侧远端横纹：在腕背部，与豌豆骨上缘、桡骨茎突尖下连线相平。

第二节　骨度折量定位法

骨度折量定位法，是指以体表骨节为主要标志折量全身各部的长度和宽度，定出分寸，用于腧穴定位的方法。即以《灵枢·骨度》规定的人体各部的分寸为基础，结合后世医家创用的折量分寸（将设定的两骨节点之间的长度折量为一定的等分，每1等分为1寸，10等分为1尺），作为定穴的依据。全身主要骨度折量寸见表2-1和图2-3。

表 2-1　全身主要骨度折量寸表

部位	起止点	折量寸	度量法	说明
头面部	前发际正中至后发际正中	12	直寸	用于确定头部腧穴的纵向距离
	眉间（印堂）至前发际正中	3	直寸	用于确定前或后发际及头部腧穴的纵向距离
	两额角发际（头维）之间	9	横寸	用于确定头前部腧穴的横向距离
	耳后两乳突（完骨）之间	9	横寸	用于确定头后部腧穴的横向距离
胸腹胁部	胸骨上窝（天突）至剑胸结合中点（歧骨）	9	直寸	用于确定胸部任脉腧穴的纵向距离
	剑胸结合中点（歧骨）至脐中	8	直寸	用于确定上腹部腧穴的纵向距离
	脐中至耻骨联合上缘（曲骨）	5	直寸	用于确定下腹部腧穴的纵向距离
	两肩胛骨喙突内侧缘之间	12	横寸	用于确定胸部腧穴的横向距离
	两乳头之间	8	横寸	用于确定胸腹部腧穴的横向距离
背腰部	肩胛骨内侧缘至后正中线	3	横寸	用于确定背腰部腧穴的横向距离
上肢部	腋前、后纹头至肘横纹（平尺骨鹰嘴）	9	直寸	用于确定上臂部腧穴的纵向距离
	肘横纹（平尺骨鹰嘴）至腕掌（背）侧远端横纹	12	直寸	用于确定前臂部腧穴的纵向距离
下肢部	耻骨联合上缘至髌底	18	直寸	用于确定大腿部腧穴的纵向距离
	髌底至髌尖	2	直寸	
	髌尖（膝中）至内踝尖	15	直寸	用于确定小腿内侧部腧穴的纵向距离
	胫骨内侧髁下方（阴陵泉）至内踝尖	13	直寸	

续表

部位	起止点	折量寸	度量法	说明
下肢部	股骨大转子至腘横纹（平髌尖）	19	直寸	用于确定大腿前外侧部腧穴的纵向距离
	臀沟至腘横纹	14	直寸	用于确定大腿后部腧穴的纵向距离
	腘横纹（平髌尖）至外踝尖	16	直寸	用于确定小腿外侧部腧穴的纵向距离
	内踝尖至足底	3	直寸	用于确定足内侧部腧穴的纵向距离

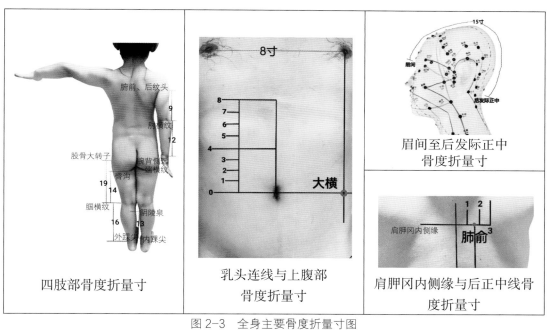

四肢部骨度折量寸　　乳头连线与上腹部骨度折量寸　　眉间至后发际正中骨度折量寸　　肩胛冈内侧缘与后正中线骨度折量寸

图 2-3　全身主要骨度折量寸图

第三节　指寸定位法

　　指寸定位法，又称手指同身寸定位法，是指依据被取穴者本人手指所规定的分寸以定位腧穴的方法。此法主要用于下肢部。在具体取穴时，医师应当在骨度折量定位法的基础上，参照被取穴者自身的手指进行比量，并结合一些简便的活动标志取穴方法，以确定腧穴的标准定位。

1. 中指同身寸

以被取穴者的中指中节桡侧两端纹头（中指屈曲成环形）之间的距离为1寸。（图2-4）

2. 拇指同身寸

以被取穴者拇指的指间关节的宽度为1寸。（图2-5）

3. 横指同身寸

被取穴者手除大拇指外其余四指并拢，以其中指中节横纹为准，将其四指的宽度作为3寸。四指相并名曰"一夫"，用横指同身寸法定位腧穴，又名"一夫法"。（图2-6）

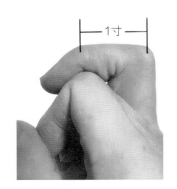 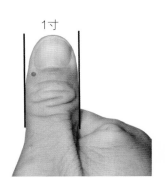 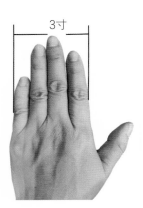

图2-4　中指同身寸　　　　图2-5　拇指同身寸　　　　图2-6　横指同身寸

第四节　简便定位法

简便定位法，是临床中一种简便易行的腧穴定位方法，是一种辅助取穴方法。

（1）取立正姿势，手臂自然下垂，中指指端在下肢所触及处为风市。（图2-7）

（2）两手虎口自然平直交叉，一手食指压在另一手腕后高骨的上方，其食指尽端到达处为列缺。（图2-8）

（3）上肢平举，肩峰外侧缘呈现前后两个凹陷，前下方的凹陷即肩髃。（图2-9）

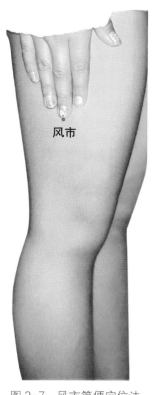

图 2-7　风市简便定位法

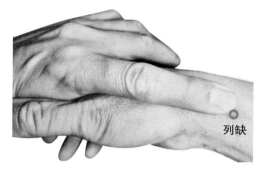

图 2-8　列缺简便定位法

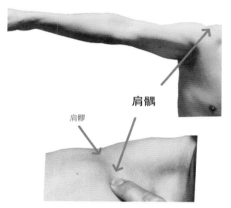

图 2-9　肩髃简便定位法

第五节　常见疾病治法、主穴、配穴、操作

常见疾病包括痹证、痿证、腰痛、漏肩风、落枕、哮喘、呃逆、呕吐、便秘、泄泻、胸痹、不寐、癃闭、震颤麻痹、中风、面瘫、面痛、头痛、眩晕、扭伤、月经不调、经闭、不孕、小儿遗尿、小儿痿证、蛇丹、近视、针眼、青盲、耳鸣耳聋、鼻渊、鼻衄等。（表2-2）

表 2-2　常见疾病治法、主穴、配穴、操作一览表

序号	病名	治法	主穴	配穴	操作
1	痹证	通经活络 行气止痛	阿是穴、局部经穴	行痹——膈俞、血海 痛痹——肾俞、腰阳关 着痹——阴陵泉、足三里 热痹——大椎、曲池	寒痹、湿痹可加灸法；大椎、曲池可点刺出血
2	痿证	祛邪通络 濡养筋肉	上肢：肩髃、曲池、手三里、合谷、外关、颈夹脊、胸夹脊 下肢：髀关、伏兔、阳陵泉、足三里、三阴交、腰眼、夹脊	肺热伤津——尺泽、肺俞 湿热浸淫——阴陵泉、大椎 脾胃虚弱——脾俞、胃俞、中脘 肝肾亏虚——肝俞、肾俞、太冲、太溪 上肢肌肉萎缩在手阳明经上多针排刺；下肢肌肉萎缩在足阳明经上多针排刺	夹脊向脊柱方向斜刺；大椎、尺泽可用三棱针点刺出血；肢体穴位可加用灸法，亦可用电针
3	腰痛	舒筋活络 通经止痛	肾俞、大肠俞、阿是穴、委中	督脉证——命门、后溪 足太阳经证——昆仑 寒湿腰痛——腰阳关 瘀血腰痛——膈俞 肾虚腰痛——志室、太溪 腰骶疼痛——次髎、腰俞 腰眼部疼痛——腰眼	寒湿证加灸法；瘀血证局部加拔火罐，委中刺络放血
4	漏肩风	通经活络 舒筋止痛	肩前、肩髃、肩髎、肩贞、阿是穴、曲池、阳陵泉	手阳明经证——合谷 手少阳经证——外关 手太阳经证——后溪 手太阴经证——列缺	先刺远端穴，行针后鼓励患者运动肩关节；肩部穴位要求有强烈的针感，可加灸法、电针治疗
5	落枕	调气活血 舒筋通络	天柱、阿是穴、外劳宫	督脉、太阳经证——后溪、昆仑 少阳经证——肩井、外关 肩痛——肩髃 背痛——天宗	先刺远端穴外劳宫，持续捻转行针，同时嘱患者慢慢活动颈项，一般疼痛即可缓解；再针局部腧穴。若有感受风寒史，颈部穴位可加艾灸；若因颈项部过度扭转所致，可点刺出血，加拔罐

续表

序号	病名	治法	主穴	配穴	操作
6	哮喘	实证：祛邪肃肺化痰平喘	列缺、尺泽、肺俞、中府、定喘	风寒外袭——风门、合谷 痰热阻肺——丰隆、曲池 喘甚——天突	毫针泻法。外感风寒者可加灸；痰热阻肺者，定喘穴用刺络拔罐法
		虚证：补益肺肾止哮平喘	肺俞、膏肓、肾俞、太渊、太溪、足三里、定喘	肺气虚——气海、膻中 肾气虚——阴谷、关元	毫针补法。可酌用灸法或拔罐
7	呃逆	宽胸利膈和胃降逆	膈俞、内关、中脘、足三里、膻中	胃寒积滞——胃俞、建里 胃火上逆——胃俞、内庭 肝气郁滞——期门、太冲 脾胃阳虚——脾俞、胃俞 胃阴不足——胃俞、三阴交 气滞血瘀——合谷、血海 大便秘结、肠鸣、腹胀甚——天枢、上巨虚	胃寒积滞、脾胃阳虚者可重用灸法
8	呕吐	和胃降逆理气止呕	中脘、胃俞、内关、足三里	寒邪客胃——上脘、公孙 热邪内蕴——商阳、内庭，可用金津、玉液点刺出血 痰饮内阻——膻中、丰隆 肝气犯胃——肝俞、太冲 饮食停滞——梁门、天枢 脾胃虚寒——脾俞、神阙	内关、中脘用泻法，胃俞、足三里用平补平泻法。虚寒者可加用艾灸。呕吐发作时，可在内关行强刺激并持续运针1~3分钟
9	便秘	调理肠胃行滞通便	大肠俞、天枢、上巨虚、支沟、足三里	热秘——合谷、内庭 气秘——中脘、太冲 气虚——脾俞、气海 血虚——脾俞、三阴交 冷秘——神阙、关元	冷秘、虚秘者，神阙、关元用灸法

续表

序号	病名	治法	主穴	配穴	操作
10	泄泻	运脾化湿理肠止泻	神阙、天枢、大肠俞、上巨虚、阴陵泉	寒湿内盛——关元、水分 湿热伤中——内庭、曲池 食滞胃肠——中脘、建里 脾胃虚弱——脾俞、胃俞 肝气乘脾——肝俞、太冲 肾阳虚衰——肾俞、命门、关元 慢性泄泻——脾俞、足三里 久泻虚陷者——百会 有明显精神心理症状——神门、内关 泻下脓血——曲池、合谷、三阴交、内庭	寒湿证及脾肾虚证者针灸并用（肾阳亏虚者可用隔附子饼灸）；神阙用隔盐灸或隔姜灸；急性泄泻者行针灸治疗，每日2次
11	胸痹	通阳行气活血止痛	内关、膻中、郄门、阴郄	气滞血瘀——太冲、血海 寒邪凝滞——神阙、至阳 痰浊阻络——丰隆、中脘 阳气虚衰——心俞、至阳	膻中向下平刺，以有麻胀感为度；寒邪凝滞、阳气虚衰者宜用灸法
12	不寐	调和阴阳安神助眠	百会、神门、三阴交、照海、申脉、安眠	肝火扰心——太冲、行间、侠溪 心脾两虚——心俞、脾俞、足三里 心肾不交——心俞、肾俞、太溪 心胆气虚——心俞、胆俞 脾胃不和——丰隆、中脘、足三里 噩梦多——厉兑、隐白 头晕——风池、悬钟 重症不寐——神庭、印堂、四神聪	毫针刺泻申脉，补照海

续表

序号	病名	治法	主穴	配穴	操作
13	癃闭	调理膀胱行气通闭	中极、膀胱俞、秩边、三阴交、阴陵泉	膀胱湿热——委中、行间 肝郁气滞——蠡沟、太冲 瘀血阻滞——膈俞、血海 脾气虚弱——脾俞、足三里 肾阳亏虚——肾俞、命门	针刺中极时针尖向下，使针感能到达会阴，以引起小腹收缩、抽动为佳；若膀胱充盈，针刺不可过深，以免伤及膀胱；秩边透向水道；肾阳亏虚、脾气虚弱者可用温针灸
14	震颤麻痹	柔肝息风宁神定颤	百会、四神聪、风池、合谷、太冲、阳陵泉	风阳内动——大椎、风府、太溪 髓海不足——肾俞、三阴交、太溪 气血亏虚——气海、足三里 阳气虚衰——关元、肾俞 痰热动风——中脘、丰隆、内庭	头部穴针刺后可加用电针治疗
15	中风	中经络：调神导气疏通经络	水沟、内关、三阴交、极泉、尺泽、委中	肝阳暴亢——太冲、太溪 风痰阻络——丰隆、风池 痰热腑实——曲池、内庭、丰隆 气虚血瘀——足三里、气海 阴虚风动——太溪、风池 口角㖞斜——颊车、地仓 上肢不遂——肩髃、手三里、合谷 下肢不遂——环跳、阳陵泉、阴陵泉、风市、足三里、解溪 头晕——风池、完骨、天柱 足内翻——丘墟透照海 便秘——天枢、丰隆、支沟 复视——风池、天柱、睛明、球后 尿失禁、尿潴留——中极、曲骨、关元	水沟用雀啄法，以眼球湿润为佳；刺三阴交时，沿胫骨内侧缘与皮肤成45°，使针尖刺入三阴交，用提插补法；刺极泉时，在该穴位置下2寸心经上取穴，避开腋动脉，直刺进针，用提插泻法，以患者上肢有麻胀感和抽动感为度；尺泽、委中直刺，用提插泻法使肢体有抽动感，可在患侧上、下肢各选2个穴位，采用电针治疗

续表

序号	病名	治法	主穴	配穴	操作
15	中风	中脏腑：醒脑开窍启闭固脱	水沟、百会、内关	闭证——十二井穴、合谷、太冲 脱证——关元、气海、神阙等	内关用泻法，水沟用强刺激，以眼球湿润为度；十二井穴用三棱针点刺出血；关元、气海用大艾炷灸；神阙用隔盐灸，不计壮数，以汗止、脉起、肢温为度
16	面瘫	祛风通络疏调经筋	阳白、颧髎、颊车、地仓、翳风、合谷	风寒证——风池、列缺 风热证——外关、曲池 气血不足——足三里、气海 人中沟歪斜——水沟 鼻唇沟浅——迎香 颏唇沟歪斜——承浆 舌麻、味觉减退——廉泉 目合困难——攒竹、昆仑 流泪——承泣 听觉过敏——听宫、中渚	在急性期，面部穴位手法宜轻，针刺宜浅，取穴宜少；肢体远端的腧穴手法宜重
17	面痛	疏通经络活血止痛	四白、下关、地仓、合谷、太冲、内庭	眼部疼痛——攒竹、阳白 上颌部疼痛——巨髎、颧髎 下颌部疼痛——夹承浆、颊车	采用毫针泻法。面部诸穴可透刺，但刺激强度不宜过大；针刺时宜先取远端穴，可用重刺激；局部穴位在急性发作期宜轻刺

续表

序号	病名	治法	主穴	配穴	操作
18	头痛	疏调经脉通络止痛	阳明头痛：头维、印堂、阳白、阿是穴、合谷、内庭 少阳头痛：风池、太阳、率谷、阿是穴、外关、足临泣 太阳头痛：天柱、后顶、阿是穴、后溪、申脉 厥阴头痛：百会、四神聪、阿是穴、内关、太冲 全头痛：风池、百会、头维、率谷、太阳、合谷	外感头痛： 风寒头痛——风门、列缺 风热头痛——大椎、曲池 风湿头痛——偏历、阴陵泉 内伤头痛： 肝阳上亢——太冲、侠溪、三阴交 肾精不足——肾俞、太溪、三阴交 气血亏虚——气海、足三里 痰浊上扰——中脘、丰隆 瘀阻脑络——血海、膈俞	风门拔罐或艾灸；大椎点刺出血；瘀血头痛可在局部及膈俞行点刺放血，并加拔火罐；头痛急性发作时可每日治疗2次，每次留针时间宜长
19	眩晕	实证：平肝潜阳化痰定眩	百会、风池、内关、太冲	肝阳上亢——行间、侠溪、太溪 痰湿中阻——中脘、丰隆、阴陵泉	采用毫针泻法。眩晕重症可每日治疗2次
		虚证：益气养血补肾益精	百会、风池、肝俞、肾俞、足三里	肾精亏虚——志室、悬钟、三阴交 气血不足——气海、脾俞、胃俞	风池用平补平泻法；肝俞、肾俞、足三里等用补法

续表

序号	病名	治法	主穴	配穴	操作
20	扭伤	急性期（24小时内）：疏调经筋缓急止痛	阿是穴、阳池（或太渊）	足少阳经筋/阳跷脉病证——悬钟、丘墟、申脉 足太阴经筋/阴跷脉病证——三阴交、商丘、照海	先针刺上肢远端穴位，行较强的捻转提插泻法，持续运针1~3分钟，同时嘱患者慢慢活动踝关节；然后针刺局部穴位，刺激手法宜轻柔，不宜过重
		恢复期（24小时后）：舒筋活络消肿止痛	阿是穴	足少阳经筋/阳跷脉病证——丘墟、足临泣、申脉 足太阴经筋/阴跷脉病证——商丘、照海、水泉	毫针刺用泻法，或在肿胀局部阿是穴行围刺法；可用温针灸、电针治疗
21	月经不调	月经先期：理气调血固摄冲任	关元、血海、三阴交、地机	实热——曲池、太冲 虚热——太溪 气虚——足三里、气海、脾俞 月经过多——隐白	气虚者针后加灸或用温针灸；配穴中隐白用灸法
		月经后期：益气和血调畅冲任	气海、三阴交、归来	实寒——天枢、神阙、子宫 虚寒——命门、关元	可用灸法或温针灸；神阙用灸法
		月经先后无定期：调补肝肾调理冲任	关元、三阴交、肝俞	肝郁——期门、太冲 肾虚——肾俞、太溪 脾虚——脾俞、足三里 胸胁胀痛——膻中、内关	虚证者可加灸
22	经闭	血枯经闭：调补冲任养血通经	关元、足三里、归来	肝肾不足——太溪、肝俞 气血亏虚——气海、脾俞	采用毫针补法，可灸
		血滞经闭：通调冲任活血通经	中极、血海、三阴交、合谷	气滞血瘀——膈俞、太冲 寒凝胞宫——子宫、命门、神阙 痰湿阻滞——阴陵泉、丰隆	采用毫针泻法

续表

序号	病名	治法	主穴	配穴	操作
23	不孕	调理冲任益肾助孕	关元、肾俞、太溪、次髎、三阴交	肾虚宫寒——命门 肝气郁结——太冲、期门 痰湿阻滞——阴陵泉、丰隆 瘀滞胞宫——血海、膈俞	肾虚者可加用灸法
24	小儿遗尿	调理膀胱温肾健脾	关元、中极、膀胱俞、肾俞、三阴交	肾气不足——命门、太溪 脾肺气虚——肺俞、气海、足三里 肝经郁热——蠡沟、太冲 夜梦多——百会、神门	采用毫针补法，多灸。下腹部穴位针尖宜向下斜刺，以针感达到前阴部为佳
25	小儿痿证	强壮督脉濡养经筋	百会、大椎、身柱、命门、腰阳关、合谷、足三里、三阴交 下肢麻痹：腰夹脊、髀关、伏兔、足三里 上肢麻痹：颈夹脊、肩髃、曲池、手三里、合谷 腹肌麻痹：胸夹脊、带脉	脾胃虚弱——脾俞、胃俞、中脘、内关 肝肾不足——肝俞、肾俞、太溪	夹脊向脊柱方向斜刺；督脉向上方斜刺，并可加用灸法；余穴施以毫针补法
26	蛇丹（带状疱疹）	泻火解毒通络止痛	阿是穴、夹脊、支沟、阳陵泉、行间	肝经火毒——侠溪、太冲 脾经湿热——阴陵泉、血海 瘀血阻络——合谷、血海 便秘——天枢 心烦——神门	皮损局部围针、浅刺，在疱疹带的头、尾各刺一针，两旁则根据疱疹带的大小选取数点，向疱疹带中央沿皮平刺。或用三棱针点刺疱疹及周围，拔火罐，令每罐出血3～5毫升。夹脊向脊柱方向斜刺1.5寸，行捻转泻法，可用电针

续表

序号	病名	治法	主穴	配穴	操作
27	近视	通络活血养肝明目	风池、承泣、睛明、太阳、光明、养老	肝肾不足——肝俞、肾俞、太溪、照海 心脾两虚——心俞、脾俞、神门、足三里	承泣、睛明选用30号以上细针,将眼球固定,轻缓刺入,忌提插捻转,出针时长时间按压以防出血;风池、光明用平补平泻法,或用补法;养老用补法或温灸法;风池针感宜扩散至颞及前额或至眼区;余穴均用补法
28	针眼	疏风清热解毒散结	太阳、攒竹、二间、内庭	外感风热——大椎、风池、丝竹空、曲池、合谷 脾胃蕴热——四白、头维、三阴交	采用毫针泻法。太阳点刺出血
29	青盲	补益肝肾行气活血疏通眼络	睛明、球后、翳明、风池、光明、合谷	肝肾不足——太溪、肝俞、肾俞 气滞血瘀——太冲、膈俞	眼区穴用30~32号针轻缓刺入,轻微捻转,不提插;四肢与躯干穴根据证候施以毫针补泻手法,留针20分钟,每日治疗1次
30	耳鸣耳聋	实证:疏风泻火通络开窍	听会、翳风、中渚、侠溪	外感风邪——风池、外关 肝胆火旺——行间、丘墟	听会、翳风的针感宜向耳内或耳周传导为佳;余穴采用常规针刺、泻法
		虚证:补肾养窍	听宫、翳风、太溪、肾俞	—	听宫、翳风的针感宜向耳内或耳周传导为佳;太溪、肾俞采用针刺补法,肾俞可加灸或用温针灸

续表

序号	病名	治法	主穴	配穴	操作
31	鼻渊	清热宣肺通利鼻窍	印堂、迎香、合谷、列缺、通天	肺经风热——尺泽、少商 胆腑郁热——阳陵泉、侠溪 湿热阻窍——曲池、阴陵泉	少商点刺出血，余穴均用毫针泻法
32	鼻衄	清热泻火凉血止血	迎香、上星、天府、孔最	肺经风热——鱼际、少商 胃经实热——内庭、二间 肝火上逆——行间 心火亢盛——少府 阴虚火旺——太溪、涌泉 脾失统血——隐白、足三里	天府、孔最均双侧同取，行提插捻转泻法，以局部酸胀感或针感向上走窜为度。配穴中少商可点刺放血，隐白用灸法

注：内容摘录、整理自《中医住院医师规范化培训标准（2014版）》，全国中医药行业高等教育“十三五”规划教材、全国高等中医药院校规划教材（第十版）《针灸学》。

第三章 针灸学各论

第一节 内科病证

中 风

【概述】

中风是以突然晕倒、不省人事，伴口角歪斜、语言不利、半身不遂，或不经昏仆，仅以口歪、半身不遂为主症的病证。其发生与饮食不节、五志过极、年老体衰等因素有关，风、火、痰、瘀为主要病因。本病病位在脑，病变涉及心、肝、脾、肾等脏。基本病机是脏腑阴阳失调，气血逆乱，上扰清窍，窍闭神匿，神不导气。中风多见于西医学的急性脑血管病，包括出血性脑血管意外（脑出血、蛛网膜下腔出血）和缺血性脑血管意外（脑血栓形成、脑栓塞）等。

临床以缺血性脑血管意外多见。急性期应查阅当地"卒中中心"地图，进行早期卒中治疗与管理。现场或家庭可基于"中风120"方法进行快速检测，以争取早期治疗时间。

针灸治疗多用于缓解期或病情受到控制的急性期患者。

【接诊与诊查】

1. 问主症

中经络：半身不遂，肌肤不仁，舌强言謇，口角歪斜。

中脏腑：突然昏仆，神志恍惚，嗜睡或昏迷，并见半身不遂、舌强语謇、口角歪斜等。

2. 问伴随症状

视力减退或失明、偏盲、偏身麻木、失语、意志力丧失、性格改变、记忆障碍、共济失调等。

3. 问诱发或加重因素

受寒、有不良生活习惯（如熬夜、吸烟）、超重或肥胖、体力活动不足等。

4. 问病史

高血压、糖尿病、高脂血症、心房颤动、高同型半胱氨酸血症、短暂性脑缺血发作、颈内动脉重度狭窄等。

5. 望、闻并查

通常有偏瘫、口角歪斜、流口水等症状；肌力检查表现为偏瘫侧肢体运动明显减弱，肌力下降，部分患者可能一侧完全不能运动。

另外就是神经系统检查，生理反射可表现为偏瘫侧浅反射及腹壁反射、提睾反射减弱，深反射亢进或减弱。病理反射可有巴宾斯基征阳性、查多克征阳性等。结合影像学结果进行诊断。

【辨证】

1. 中经络

肝阳暴亢　面红目赤，眩晕头痛，心烦易怒，口苦咽干，便秘尿黄，舌红或绛，苔黄或燥，脉弦有力。

风痰阻络　肢体麻木或手足拘急，头晕目眩，舌红，苔白腻或黄腻，脉弦滑。

痰热腑实　口黏痰多，腹胀便秘，舌红，苔黄腻或灰黑，脉弦滑。

气虚血瘀　肢体软弱，偏身麻木，手足肿胀，面色淡白，气短乏力，心悸自汗，舌暗，苔白腻，脉细涩。

阴虚风动　肢体麻木，心烦失眠，眩晕耳鸣，手足拘挛或蠕动，舌红，苔少，脉细数。

2. 中脏腑

闭证　神志迷蒙，牙关紧闭，两手握固，面赤气粗，喉中痰鸣，二便不通，脉弦滑而数。

脱证　目合口张，手撒溺遗，鼻鼾息微，二便失禁，四肢逆冷，脉细弱。

【治疗】

1. 基本治疗

（1）中经络。

治法　调神导气，疏通经络。以督脉、手厥阴经及足太阴经穴为主。

主穴　水沟、内关、三阴交、极泉、尺泽、委中。

配穴　肝阳暴亢配太冲、太溪；风痰阻络配丰隆、风池；痰热腑实配曲池、内庭、丰隆；气虚血瘀配足三里、气海；阴虚风动配太溪、风池；口角歪斜配颊车、地仓；上肢不遂配肩髃、手三里、合谷；下肢不遂配环跳、阳陵泉、阴陵泉、风市、足三里、解溪；头晕配风池、完骨、天柱；足内翻配丘墟透照海；便秘配天枢、丰隆、支沟；复视配风池、天柱、睛明、球后；尿失禁、尿潴留配中极、曲骨、关元。

方义 脑为元神之府，督脉入络脑，水沟为督脉穴，可醒脑开窍、调神导气；心主血脉藏神，内关为心包经络穴，可调理心神、疏通气血；三阴交为足三阴经交会穴，可滋补肝肾；配极泉、尺泽、委中，可疏通肢体经络。

操作 水沟用雀啄法，以眼球湿润为佳；刺三阴交时，沿胫骨内侧缘与皮肤呈45°，使针尖刺入三阴交，用提插补法；刺极泉时，在该穴位置下1～2寸心经上取穴，避开腋动脉，直刺进针，用提插泻法，以患者上肢有麻胀感和抽动感为度；尺泽、委中直刺，用提插泻法，使肢体有抽动感。可在患侧上、下肢各选2个穴位，采用电针治疗。

（2）中脏腑。

治法 醒脑开窍，启闭固脱。以督脉穴和手厥阴经穴为主。

主穴 水沟、百会、内关。

配穴 闭证配十二井穴、合谷、太冲；脱证配关元、气海、神阙等。

方义 脑为元神之府，督脉入络脑，水沟、百会为督脉穴，可醒脑开窍；内关为心包经络穴，可调理心神、疏通气血。

操作 内关用泻法；水沟用强刺激，以眼球湿润为度；十二井穴用三棱针点刺出血。关元、气海用大艾炷灸；神阙用隔盐灸，不计壮数，以汗止、脉起、肢温为度。

2. 其他治疗

（1）头针法：顶颞前斜线、顶旁1线及顶旁2线。用1.5～2寸毫针平刺入头皮下，快速捻转2～3分钟，留针30分钟，留针期间反复行针。行针时和留针后，嘱患者活动患侧肢体。此法在半身不遂早期应用疗效更好，留针时间可延长至数小时。

（2）电针法：在患侧上、下肢各选一组穴位，采用断续波或疏密波，以肌肉微颤为度，每次通电20～30分钟。此法适用于半身不遂患者。

（3）穴位注射法：选四肢穴位2～4个。使用丹参注射液或复方当归注射液，每穴注射1毫升，隔日1次。适用于半身不遂患者。

【考核】

1. **针刺法**

以本病为例，演示针刺法治疗全过程。

（1）按照本手册，阐述本病概述，演示接诊与诊查，作出辨证描述，选取治法、主穴与配穴，按照疾病的操作要求，演示治疗过程。

（2）另外，参照第十一章的《毫针刺法测试表》，演示三种进针方法、三种行针方法；说出三种针刺意外的原因和临床表现，掌握晕针的处理方法。

2. 电针法

在针刺法考核基础上，演示电针法操作，务必在人文沟通的基础上选取合适的波形和刺激量。参照《毫针刺法测试表》操作，进针得气后加电，按照电针有关操作执行。

3. 头针法

针刺顶颞前斜线、顶旁1线及顶旁2线。参照《毫针刺法测试表》操作。

4. 三棱针法

点刺十二井穴。用三棱针点刺出血数滴。参照《三棱针法测试表》操作。

5. 穴位注射法

选四肢穴位2～4个。使用丹参注射液或复方当归注射液，每穴注射1毫升。

6. 灸法

关元、气海用大艾炷灸，神阙用隔盐灸。参照《艾灸疗法测试表》操作。

7. 开窍醒脑法

针刺水沟、百会、内关。参照《毫针刺法测试表》操作。

【按语】

（1）针灸治疗中风效果较好，尤其对肢体运动、语言、吞咽等功能的康复具有明显促进作用。

（2）中风应注重早期针灸治疗，越早针灸治疗效果越好。对针灸治疗缺血性中风急性期的研究显示，在缺血后立即给予针刺法治疗，能使局部脑血流显著增加，使缺血组织局部维持有效的血供，对抗缺血引起的损伤；在缺血后再灌注期给予针刺法治疗，可以增加局部组织供血，使脑梗死面积显著减小，神经功能得到有效的保护。

（3）要积极预防中风，控制血压，采取低盐、低脂饮食。若经常出现头晕头痛、肢体麻木，偶有发作性语言不利、肢体痿软无力，多为中风先兆，可针刺足三里、风市，以加强防治效果。

（4）针刺法能改善脑动脉的弹性，扩张血管，改善脑部血液循环，提高脑组织的氧分压，增加病灶周围脑细胞的营养，促进脑组织的修复。针刺法还可清除自由基、调节钙稳定、纠正中枢单胺类神经递质的代谢紊乱、降低中枢兴奋性氨基酸及一氧化氮的含量，从而避免缺血性脑损伤。

【临床案例】

唐×，男，59岁。代诉：右侧肢体偏瘫4个月。患者既往有高血压病史，清晨起床时，突然感到右侧肢体麻木、失灵，遂被送往医院。经检查诊断为"脑血栓形成"，现症见：右侧肢体活动失灵，讲话时舌体强硬、转动不灵，右侧拇指内收，持物无力，精细动作差。检查：血压120/90毫米汞柱。诊断：脑血栓形成后遗症。治疗：取太阳、尺泽、委中，三棱针点刺放血；血止则加拔火罐，使出血量达60毫升左右。结果：治疗后逐渐感到肢体轻快，行走有力，右手可提一壶水，后经刺血治疗3次，偏瘫得以纠正，肢体功能恢复，言语清楚，于当年11月返回工作岗位。

［附］假性延髓麻痹

【概述】

假性延髓麻痹又称假性球麻痹，临床表现为因两侧皮质延髓束损害所产生的一系列症状，即延髓神经所支配的肌肉上运动神经元性瘫痪或不完全性瘫痪，出现软腭、咽喉、舌肌运动障碍，吞咽、发音、讲话困难，无舌肌萎缩及纤维性震颤，咽反射存在，下颌反射增强，常出现强哭强笑。常见于脑血管意外、肌萎缩侧索硬化、梅毒性脑动脉炎等病。

本病归属中医学噎膈、喑痱等范畴。本病病位在脑，累及舌咽。基本病机是风痰、瘀浊阻滞脑络、舌窍。

【治疗】

治法 祛痰化浊，通关利窍。以督脉穴及局部选穴为主。

主穴 水沟、廉泉、金津、玉液、风池、翳风，咽后壁（部位）。

方义 水沟可导气通关；廉泉、金津、玉液及咽后壁部位为局部选穴，可疏导气血、通利舌窍；风池、翳风为近部选穴，可祛风痰、通脑络、利舌咽。

操作 水沟、廉泉用泻法；金津、玉液用三棱针点刺出血；咽后壁用3寸以上长针点刺3~5次；风池、翳风针向喉结，震颤徐入2~2.5寸，施小幅度捻转平补平泻法，以咽喉部麻胀为佳，应持续捻转1~3分钟。

【按语】

（1）针灸治疗本病效果较好，但应注意针刺深度和刺激量，如果针刺深度不够或刺激量不足，疗效差。应注意对原发病进行治疗，导致皮质延髓束损伤的原发病稳定并逐渐恢复时，预后良好；若原发病加重和反复发作，则预后不佳。

（2）针灸治疗方法多种多样，取穴时大多以头部、颈项部、舌咽部穴位为主。头部取穴可激发精气、开窍醒脑，有助于大脑皮层功能恢复；颈项部取穴根据"腧穴所在，主治所在"的原则，可以改善椎-基底动脉供血，在增加脑血流量的同时，还可以缓解颈项部肌肉痉挛，促进受到损伤的双侧皮质延髓束的恢复，从而改善延髓的血液供应。舌咽部取穴体现了舌与心经、脾经、肾经的密切关系，刺激舌体分布经络，可起到疏通经络、调血理气的作用；而且其穴位多位于迷走神经、舌咽神经分布区域内，针灸可使其产生的兴奋通过传入神经元到达上运动神经元，从而促进病变神经功能的恢复，有利于大脑皮质对皮质核束的调节，促进吞咽功能的恢复。

【临床案例】

袁××，男，66岁，工人。因患脑梗死1个月余入院，现症见：吞咽困难，饮水发呛，不能进食，左半身活动不利。查体：形体消瘦、面色少华、鼻饲状态、声音嘶哑，留置导尿管，左上肢肌力Ⅰ级，左下肢肌力Ⅲ级，左侧病理征（＋），悬雍垂居中，咽反射双侧存在对称，左侧反射亢进。诊断：脑梗死合并假性球麻痹。入院后以治疗假性球麻痹为主。取穴：百会、风府、哑门、廉泉、风池、翳风。于针灸治疗第5天，更换胃管时发现患者可进少量流食，但仍时有发呛；于治疗第12天，再更换胃管时发现患者可进流食，取消鼻饲；于治疗第20天，患者可正常进食。两个月后，左半身不遂治愈，半年后重返工作岗位。

眩　晕

【概述】

眩晕是以自觉头晕眼花或视物旋转动摇为主症的病证。轻者发作短暂，平卧或闭目片刻即安；重者如乘舟车，旋转起伏不定，以致难以站立，或伴恶心、呕吐、自汗，甚至昏倒。其发生常与忧郁恼怒、饮食不节、肾精不足、气血虚弱等因素有关。病位在脑，与肝、脾、肾相关。基本病机是风、火、痰、瘀扰乱清窍，或气血虚弱、髓海不足，清窍失养。

眩晕常见于西医学的脑血管疾病、高血压、贫血、耳源性眩晕、颈椎病等疾病。

【接诊与诊查】

1. 问主症

头晕目眩，泛泛欲吐，甚则昏眩欲仆。

2. 问伴随症状

伴恶心、天旋地转感、一侧肢体麻木、口舌强直等，见于脑血管疾病等；伴颈部发紧、活动不灵，手指发凉、麻木等，多见于颈椎病；伴头胀、心悸、耳鸣、失眠等，见于高血压；伴胸闷、心悸、气短等，见于心血管疾病；由体位诱发，可自行缓解，可见于耳源性眩晕；伴心悸、大汗、眼前发黑等，可见于低血糖。

3. 问诱发或加重因素

气温骤变、体位改变、舟车旅行、情绪激动等。

4. 问病史或继发改变

高血压、脑动脉硬化、椎-基底动脉供血不足、颅内血管病变、脑内感染、颅内肿瘤、心律失常、低血压、严重的心肌缺血、大量出血或严重贫血、屈光不正、青光眼，以及更年期综合征、神经官能症、抑郁症等。

5. 望、闻并查

平衡及前庭功能检查，包括直立倾倒试验、原地踏步试验、扭颈试验等；眼部检查，包括眼球震颤检查、平衡追踪检查、扫视运动检查等；耳部检查，包括Dix-Hallpike试验、Semont诊断方法、声导抗检查、听性脑干反应、耳声发射检查等。必要时，需要结合影像学及理化检验结果进行排除诊断。

【辨证】

肝阳上亢　急躁易怒，头目胀痛，耳鸣，口苦，舌红，苔黄，脉弦。

痰湿中阻　头蒙如裹，胸闷呕恶，神疲困倦，舌胖，苔白腻，脉濡滑。

肾精亏虚　耳鸣，腰膝酸软，遗精，舌淡，脉沉细。

气血不足　神疲乏力，心悸少寐，腹胀纳呆，面色淡白或萎黄，舌淡，苔薄白，脉细。

【治疗】

1. 基本治疗

（1）实证。

治法　平肝潜阳，化痰定眩。以督脉、足少阳经、手厥阴经、足厥阴经穴为主。

主穴 百会、风池、内关、太冲。

配穴 肝阳上亢配行间、侠溪、太溪；痰湿中阻配中脘、丰隆、阴陵泉。

方义 百会位于巅顶，可清利脑窍而定眩；风池位于头部，局部取穴，可疏调头部气机；太冲为肝之原穴，可平肝潜阳；内关为八脉交会穴，通阴维脉，可宽胸理气、和中、化痰、止呕，与太冲配伍，属同名经配穴，可加强平肝之力。

操作 毫针泻法。眩晕重症可每日治疗2次。

（2）虚证。

治法 益气养血，补肾益精。以督脉、足少阳经及相应背俞穴为主。

主穴 百会、风池、肝俞、肾俞、足三里。

配穴 肾精亏虚配志室、悬钟、三阴交；气血不足配气海、脾俞、胃俞。

方义 百会用补法，可升提气血；风池为近部选穴，可疏调头部气血。二穴配合，可充养脑髓而缓急治标。肝俞、肾俞可滋补肝肾、养血益精、培元固本以治本；足三里可补益气血。

操作 风池用平补平泻法，肝俞、肾俞、足三里等穴用补法。

2. 其他治疗

（1）头针法：取顶中线、枕下旁线，予中等刺激，留针30分钟。

（2）项七针法：风池（双）、天柱（双）、完骨（双）、风府。毫针刺法或电针法。

（3）耳针法：肾上腺、皮质下、交感、神门、额、内耳。每次选3~4穴，毫针刺法或压丸法。

（4）三棱针法：取印堂、太阳、头维、百会等穴，用三棱针点刺出血数滴。适用于眩晕实证者。

【考核】

1. 针刺法

以本病为例，演示针刺法治疗全过程。

（1）按照本手册，阐述本病概述，演示接诊与诊查，作出辨证描述，选取治法、主穴与配穴，按照疾病的操作要求，演示治疗过程。

（2）另外，参照《毫针刺法测试表》，演示三种进针方法、三种行针方法；说出三种针刺意外的原因和临床表现，掌握晕针的处理方法。

2. 三棱针法

取印堂、太阳、头维、百会等穴，用三棱针点刺出血数滴。

3. 耳针法

取肾上腺、皮质下、交感、神门、额、内耳。每次选3～4穴，毫针刺或压丸法。参照《耳穴压籽法测试表》操作。

4. 头针法

顶中线、枕下旁线。参照《毫针刺法测试表》操作。

5. 项七针

风池（双）、完骨（双）、天柱（双）、风府。毫针刺法或电针法，参照《毫针刺法测试表》完成进针得气后加电。

【按语】

（1）针灸对眩晕具有较好的临床疗效。治疗前应查明原因，明确诊断，并注意对原发病的治疗。如为眩晕发作期患者，嘱其绝对卧床休息，选择最舒适的体位，闭目，头固定不动，避免声光刺激；应耐心向患者解释病情，消除患者的恐惧及焦虑心理，控制其盐及水分的摄入，如伴呕吐，应防止呕吐物误入气管。缓解期要注意防止眩晕发作，嘱患者规律生活，减少精神及情绪刺激，低盐饮食，禁咖啡、烟酒、浓茶等。

（2）痰湿较重者，应以清淡食物为主，少食肥腻之品。实证护理中，应嘱患者取头高脚低位休息。病室宜凉爽通风、湿度适宜、安静，室内光线宜柔和。虚证护理中，病室宜温暖向阳，同时注意保持安静。由于患者气血不足，卫外不固，易于感冒，嘱其注意提高身体素质，注意防寒保暖，避免劳累，随气候变化增减衣物，预防感冒。

（3）针刺法可以缓解长期劳损所致的肌肉紧张，减轻各种因素对交感神经的刺激，改善椎动脉血流，从而改善脑干网状结构、前庭神经核区和内耳缺血，达到平眩止晕的目的。

【临床案例】

姜×，女，60岁。自诉于1年前首次发生眩晕，半年前再次发生眩晕，伴恶心呕吐，每因情绪激动而发作，曾服眩晕停等药，症状有所好转，2个月前眩晕加重，发作次数增多。现症见：眩晕，恶心呕吐，饮食减少，少寐，神疲，懒言，舌质淡，脉细弱。中医诊断：眩晕。辨证：气血亏虚型。取穴：主穴配脾俞、关元、足三里。经1个疗程治疗，症状完全消失，半年后随访，未见复发。

［附］高血压

【概述】

　　高血压是一种常见慢性疾病，以安静状态下体循环动脉血压持续增高（血压：140/90毫米汞柱或18.6/12千帕以上）为主要表现。其临床表现的轻重程度相差很大，早期约半数患者无明显症状，常在体检时偶然发现。如血压波动幅度大可有较多症状，眩晕是本病主症之一；此外，尚有头痛、头胀、眼花、耳鸣、心悸、失眠、健忘等。随着病情的发展，血压明显呈持续性升高，可出现心、脑、肾、眼底等的器质性损害和功能障碍，并出现相应症状。临床分为原发性高血压和继发性高血压。

　　中医学认为本病的发生常与情志失调、饮食失节、内伤虚损等因素有关。其病变与肝、肾关系密切，基本病机是肾阴不足、肝阳偏亢。病之本为阴阳失调，病之标为风、痰、瘀血内生。

【治疗】

　　1. 基本治疗

　　治法　平肝潜阳，调和气血。以足厥阴经、足少阳经穴为主。

　　主穴　百会、风池、太冲、合谷、曲池、三阴交。

　　配穴　肝火亢盛配行间、侠溪；阴虚阳亢配肾俞、肝俞；痰湿壅盛配丰隆、中脘；气虚血瘀配足三里、膈俞；阴阳两虚配关元、肾俞；头晕头重配太阳、头维；心悸失眠配内关、神门。

　　方义　百会居于巅顶，为诸阳之会，针之可泻诸阳之气；风池可疏调头部气机，还可平肝潜阳；太冲为肝之原穴，可疏肝理气、平降肝阳；合谷、曲池可清泻阳明、理气降压；三阴交为足三阴经交会穴，可调补肝脾肾，配伍应用以治其本。

　　操作　太冲可向涌泉透刺，以增滋阴潜阳之力；其他腧穴予常规针刺法；痰湿壅盛、气虚血瘀、阴阳两虚者，百会可加灸。

　　2. 其他治疗

　　（1）皮肤针法：沿督脉及膀胱经第1侧线，从项后向背部、腰骶部叩刺，力度依病情虚实和患者体质强弱而定。每日或隔日1次。

　　（2）三棱针法：耳尖、百会、大椎、印堂、曲池、太冲。每次选2～3穴，点刺出血2～3滴，2～3日1次。

（3）耳针法：降压沟、肾上腺、耳尖、交感、神门、心。每次选3～4穴，毫针刺法，血压过高者可在降压沟和耳尖点刺出血。

【考核】

1. 针刺法

以本病为例，演示针刺法治疗全过程。

（1）按照本手册，阐述本病概述，演示接诊与诊查，作出辨证描述，选取治法、主穴与配穴，按照疾病的操作要求，演示治疗过程。

（2）另外，参照第十一章的《毫针刺法测试表》，演示三种进针方法、三种行针方法；说出三种针刺意外的原因和临床表现，掌握晕针的处理方法。

2. 电针法

百会、风池、太冲、合谷、曲池、三阴交。辨证选穴。参照《毫针刺法测试表》完成进针得气后加电。

3. 皮肤针法

沿督脉及膀胱经第1侧线，从项后向背部、腰骶部叩刺。

4. 三棱针法

耳尖、百会、大椎、印堂、曲池、太冲。每次选2～3穴，点刺出血。参照《三棱针刺法测试表》操作。

5. 耳针法

降压沟、肾上腺、耳尖、交感、神门、心。每次选3～4穴，毫针刺。参照《耳穴压籽法测试表》操作。

6. 灸法

灸百会。参照《艾灸疗法测试表》操作。

【按语】

（1）针灸对治疗Ⅰ、Ⅱ期高血压有较好的效果，可改善Ⅲ期高血压症状，配合中西降压药物治疗。对高血压脑病、高血压危象，应采取综合治疗措施，慎用针灸。

（2）针灸治疗期间应嘱患者不要自行停药，治疗一段时间，待血压降至正常或接近正常，自觉症状明显好转或基本消失后，听医嘱逐渐减少药量。切不可骤然停药或减药太快，以免出现意外。

（3）针灸治疗高血压的作用机制与改善微循环，改善血液的浓、黏、聚状态，使外周阻力减少、血流动力平衡恢复正常有关。

头　痛

　　头痛是以患者自觉头部疼痛为主症的病证，可见于临床各科急慢性疾病。头痛的发生常与外感风邪，以及情志不畅、饮食不节、体虚久病等因素有关。本病病位在头，与手三阳经、足三阳经、足厥阴肝经、督脉相关。本病基本病机是气血失和、经络不通或脑窍失养。

　　西医学认为，头痛分为原发性和继发性两大类。原发性头痛包括偏头痛、紧张性头痛和丛集性头痛等，又称功能性头痛；继发性头痛是由其他疾病引起，如感染、高血压或颅内肿瘤、头部外伤等所致的头痛，又称症状性头痛。

　　1. 问主症

　　问头痛部位，以前额、眉棱骨、鼻根部为主的头痛为阳明头痛；单侧头痛考虑为少阳头痛；疼痛部位在后枕部，或下连于项部为太阳头痛；疼痛部位在巅顶部且有部分连于目系为厥阴头痛。

　　2. 问伴随症状

　　头痛伴有剧烈呕吐是由于颅内压升高，比较常见，需要考虑脑出血；头痛在吐后减轻，可见于偏头痛；头痛伴有眩晕的，见于小脑肿瘤、椎-基底动脉供血不足等；头痛伴有发热，常见于感染性疾病，包括颅内或全身性感染；慢性进行性头痛伴有精神症状的，考虑为颅内肿瘤或情志类疾病，包括焦虑、抑郁、精神分裂等；慢性头痛突然加重，并有意识障碍的，可能是发生脑疝；头痛伴有视力障碍，可见于青光眼或者脑肿瘤；头痛伴有神经功能紊乱的症状，提示神经功能性头痛。

　　3. 问诱发或加重因素

　　如体位改变、舟车旅行、情绪激动等，或有以下病史，包括高血压、脑动脉硬化、椎-基底动脉供血不足、高血压、颅内血管病变、脑内感染、颅内肿瘤、心律失常、低血压、严重的心肌缺血、大量出血或严重贫血、屈光不正、青光眼，以及更年期综合征、神经官能症、抑郁症等。

4. 望、闻并查

观察患者的皮肤有没有破损、皮疹，排除外伤、毛囊炎、疖肿以及带状疱疹感染等；要对患者头部的神经压痛点进行触诊，观察有无压痛，明确是否为神经痛，以及触摸皮下有无包块或者有无其他占位性疾病；看患者的鼻窦，特别是额窦和上颌窦部位有无压痛，询问患者有无发热。行脑膜刺激征检查，排除蛛网膜下腔出血、中枢神经系统感染等。查肌力及相关反射，排除神经系统内部病变。

【辨证】

外感头痛　发病较急，头痛连及项背，痛无休止，外感表证明显，为外感头痛（包含风寒头痛、风热头痛、风湿头痛）。

风寒头痛：恶风畏寒，口不渴，苔薄白，脉浮紧。

风热头痛：头痛而胀，发热，口渴欲饮，小便黄，苔黄，脉浮数。

风湿头痛：头痛如裹，肢体困重，苔白腻，脉濡。

内伤头痛　头痛发病较缓，多伴头晕，痛势绵绵，时止时休，遇劳或情志刺激而发作、加重，为内伤头痛（包含肝阳上亢、肾精不足、气血亏虚、痰浊上扰、瘀阻脑络等导致的头痛）。

肝阳上亢：头胀痛，目眩，心烦易怒，面赤口苦，舌红，苔黄，脉弦数。

肾精不足：头痛兼头晕耳鸣，腰膝酸软，神疲乏力，遗精，舌红，苔少，脉细无力。

气血亏虚：头部空痛兼头晕，神疲无力，面色不华，劳则加重，舌淡，脉细弱。

痰浊上扰：头痛昏蒙，脘腹痞满，呕吐痰涎，苔白腻，脉滑。

瘀阻脑络：头痛迁延日久，或头部有外伤史，痛处固定不移，痛如锥刺，舌暗，脉细涩。

【治疗】

1. 基本治疗

治法　疏调经脉，通络止痛。按部位局部选穴和远端循经选穴。

主穴

阳明头痛：头维、印堂、阳白、阿是穴、合谷、内庭。

少阳头痛：风池、太阳、率谷、阿是穴、外关、足临泣。

太阳头痛：天柱、后顶、阿是穴、后溪、申脉。

厥阴头痛：百会、四神聪、阿是穴、内关、太冲。

全头痛：风池、百会、头维、率谷、太阳、合谷。

配穴

外感头痛：风寒头痛配风门、列缺；风热头痛配大椎、曲池；风湿头痛配偏历、阴陵泉。

内伤头痛：肝阳上亢配太冲、侠溪、三阴交；肾精不足配肾俞、太溪、三阴交；气血亏虚配气海、足三里；痰浊上扰配中脘、丰隆；瘀阻脑络配血海、膈俞。

方义 头部穴位为局部选穴，可调和气血、通络止痛；远端选穴均为同名经穴配合，一上一下，同气相求，疏导阳明、少阳、太阳、厥阴经气血。

操作 风门拔罐或艾灸；大椎点刺出血。瘀血头痛可在局部及膈俞行点刺放血并加拔火罐。头痛急性发作时可每日治疗2次，每次留针时间宜长。

2. 其他治疗

（1）耳针法：枕、颞、额、脑。毫针刺法，或用埋针法、压丸法。对于顽固性头痛，可在耳背静脉点刺出血。

（2）皮肤针法：太阳、印堂、阿是穴。皮肤针叩刺出血，适用于外感头痛和瘀阻脑络所致头痛。

（3）穴位注射法：阿是穴、风池。予维生素B_{12}注射液，每穴0.5～1毫升，隔日1次。适用于顽固性头痛。

【考核】

1. 针刺法

以本病为例，演示针刺法治疗全过程。

（1）按照本手册，阐述本病概述，演示接诊与诊查，作出辨证描述，选取治法、主穴与配穴，按照疾病的操作要求，演示治疗过程。

（2）另外，参照第十一章的《毫针刺法测试表》，演示三种进针方法、三种行针方法；说出三种针刺意外的原因和临床表现，掌握晕针的处理方法。

2. 刺络拔罐法

大椎点刺出血。

3. 皮肤针法

太阳、印堂、阿是穴。

4. 耳针法

枕、颞、额、脑。毫针刺，或用埋针法、压丸法。参照《耳穴压籽法测试表》操作。

5. 穴位注射法

阿是穴、风池。予维生素B_{12}注射液，每穴0.5～1毫升。

【按语】

（1）针灸对功能性头痛有显著疗效，可改善继发性头痛症状。头痛原因复杂，要明确诊断，对于多次治疗无效，或头痛继续加重者，要考虑某些颅脑病变，查明原因，采取综合措施。

（2）患者在治疗期间，应禁烟酒，适当参加体育锻炼，避免过劳和精神刺激，注意休息。外感头痛者避免吹风，注意保暖；内伤头痛为肝阳上亢者，更须保持情绪稳定，饮食宜清淡，忌饮酒；痰浊上扰者，忌食肥甘厚腻；肾精不足及气血亏虚者，宜适当休息，避免过劳。

（3）针刺法可以调节神经系统的功能，激活体内内源性镇痛调制系统，起到镇痛作用。针刺法也可以使迷走神经兴奋性提高，血液中乙酰胆碱含量增多、儿茶酚胺含量减少，使血管扩张，从而降低血压，缓解因血压偏高而诱发的头痛。

（4）针灸治疗可缩短疼痛持续时间和减少发作频率。针刺治疗还可显著降低紧张型头痛伴情绪障碍患者的头痛程度，同时改善焦虑、抑郁症状，近、远期疗效较好，可提高患者生活质量。

【临床案例】

张××，男，35岁，干部。因反复头痛3年，加剧1个月就诊。3年前始起头痛，以前头和侧头为著，做颅脑CT检查，提示无阳性体征。1个月前感头痛加剧，遂服用解热止痛散，每日1包方能止痛。头痛以前头和侧头为重，纳少，夜寐欠安，二便调。取穴：风池、百会、四神聪、太阳、印堂、头维、率谷、阳陵泉、足临泣。针后症状即有较大程度缓解，治疗3日后就无须服用药物，10次而愈。随访1年，未见复发。

面　瘫

【概述】

面瘫是以口角向一侧歪斜、眼睑闭合不全为主症的病证，又称为"口眼㖞斜"。本病可发生于任何年龄，无明显的季节性，发病急，多见一侧面部发病。其发生常与劳作过度、正气不足、风寒或风热乘虚而入等因素有关。本病病位在面部，与少阳、阳明经筋相关。基本病机是经气痹阻、经筋功能失调。

本病多指西医学的周围性面瘫，最常见于贝尔麻痹（特发性面神经麻痹）。

【接诊与诊查】

1. 问主症

一侧口角歪斜，眼睑闭合不全。

2. 问伴随症状

部分患者可有耳后疼痛，还可出现患侧舌前2/3味觉减退或消失、听觉过敏等症。须询问患者是否有眩晕、半身不遂、舌强语謇乃至神志恍惚、嗜睡或昏迷等症状，并与中枢神经系统疾病导致的面瘫（中枢性面瘫）相鉴别。

3. 问诱发或加重因素

近期有无受凉、感染。

4. 问病史

有无脑卒中、自身炎症免疫性疾病、肿瘤、糖尿病周围神经病变、外伤等病史。

5. 望、闻并查

一侧面部肌肉板滞、麻木、瘫痪，额纹消失，眼裂变大，露睛流泪，鼻唇沟变浅，口角下垂并歪向健侧，病侧不能皱眉、蹙额、闭目、露齿、鼓颊。

【辨证】

风寒证　兼见发病时面部有受凉史，舌淡，苔薄白。

风热证　继发于感冒发热，舌红，苔薄黄。

气血不足　病程较长，可伴肢体倦怠无力、面色淡白、头晕等。

【治疗】

1. 基本治疗

治法　祛风通络，疏调经筋。以局部选穴和手、足阳明经穴为主。

主穴　阳白、颧髎、地仓、颊车、翳风、合谷。

配穴　风寒证配风池、列缺；风热证配外关、曲池；气血不足配足三里、气海。人中沟歪斜配水沟；鼻唇沟浅配迎香；颏唇沟歪斜配承浆；舌麻、味觉减退配廉泉；目合困难配攒竹、昆仑；流泪配承泣；听觉过敏配听宫、中渚。

方义 阳白、颧髎、地仓、颊车、翳风可疏调面部经筋、活血通络；合谷为循经远部选穴，取"面口合谷收"之意。

操作 在急性期，面部穴位手法宜轻，针刺法宜浅，取穴宜少；肢体远端的腧穴手法宜重。

2. 其他治疗

（1）皮肤针法：阳白、颧髎、地仓、颊车。皮肤针叩刺，以局部潮红为度，每日或隔日1次，适用于恢复期。

（2）刺络拔罐法：阳白、颧髎、地仓、颊车。三棱针点刺，拔罐，每周2次。

（3）穴位贴敷法：太阳、阳白、颧髎、地仓、颊车。将马钱子锉成粉末，取0.3～0.6克，撒于胶布上，然后贴于穴位处，每隔5～7日换药1次。或将蓖麻仁捣烂，加少许麝香调匀，取如绿豆大一粒，贴敷穴位上，每隔3～5日更换1次。或将白附子研成细末，加少许冰片做成面饼，贴敷在穴位上，每日1次。

【考核】

1. 针刺法

以本病为例，演示针刺法治疗全过程。

（1）按照本手册，阐述本病概述，演示接诊与诊查，作出辨证描述，选取治法、主穴与配穴，按照疾病的操作要求，演示治疗过程。

（2）另外，参照第十一章的《毫针刺法测试表》，演示三种进针方法、三种行针方法；说出三种针刺意外的原因和临床表现，掌握晕针的处理方法。

2. 皮肤针法

取阳白、颧髎、地仓、颊车，皮肤针轻叩刺，面颊部不宜深叩。

3. 闪罐法

取阳白、颧髎、地仓、颊车，用闪火法闪罐。参照《拔罐疗法——闪罐法测试表》操作。

4. 穴位贴敷法

太阳、阳白、颧髎、地仓、颊车。

【按语】

（1）针灸对周围性面瘫有很好的疗效，可作为治疗周围性面瘫首选方法。部分患者病程迁延日久，可因瘫痪肌肉出现挛缩，口角反牵向患侧，甚则出现面肌痉挛，形成

"倒错"现象，此为面神经麻痹后遗症，疗效较差。

（2）针灸能加速血液和淋巴循环，促进新陈代谢，改善身体局部营养状况，这些都有利于面部水肿的消退，促进面神经的恢复。治疗面瘫患者时，应在病情发展期，及时予以针灸治疗，以进一步提高临床疗效，促进面神经修复，改善患者治疗后的社会功能和躯体功能，减少并发症及后遗症的发生。

（3）急性期较弱的良性刺激，能增强患处琥珀酸脱氢酶、乙酰胆碱活性，降低酸性磷酸酶活性，从而增强神经突触的连接，使神经兴奋、肌肉活动增强；还能刺激血管及运动神经，改善血液循环，促进神经炎症和水肿消退，从而减轻神经变性程度。

（4）周围性面瘫的预后与面神经的损伤程度密切相关，肌电图可作为判断面神经损伤程度的辅助检查。一般而言，由无菌性炎症导致的面瘫预后较好，而由病毒等感染所致的面瘫（如亨特综合征）预后较差。如果3个月至半年内不能恢复，多留有后遗症。临床应注意将其与中枢性面瘫相鉴别。

（5）治疗期间，面部应避免受寒，眼睑闭合不全者可佩戴眼罩防护，或点眼药水，以防感染。

【临床案例】

郝××，女，28岁，工人。因左侧面瘫10天就诊。曾在某医院确诊为周围性面瘫，经中西医治疗，效果不明显。查体：左侧抬眉、皱眉、闭眼、耸鼻、鼓腮失常，左眼裂3厘米，左口角下垂，左鼻唇沟平坦，血压130/90毫米汞柱，心肺（−）。中医诊断：风邪中经，左侧口眼斜。治则：祛风散寒、温通经络。取穴：针左侧耳垂下，取迎香、地仓、颊车、合谷。操作：平补平泻，颊车透地仓，留针20分钟，加神灯照射。治疗5次后明显见效，继续治疗10次即痊愈。

痹　证

【概述】

痹证是以肢体筋骨、关节及肌肉酸痛、麻木、重着、屈伸不利，甚或关节肿大、灼热、僵硬、变形及活动障碍等为主症的病证。其发生与外感风、寒、湿、热等邪气及人体正气不足有关。外邪侵入机体，痹阻关节、肌肉、经络，导致气血运行不畅而发病。基本病机是经络不通、气血痹阻。

本病可见于西医学的风湿性关节炎、类风湿性关节炎、骨性关节炎等疾病。

【接诊与诊查】

1. 问主症

肌肉关节疼痛、屈伸不利。

2. 问伴随症状

有无晨僵、发热、疲劳无力、手足盗汗等，有无肌肉软弱无力或萎缩，有无形体消瘦等。

3. 问诱发或加重因素

此病的发生及病情的轻重常与劳累，以及季节变化、寒冷气候、潮湿天气等有一定关系。某些痹证的发生和加重还可与饮食不当有关。

4. 问病史

痛风、类风湿性关节炎等可能有遗传因素，应询问其家族史。

5. 望、闻并查

关节肿胀、红热，部分患者有关节变形或变畸，局部肌肉肿胀或萎缩等症状。

【辨证】

行痹（风痹） 疼痛游走，痛无定处，恶风发热，舌淡，苔薄白，脉浮。

痛痹（寒痹） 疼痛较剧，痛有定处，遇寒痛增，得热痛减，局部皮色不红、触之不热，苔薄白，脉弦紧。

着痹（湿痹） 肢体关节酸痛，重着不移，或有肿胀，肌肤麻木不仁，遇阴雨天发作或加重，苔白腻，脉濡缓。

热痹 关节疼痛，局部红肿灼热，痛不可触，常累及多个关节，伴发热恶风、口渴烦闷，苔黄燥，脉滑数。

【治疗】

1. 基本治疗

治法 通经活络，行气止痛。以病痛局部选穴为主，结合循经选穴及辨证选穴。

主穴 阿是穴、局部经穴。

配穴 行痹配膈俞、血海；痛痹配肾俞、腰阳关；着痹配阴陵泉、足三里；热痹配大椎、曲池。

方义 病痛局部及循经选穴，可疏通经络气血、调和营卫、缓急止痛；风邪偏盛之行痹，遵"治风先治血，血行风自灭"之意，取膈俞、血海以活血祛风；寒邪偏盛之痛痹，取肾俞、腰阳关，益火之源，振奋阳气而祛寒邪；湿邪偏盛之着痹，取阴陵泉、足三里以健脾除湿；热痹者，加大椎、曲池以泻热疏风、消肿止痛。

操作　寒痹、湿痹者可加灸法。大椎、曲池可点刺出血。局部穴位可加拔罐，亦可用电针治疗。

2. 其他治疗

（1）刺络拔罐法：皮肤针重叩背脊两侧及关节病痛部位，使出血少许，加拔火罐。每周1～2次。

（2）穴位注射法：选用当归注射液，或丹皮酚注射液，或威灵仙注射液，选取病痛局部经穴，每穴注入0.5～1毫升，每周1～2次，注意勿注入关节腔内。

（3）火针法：刺肩部经穴、阿是穴，每周2次。

【考核】

1. 针刺法

以本病为例，演示针刺法治疗全过程。

（1）按照本手册，阐述本病概述，演示接诊与诊查，作出辨证描述，选取治法、主穴与配穴，按照疾病的操作要求，演示治疗过程。

（2）另外，参照第十一章的《毫针刺法测试表》，演示三种进针方法、三种行针方法；说出三种针刺意外的原因和临床表现，掌握晕针的处理方法。

2. 电针法

辨证选穴。参照《毫针刺法测试表》完成进针得气后，使用电针仪，予电针法，务必在人文沟通的基础上选取合适的刺激量。

3. 刺络拔罐法

皮肤针重叩背脊两侧及关节病痛部位，使出血少许，加拔火罐。参照《拔罐疗法测试表》操作。

4. 穴位注射法

选用当归注射液，选取病痛局部经穴，每穴注入0.5～1毫升。

5. 火针法

刺肩部经穴、阿是穴。

【按语】

（1）针灸对痹证的疗效较好，尤其对风湿性关节炎。类风湿性关节炎病情缠绵反复，属中医学中的顽痹范畴，需坚持长期治疗。患者平时应注意关节保暖，避免风寒湿邪侵袭。

（2）风湿热急性期，可应用药物迅速控制病情，以免心脏出现严重损伤。注意排除骨结核、骨肿瘤等，以免延误病情。

（3）在发病初期即用针灸治疗，效果迅速。有的慢性患者，在初期治疗时效果明显，但之后继续治疗，效果迟缓，遇到这种情况时，则停止治疗一阶段，使其在生理上有自然恢复的机会，之后再继续治疗，则效果显著。如患者四肢皆有痹证的症状时，两侧皆施针灸，则功效欠佳；如采取单针灸一侧的方法，每次交互治疗，则疗效明显。

（4）风、寒、湿三种痹证，以湿胜之着痹治愈较缓；风胜之行痹属于慢性者，治疗期效果较好，但缠绵难愈，很难根治，也有少数患者经过长期治疗而痊愈的；寒胜之痛痹，带针施灸，疗效甚佳，如用烧山火手法，则起效尤速。

【临床案例】

孟×，男，60岁。以右肩背酸痛10余日，尤以夜间加重，活动受限，脱衣需要他人帮助就诊。查体：右臂外展伸举不过耳部，旋后伸提不过骶部，右手摸不到右肩，肩胛冈下窝有明显压痛，舌体胖大，边有齿痕，苔薄白，脉弦晕，既往有肩背痛、脊髓侧索硬化症。中医诊断：痛痹（肩周炎）。辨证：年老体弱，体内素有寒邪，风寒湿邪侵入太阳经脉，风寒痹阻经络，气血运行不畅而致。治则：温经养血、散寒通络止痛。取穴：天宗、肩贞、肩髃、肩髎、臑俞、肩内陵、肩井、风池、身柱、肾俞，以拔罐加指针点穴，辅以局部按摩法。治疗1次后症状减轻，经5次治疗，肩背部疼痛已止，臂上举、旋后伸提活动有明显好转；继续治疗5次，肩关节活动自如而治愈。半年后疗养出院，未见复发。

痿　证

【概述】

痿证是指肢体筋脉弛缓，痿软无力，日久因不能随意运动而致肌肉萎缩的一种病证。临床以下肢痿弱多见，又称"痿躄"。"痿"指肢体痿弱不用，"躄"为下肢软弱无力，不能步履之意。其发生常与感受外邪、饮食不节、久病房劳、跌打损伤、药物损伤等因素有关。本病病位在筋脉肌肉，根于五脏虚损。基本病机：实证多为筋脉肌肉受损，气血运行受阻；虚证多为气血阴精亏耗，筋脉肌肉失养。

痿证可见于西医学的急性感染性多发性神经根炎、多发性末梢神经炎、运动神经元病、重症肌无力、肌营养不良及周围神经损伤等疾病。

【接诊与诊查】

1. 问主症

肢体软弱无力，筋脉弛缓，甚至肌肉萎缩或瘫痪。

2. 问伴随症状

由于肌肉痿软无力，可有睑废、视歧、声嘶低暗、抬头无力等症状，甚则影响呼吸、吞咽。

3. 问病史

部分患者发病前有感冒、腹泻病史，有的患者有神经毒性药物接触史或家族遗传史。

4. 望、闻并查

肌肉瘦削，皮肤干燥；下肢或两足痿弱为甚，兼见微肿，扪及微热；神疲肢倦，少气懒言，面色无华；等等。

【辨证】

肺热伤津 发热多汗，热退后突然出现肢体软弱无力，心烦口渴，小便短黄，舌红苔黄，脉细数。

湿热浸淫 肢体微肿、麻木不仁，渐至肢体困重、痿软无力，下肢或双足为重，或足胫发热，喜凉恶热，小便赤涩，舌红，苔黄腻，脉滑数。

脾胃虚弱 肢体痿软，日渐加重，食少纳呆，腹胀便溏，面浮不华，神疲乏力，苔薄白，脉细弱。

肝肾亏虚 起病缓慢，腰脊酸软，不能久立，或伴眩晕耳鸣，下肢瘫痪，腿胫肌肉萎缩严重，舌红，少苔，脉沉细。

【治疗】

1. 基本治疗

治法 祛邪通络，濡养筋肉。以手、足阳明经穴和夹脊为主。

主穴

上肢：肩髃、曲池、手三里、合谷、外关、颈夹脊、胸夹脊。

下肢：髀关、伏兔、阳陵泉、足三里、三阴交、腰夹脊。

配穴 肺热伤津配尺泽、肺俞；湿热浸淫配阴陵泉、大椎；脾胃虚弱配脾俞、胃俞、中脘；肝肾亏虚配肝俞、肾俞、太冲、太溪。上肢肌肉萎缩在手阳明经上多针排刺；下肢肌肉萎缩在足阳明经上多针排刺。

方义 阳明经多气多血，选上、下肢阳明经穴位，是"治痿独取阳明"之意，可调理气血、疏通经络；夹脊位于督脉之旁，与膀胱经第1侧线的脏腑背俞穴相通，可调脏腑阴阳、行气血；阳陵泉乃筋之会穴，可通调诸筋；三阴交可健脾益肾、濡养筋脉。

操作 夹脊向脊柱方向斜刺。肢体穴位可加用灸法，亦可用电针。大椎、尺泽可用三棱针点刺出血。

2. 其他治疗

（1）皮肤针法：肺俞、脾俞、胃俞、膈俞，以及手、足阳明经体表循行线。皮肤针叩刺，以皮肤微红为度，隔日1次。

（2）穴位注射法：取华佗夹脊，选用当归注射液、甲钴胺注射液，每穴注入0.5～1毫升，每周1～2次，注意勿注入关节腔内。

【考核】

1. 针刺法

以本病为例，演示针刺法治疗全过程。

（1）按照本手册，阐述本病概述，演示接诊与诊查，作出辨证描述，选取治法、主穴与配穴，按照疾病的操作要求，演示治疗过程。

（2）另外，参照第十一章的《毫针刺法测试表》，演示三种进针方法、三种行针方法；说出三种针刺意外的原因和临床表现，掌握晕针的处理方法。

2. 电针法

辨证选穴。参照《毫针刺法测试表》完成进针得气后，使用电针仪，予电针法，务必在人文沟通的基础上选取合适的刺激量。

3. 皮肤针法

取肺俞、脾俞、胃俞、膈俞，以及手、足阳明经体表循行线叩刺。

4. 三棱针法

取大椎、尺泽，用三棱针点刺出血数滴。

5. 穴位注射法

取华佗夹脊，选用当归注射液，每穴注入0.5～1毫升。

【按语】

（1）针灸对本病有较好的疗效，但疗程较长，需耐心施治。本病早期应明确现代医学病名的诊断，采用相应的西医治疗措施。

（2）在治疗时机及预后观察上，要把握好时机早治疗。打破隔离期不宜针灸的界限。早治疗能促使麻痹肌肉恢复，防止肌肉萎缩。损害部位较多、肌张力损害严重者治愈率低。肌张力未完全消失者治愈率高。在发热期（38℃以下），四肢运动出现障碍时，针灸可促使早日恢复。病程短则痊愈率高，双侧取穴比单侧有效。下肢疗效比上肢高，尤以单侧下肢较双侧下肢易恢复。凡精神损害不严重，并无其他病证（如脑病、肿瘤压迫等），治疗均有效。严重畸形的患者，效果不好。

（3）卧床患者应保持四肢功能体位，以免造成足下垂或足内翻，必要时可用护理支架及夹板托扶。治疗期间，应加强主动及被动肢体功能锻炼，以助尽早康复。

【临床案例】

梁××，女，14岁。近日感冒发热，体温37.2℃，第2天自觉四肢活动无力，第3天即不能站立，手不能握物，进而声音嘶哑，呼吸浅表，吞咽困难。肺部有痰鸣音，白细胞$14×10^9$/升，中性粒细胞百分比0.75，四肢呈对称性麻痹，双上肢肌腱反射消失，抬肩肌肌力Ⅰ级，屈肘肌肌力Ⅱ级，伸肘肌肌力Ⅱ级，屈腕肌肌力0级，伸腕肌肌力0级，手指屈伸肌肌力0级。双下肢膝反射、跟腱反射均消失，髂腰肌肌力Ⅰ级，股四头肌肌力Ⅰ级，内收肌肌力Ⅰ级，足背屈肌力0级，足跖屈肌力0级，臀肌肌力Ⅰ级，屈小腿肌肌力Ⅰ级。取穴：大椎、天突、腰阳关、腰眼，上肢取肩髃、曲池、合谷、阳池，下肢取髀关、伏兔、足三里、解溪、隐白、环跳、委中、承山等穴。检查、治疗后，各群肌力恢复到Ⅳ级以上，呼吸、吞咽、声音等一如常人。

［附］小儿麻痹后遗症

【概述】

小儿麻痹后遗症多见于脊髓灰质炎后期。脊髓灰质炎是由脊髓灰质炎病毒引起的急性传染病，好发于儿童，通过粪便和咽部分泌物传播。感染后绝大多数无症状，有症状者大部分表现为发热、上呼吸道感染、肢体疼痛、头痛等，随之出现肢体瘫痪。

本病归属于中医痿证、湿温、痿疫范畴。病位在督脉。基本病机是肺热叶焦，不能布送津液以润泽五脏，致肢体筋脉失养。

【治疗】

1. 基本治疗

治法 强壮督脉，濡养经筋。以督脉穴及手、足阳明经穴为主。

主穴 百会、大椎、身柱、命门、腰阳关、合谷、足三里、三阴交。

下肢麻痹：腰夹脊、髀关、伏兔、足三里。

上肢麻痹：颈夹脊、肩髃、曲池、手三里、合谷。

腹肌麻痹：胸夹脊、带脉。

配穴 脾胃虚弱配脾俞、胃俞、中脘、内关；肝肾不足配肝俞、肾俞、太溪。

方义 百会、大椎、身柱、命门、腰阳关可强壮督脉、补肾填精；合谷、足三里、三阴交可补气养血、濡养筋脉。夹脊位于督脉之旁，与膀胱经第1侧线的脏腑背俞穴相通，可调脏腑阴阳、强督通脉；阳明经多气多血，选取上、下肢阳明经穴位，是"治痿独取阳明"之意，可调理气血、疏通经络；带脉可维系一身纵行诸条经脉。

操作 夹脊向脊柱方向斜刺；督脉穴向上方斜刺；并可加用灸法，余穴施以毫针补法。

2. 其他治疗

电针法：选取病变节段的夹脊3对。针刺时针尖斜向脊柱方向刺入，得气后将3组导线左右连接，选用疏波，强度以患者舒适为度，每日治疗1次，每次治疗30分钟。

【考核】

1. 针刺法

以本病为例，演示针刺法治疗全过程。

（1）按照本手册，阐述本病概述，演示接诊与诊查，作出辨证描述，选取治法、主穴与配穴，按照疾病的操作要求，演示治疗过程。

（2）另外，参照第十一章的《毫针刺法测试表》，演示三种进针方法、三种行针方法；说出三种针刺意外的原因和临床表现，掌握晕针的处理方法。

2. 电针法

辨证选穴。参照《毫针刺法测试表》完成进针得气后，使用电针仪，予电针法，务必在人文沟通的基础上选取合适的刺激量。

【按语】

（1）针刺法宜早期介入，体质较强者治疗越早，疗效越好。患者病程日久，体质虚弱，肌肉萎缩，肢体出现明显畸形，则疗效较差。此外，治疗效果与治疗次数也有关系，一般疗程长、能坚持治疗的，疗效较好。

（2）针灸配合穴位注射比单独针刺法疗效更好。针刺法具有调理气血、通经活络的作用，能兴奋神经，增强血液循环，促进肢体功能的恢复。用药物进行穴位注射，有辅助针刺法及刺激穴位的作用，又能补充营养。两者结合，效果较好。

（3）针灸对本病治疗收效快者，预后多好，疗程也短些，一般多无后遗症；收效缓慢者，预后多不好，疗程也长，而且多有后遗症。

（4）小儿针灸比成人困难，大多数不能配合，特别是病情将愈时，啼哭乱动，所以在针灸时必须有很好的助手。医师亦要特别冷静和细心，正确选穴迅速慎重地针灸，否则很易造成弯针、脱针及穴位选取不准等，影响疗效。

（5）要引导患儿加强肢体功能康复锻炼，让家属给患儿做体疗按摩等辅助治疗，有助于提高疗效和加速患肢的功能恢复。要和患儿家属合作，嘱咐其多注意患儿的营养和护理，在治疗期间，尽量防止患儿感染其他疾病。要服从医嘱，相信针灸，耐心地坚持治疗，否则拖延时间，易使病情发生变化，增加治疗难度。

（6）患儿在针灸时，往往哭气交加，腹压增高，极易排尿，可能会尿到针上、医师手上、治疗床上等，妨碍治疗，所以术前应令患儿排尿。

（7）患儿在针灸后，常有出汗现象，因此针后应令患儿在候诊室休息一会儿再离开，否则很容易着凉，而招致其他疾病。

【临床案例】

佟×，男，44岁，身高170厘米，体重60千克。3岁时患小儿麻痹症，留有后遗症。就诊时状态：右上肢举臂、肘伸曲困难；前臂旋转畸形，肌肉萎缩严重，肌力0～Ⅱ级不等；右下肢肌肉萎缩严重，肌力0～Ⅰ级，屈髋畸形23°，屈膝畸形16°，足外翻中度，患肢缩短12厘米，跛行严重。给予针灸治疗后，双下肢立即等长。续予推拿和功能训练。3个月后回访，跛行减轻明显，关节畸形减轻。2年后回访，畸形完全消失，跛行消失，肌肉丰满，行走如常人。

［附］重症肌无力

【概述】

重症肌无力是神经肌肉接头传递障碍所致的慢性疾病。临床多起病隐匿，表现为一部分或全身骨骼肌异常，容易疲劳，经休息或使用抗胆碱酯酶药物后症状减轻或消失。最初常为一侧或两侧眼睑下垂，于傍晚疲劳时出现，伴有复视，1～2年内可逐步累及延髓肌、面肌、颈肌和四肢骨骼肌。

本病归属中医学痿证范畴。病位在脾、胃，与肝、肾有关。基本病机是脾胃气虚，气血运化之源不足，致肌肉失养。

【治疗】

1. 基本治疗

治法 补益正气，活血通络。以背俞穴，手、足阳明经穴及局部选穴为主。

主穴 肺俞、脾俞、胃俞、肝俞、肾俞、气海、足三里、三阴交、合谷、太冲。

配穴 眼睑下垂、斜视、复视配阳白、攒竹、丝竹空、瞳子髎；声音低微、嘶哑、饮水呛咳配廉泉、扶突；下颌下垂、无力闭合配颊车、下关；呼吸困难、咳嗽无力配大椎、身柱；肢体无力配肩髃、曲池、梁丘、解溪。

方义 肺俞、脾俞、胃俞、肝俞、肾俞可补益五脏，强壮筋骨；气海、足三里、三阴交、合谷可补益气血、濡养筋脉；太冲可行气通络。

操作 进针得气后，太冲施以毫针泻法，余穴施以毫针补法，每日或隔日治疗1次。

2. 其他治疗

（1）穴位注射法：选穴参考基本治疗。用维生素B_1、维生素B_{12}注射液，每次选3～6个腧穴，每穴注入药液0.5～1毫升，每日或隔日治疗1次。

（2）电针法：选取相应节段夹脊。选用疏波，正极在上，负极在下，电流强度以患者耐受为度，留针20分钟，隔日治疗1次。

【考核】

1. 针刺法

以本病为例，演示针刺法治疗全过程。

（1）按照本手册，阐述本病概述，演示接诊与诊查，作出辨证描述，选取治法、主穴与配穴，按照疾病的操作要求，演示治疗过程。

（2）参照第十一章的《毫针刺法测试表》，演示三种进针方法、三种行针方法；说出三种针刺意外的原因和临床表现，掌握晕针的处理方法。

2. 电针法

辨证选穴。参照《毫针刺法测试表》完成进针得气后，使用电针仪，予电针法，务必在人文沟通的基础上选取合适的刺激量。

3. 穴位注射法

取气海、足三里、三阴交，用维生素B_1、维生素B_{12}注射液，每穴注入药液0.5～1毫升。

【按语】

（1）针灸对本病有较好的疗效，近期疗效较为明显，远期疗效尚可。由于本病属慢性疾病，难以速愈，需长期坚持治疗。

（2）针刺法治疗重症肌无力，在改善症状、延缓病程、提高患者生活质量、减少西药用量及其副作用、增强体质、提高抗病能力等方面都有积极的作用。

（3）病程短，疗效好；病程长，则疗效较差。患者年龄越小，痊愈率越高。

（4）针对重症肌无力的神经、肌肉组织麻痹现象，可采用快速针刺法，快速提插捻转，予快而偏强的刺激，无特殊原因不留针，可使肌肉、神经组织产生兴奋，以达到兴奋神经、通经活络、调理气血、增强肌力的目的。

（5）针刺法治疗单纯眼肌型、轻度全身肌无力型较急性进展型效果好，较晚发性全身肌无力型、肌无力伴随肌萎缩型效果更好。

【临床案例】

陈×，男，68岁。因左侧肢体乏力1周入院。查体：左上肢肌力Ⅱ级，左下肢肌力Ⅲ级，鼻唇沟变浅，舌淡暗，苔黄腻，脉弦数。头颅CT提示"右侧大脑基底节区腔隙性脑梗死"。对头部CT所示病灶在同侧头皮的投射区周边行电针刺法激，并取水沟、肝俞、肾俞、足三里、曲池等穴位针刺法以及艾灸治疗。治疗4周后，患者症状明显好转，左上肢肌力Ⅳ级，左下肢肌力Ⅳ+级，可下地行走。半年后随访，患者病情无复发，生活可自理。

面　痛

【概述】

面痛是以眼、面颊部出现放射性、烧灼样抽掣疼痛为主症的病证，又称"面风痛""面颊痛"。多发于40岁以上人群，女性多见。其发生与外感邪气、情志不调、外伤等因素有关。病位在面部，与手、足三阳经密切相关。基本病机是气血阻滞，不通则痛。

本病相当于西医学的三叉神经痛，是临床上典型的神经痛。三叉神经分眼支（第1支）、上颌支（第2支）和下颌支（第3支），第2支、第3支同时发病者多见。

【接诊与诊查】

1. 问主症

面部疼痛突然发作，呈闪电样、刀割样、针刺样、电灼样剧烈疼痛，持续数秒到数分钟。发作次数不定，间歇期无症状。

2. 问伴随症状

常伴有患侧脸红、出汗、皮肤温度增高、流涎、瞳孔散大、流泪、流涕、鼻黏膜充血、唾液分泌增加、面部肿胀、面部肌肉抽搐，或面部感觉减退、患侧咀嚼肌瘫痪、咬合无力、角膜反射迟钝等。

3. 问诱发或加重因素

常因说话、吞咽、刷牙、洗脸、冷刺激、情绪变化等发作。

4. 望、闻并查

患者病情发作时面部肌肉紧张、痉挛，呈痛苦面貌，涕泪横流，表情无法控制，部分眼结膜可见充血。

【辨证】

面痛主要发生在眼部者，属足太阳经病证；面痛主要发生在上颌、下颌部者，属手、足阳明经和手太阳经病证。

【治疗】

1. 基本治疗

治法　疏通经络，活血止痛。以局部选穴和手、足阳明经穴为主。

主穴　四白、下关、地仓、合谷、太冲、内庭。

配穴　眼部疼痛配攒竹、阳白；上颌部疼痛配巨髎、颧髎；下颌部疼痛配夹承浆、颊车。

方义　四白、下关、地仓可疏通面部经络；合谷、太冲分属手阳明经、足厥阴经，两经均循行于面部，两穴相配为"开四关"，可祛风、通络、止痛；内庭为足阳明经荥穴，与面部腧穴相配，可疏通阳明经气血。

操作　采用毫针泻法。面部诸穴可透刺，但刺激强度不宜过大。针刺时宜先取远端穴，可用重刺激；局部穴位在急性发作期宜轻刺。

2. 其他治疗

（1）耳针法：面颊、颌、额、神门。毫针刺法，或用埋针法、压丸法。

（2）刺络拔罐法：颊车、地仓、颧髎。三棱针点刺后拔罐，隔日1次。

（3）皮内针法：在面部寻找扳机点，埋针。

【考核】

1. 针刺法

以本病为例，演示针刺法治疗全过程。

（1）按照本手册，阐述本病概述，演示接诊与诊查，作出辨证描述，选取治法、主穴与配穴，按照疾病的操作要求，演示治疗过程。

（2）参照第十一章的《毫针刺法测试表》，演示三种进针方法、三种行针方法；说出三种针刺意外的原因和临床表现，掌握晕针的处理方法。

2. 耳针法

取面颊、颌、额、神门，毫针刺法，或用埋针法、压丸法。

3. 刺络拔罐法

取颊车、地仓、颧髎，三棱针点刺后拔罐。

4. 皮内针法

在面部寻找扳机点，埋针。

【按语】

（1）面痛是一种顽固难治病证，针刺法治疗有一定的止痛效果。针刺法对原发性三叉神经痛有很好的治疗效果；对继发性三叉神经痛，要先查明原因，针对病因治疗。治疗期间，患者忌食生冷、辛辣、刺激性食物，避免情绪过激、精神紧张。

（2）发作期，局部痛甚者，可用火针速刺。也可以用刺络放血之法，有迅速止痛的效果，要注意配合使用。

（3）针灸可直接刺激传导痛觉的神经，使这类神经的痛觉传导发生阻滞，又可使脊髓背角神经元对损害性刺激的反应受到抑制，从而更好地起到止痛、缓解肌肉及血管痉挛的作用。也有人认为针刺穴位能刺激人体神经末梢释放内啡肽类物质以提高痛阈，降低人体对痛觉的敏感性，并且调节神经功能。

（4）该病的治疗与针刺手法密切相关。针感强调强刺激，要有刺激到神经纤维的麻痛、触电感，并认为这是针刺起到作用的标志。治疗上，刺激时间要长，为久留针感，可采用穴位注射。针刺主穴后，须出现触电样针感，即达"气至病所"，才能有较好的疗效。

【临床案例】

麻××，女，67岁，职员。因左面疼痛反复发作11年，加重2年就诊。诉11年前无明显诱因始发左侧面部疼痛，曾到某大医院就诊，诊断为"三叉神经痛（Ⅰ、Ⅱ、Ⅲ支）"，经多方治疗，无明显疗效。近2年左面疼痛加重，发作频繁，说话、进食、受风均能诱发，为电击样灼痛。现每4小时必服止痛片，来诊时痛苦不堪。中医诊断：面痛。辨证：风寒瘀血，阻滞经络。治则：祛风散寒、活血通络。取穴：风池、阳白、下关、四白、夹承浆、合谷、外关。针1次后，患者即诉在留针过程中，面部有阵阵麻木感，起针后，疼痛性质似与以前不同，疼痛程度亦稍减轻；针3次后，发作次数明显减少，疼痛明显减轻，止痛片减半量；针6次后，减掉全部止痛片，面部已不甚疼痛；针10次后，面部疼痛几乎消失，仅偶有轻微发作；巩固治疗4次而告愈。1年后随访，病情无反复。

颤　证

【概述】

颤证是以头部或肢体摇动、颤抖为主症的病证，亦称颤振、振掉、震颤。轻者仅有头摇或手足微颤，尚能坚持工作和生活自理，重者头部振摇大动，甚则有痉挛扭转样动作，两手及上、下肢颤动不止，或兼有项强、四肢拘急。本病多发于老年人，多发于男性，并呈进行性加重。其发生与肾精亏耗、脑髓不足、气血亏虚、阳气虚衰、痰热内盛等因素有关。病位在脑，病变脏腑主要在肝，涉及脾、肾。基本病机为虚风内动，神机失司，或痰热动风，脑神被扰。

本病可见于西医学的锥体外系疾病所致的不随意运动，如特发性震颤、帕金森病、舞蹈病、手足徐动症等，以及脑炎、动脉硬化、颅脑损伤、基底节钙化或肿瘤、甲状旁腺功能减退、小脑疾病、甲状腺功能亢进、慢性肝脑变性、一氧化碳或二硫化碳等化学物质中毒等疾病。

【接诊与诊查】

1. 问主症

头部及肢体摇动、颤抖。

2. 问伴随症状

有无静止性震颤、肌肉强直、运动迟缓、平衡障碍、感觉及睡眠异常、自主神经紊乱及精神障碍等，有无易激动、烦躁、心动过速、乏力、怕热、多汗、体重下降、食欲亢进等症状。

3. 问诱发或加重因素

环境影响、情绪影响、房劳等。

4. 问病史

有无神经系统疾病或颅脑外伤病史、肝脏及甲状腺疾病病史。

5. 望、闻并查

观察患者是否存在静止性震颤，有无肌肉铅管样或者齿轮样肌张力增高、运动迟缓、步态异常等；是否有突眼貌等；观察口唇颜色和双侧瞳孔大小等。

【辨证】

风阳内动 眩晕头胀，面红，口干舌燥，易怒，腰膝酸软，睡有鼾声，舌红，苔薄黄，脉弦紧。

髓海不足 头晕目眩，耳鸣，记忆力差，溲便不利，寤寐颠倒，舌质淡红，舌体胖大，苔薄白，脉沉弦无力或弦细紧。

气血亏虚 眩晕，心悸，懒言，纳呆，乏力，舌体胖大，舌质淡红，苔薄白滑，脉细。

阳气虚衰 腰膝酸软，畏寒肢冷，汗出，舌质淡，苔薄白，脉沉细。

痰热动风 头晕目眩，胸闷泛恶，多痰涎，舌体胖大、有齿痕，舌质红，苔厚腻或白或黄，脉沉滑或沉濡。

【治疗】

1. 基本治疗

治法 柔肝息风，宁神定颤。以督脉穴及足厥阴、足少阳经穴为主。

主穴 百会、四神聪、风池、合谷、太冲、阳陵泉。

配穴 风阳内动配大椎、风府、太溪；髓海不足配肾俞、三阴交、太溪；气血亏虚配气海、足三里；阳气虚衰配关元、肾俞；痰热动风配中脘、丰隆、内庭。

方义 百会、四神聪均位于巅顶部，可醒脑、宁神、定颤；风池属足少阳胆经，可祛风通络；合谷、太冲相配为"四关穴"，可平肝息风、通行气血、养血柔筋；阳陵泉为筋之会穴，可柔筋止颤。

操作 毫针刺法，按虚补实泻操作。头部穴针刺法后，可加用电针治疗。

2. 其他治疗

（1）头针法：顶中线、顶颞后斜线、顶旁1线、顶旁2线。将2寸毫针刺入帽状腱膜下，快速行针，使局部有热感，或加用电针，留针30～40分钟。

（2）耳针法：皮质下、脑点、神门、枕、颈、肘、腕、指、膝、肝、脾、肾、心。每次选3～5穴，毫针刺法，轻刺激。亦可用埋针法或压丸法。

（3）穴位注射法：天柱、大椎、曲池、阳陵泉、足三里、三阴交、风池。每次选用2～3穴，选当归注射液、丹参注射液、黄芪注射液、10%葡萄糖注射液等，每穴注射1～2毫升。

【考核】

1. 针刺法

以本病为例，演示针刺法治疗全过程。

（1）按照本手册，阐述本病概述，演示接诊与诊查，作出辨证描述，选取治法、主穴与配穴，按照疾病的操作要求，演示治疗过程。

（2）另外，参照第十一章的《毫针刺法测试表》，演示三种进针方法、三种行针方法；说出三种针刺意外的原因和临床表现，掌握晕针的处理方法。

2. 电针法

辨证选穴。参照《毫针刺法测试表》完成进针得气后，使用电针仪，予电针法，务必在人文沟通的基础上选取合适的刺激量。

3. 头针法

顶中线、顶颞后斜线、顶旁1线、顶旁2线。将2寸毫针刺入帽状腱膜下，快速行针。参照《毫针刺法测试表》操作。

4. 耳针法

取皮质下、脑点、神门，毫针刺法，轻刺激，亦可用埋针法或压丸法。参照《耳穴压籽法测试表》操作。

5. 穴位注射法

取大椎、曲池、足三里，选当归注射液，每穴注射1～2毫升。

【按语】

（1）针灸对本病有一定疗效，病程短者疗效较好，但须长期坚持治疗。针灸可以改善症状，减少西药用量及其副作用。在治疗时，对轻症患者要进行耐心的训练和教育，让其合理安排生活和工作；引导重症患者注意生活护理，防止跌倒等异常情况的发生。

（2）患者应保持心情愉快，起居有节，饮食清淡，劳逸适度。治疗颤证时，首先要注意调神，一方面调患者之神，嘱患者保持轻松、愉悦的心情，集中注意力感受针感，即酸麻重胀之感；另一方面调医师之神，医师也需要保持平静的心态，密切关注手下针感及患者情绪。另外，还需要注重醒脑。治疗颤证除了调神醒脑之外，也要注意调节患者情志，使其气机舒畅。

（3）针灸可对多巴胺能神经元产生影响，抑制细胞凋亡，改善氧化应激，调节免疫异常、抗兴奋毒性作用及线粒体功能紊乱，缓解症状，并能干预多巴胺能神经元变性退化，减轻治疗药物的副作用。

【临床案例】

徐×，女，67岁。因右上肢震颤10余年，加重1月余就诊，诉10多年前出现右上肢不自主震颤，甚至不能拿捏碗筷，已影响正常进食，西医检查未见明显异常，西医诊断为"特发性震颤"，经左旋多巴等西药治疗后，症状未有明显改善。查体：右上肢持续性、不自主性震颤，肢体抖动而不能自制，伴头晕乏力、少寐易醒、醒后难寐、多梦心烦、口干不欲饮，大便干结，每三四日一行，舌红少苔，脉细微数。四诊合参，当为肝肾阴虚而致风阳内动，治宜养阴息风。治法：①运用揉法、滚法、推法局部放松后进行弹拨；②选穴以足厥阴肝经、足少阴肾经为主，选取风池、风府、肝俞、肾俞、血海、太溪、太冲、悬钟、外关、合谷，以上穴位取双侧点按并针刺。经针灸推拿治疗4次后，患者诸症悉减，右上肢震颤症状已无。

哮　喘

【概述】

哮喘是以反复发作的呼吸急促，喉间哮鸣，甚至张口抬肩，不能平卧为主症的病证。哮以呼吸急促，喉间有哮鸣音为特征；喘以呼吸困难，甚则张口抬肩为特征。临床上，哮必兼喘，喘未必兼哮。本病可发于任何年龄和季节，尤以寒冷季节和气候骤变时多发。其发生多为痰饮伏肺，由外邪侵袭、饮食不当、情志刺激、体虚劳倦等诱发。病位在肺，与肾、脾、心等密切相关。基本病机是痰饮阻塞气道，肺气宣降失常。发作期多表现为邪实证，缓解期多见虚象。

哮喘可见于西医学的支气管哮喘、喘息性支气管炎、肺炎、肺气肿、心源性哮喘等疾病。

【接诊与诊查】

1. 问主症

一般表现为反复发作的喘息、气急、胸闷或咳嗽等症状；发作严重者可在短时间内出现呼吸困难、张口抬肩、不能平卧甚至休克等症状。

2. 问伴随症状

哮喘患者可伴有发热、盗汗、咽痛、咽痒、面色青紫、唇甲发绀、乏力、下肢水肿等症状。

3. 问诱发或加重因素

遗传因素；病原性因素，如室内变应原（家养宠物、蟑螂等）、室外变应原（花粉、草粉等）、职业性变应原（油漆、活性染料等）、食物（鱼、虾、蛋类、牛奶等）、药物（阿司匹林、抗生素等）等；非病原性因素，如大气污染、吸烟、运动、肥胖等。

4. 望、闻并查

患者可见面色青紫，唇甲发绀，呼吸音有明显哮鸣音，胸廓外观存在"桶状胸"和"三凹征"。

【辨证】

（1）实证：病程短，或当发作期，表现为哮喘声高气粗，呼吸深长有余，呼出为快，体质较强，脉象有力。

风寒外袭　喉中哮鸣如水鸡声，痰多、色白、稀薄或多泡沫，常伴风寒表证，苔薄白而滑，脉浮紧。

痰热阻肺　喉中痰鸣如吼，胸高气粗，痰黄或白，黏滞稠厚，伴口渴、便秘，舌红，苔黄腻，脉滑数。

（2）虚证：病程长，反复发作或当缓解期，表现为哮喘声低气怯，气息短促，深吸为快，体质虚弱，脉弱无力。

肺气虚　喘促气短，动则加剧，喉中痰鸣，痰稀，神疲，汗出，舌淡，苔白，脉细弱。

肾气虚　气息短促，呼多吸少，动则喘甚，耳鸣，腰膝酸软，舌淡，苔薄白，脉沉细。

【治疗】

1. 基本治疗

（1）实证。

治法　祛邪肃肺，化痰平喘。以手太阴经穴及相应俞募穴为主。

主穴　列缺、尺泽、肺俞、中府、定喘。

配穴　风寒外袭配风门、合谷；痰热阻肺配丰隆、曲池；喘甚者配天突。

方义　手太阴经络穴列缺可宣通肺气、祛邪外出；合穴尺泽可肃肺化痰、降逆平喘；肺俞、中府乃肺之俞募穴，可调理肺脏、宣肺祛痰、止哮平喘，虚、实之证皆可用之；定喘为止哮平喘的经验效穴。

操作　采用毫针泻法。风寒外袭者可加灸；痰热阻肺者，定喘穴用刺络拔罐法。

（2）虚证。

治法　补益肺肾，止哮平喘。以相应背俞穴及手太阴经、足少阴经穴为主。

主穴　肺俞、膏肓、肾俞、太渊、太溪、足三里、定喘。

配穴　肺气虚配气海、膻中；肾气虚配阴谷、关元。

方义　肺俞、膏肓针灸并用，可补益肺气；补肾俞以纳肾气；肺之原穴太渊配肾之原穴太溪，可充肺肾真元之气；足三里可调和胃气，以资生化之源，使水谷精微上归于肺，肺气充则自能卫外；定喘为平喘之效穴。

操作　采用毫针补法。可酌用灸法或拔罐。

2. 其他治疗

（1）穴位贴敷法：肺俞、膏肓、肾俞、膻中、定喘。将炒白芥子20克、甘遂15克、细辛15克碾成细末，用生姜汁调药粉成糊状，制成药饼如蚕豆大，上放少许丁桂散或麝香，贴敷于穴位上，用胶布固定。贴敷30～90分钟后取掉，以局部红晕、微痛为度。若起疱，消毒后挑破，保持局部干燥，防止感染。一般常在三伏天贴敷，即所谓"冬病夏治"。

（2）穴位埋线法：膻中、定喘、肺俞、脾俞、足三里、丰隆。每次选1～3穴，每2～4周1次。

（3）穴位割治法：膻中常规消毒后，局部浸润麻醉，切开穴位1厘米，割去皮下脂肪，外用无菌敷料覆盖即可。每10～15日1次，一般治疗1～2次。

（4）刺络拔罐法：定喘、肺俞、大椎。适用于风热犯肺及痰热壅肺等热证。

（5）皮肤针法：取鱼际至尺泽（手太阴肺经循行部）、第1～2胸椎旁开1.5寸（足太阳膀胱经循行部），循经叩刺，以皮肤潮红或微渗血为度。

（6）耳针法：对屏尖、肾上腺、气管、肺、皮质下、交感。每次选用3～5穴，毫针刺法。发作期每日1～2次；缓解期予弱刺激，每周2次。

【考核】

1. 针刺法

以本病为例，演示针刺法治疗全过程。

（1）按照本手册，阐述本病概述，演示接诊与诊查，作出辨证描述，选取治法、主穴与配穴，按照疾病的操作要求，演示治疗过程。

（2）另外，参照第十一章的《毫针刺法测试表》，演示三种进针方法、三种行针方法；说出三种针刺意外的原因和临床表现，掌握晕针的处理方法。

2. 穴位贴敷法

肺俞、膏肓、肾俞、膻中、定喘。糊状药饼敷于穴位上，用胶布固定。贴30～90分钟后取掉，以局部红晕微痛为度。若起疱，消毒，保持局部干燥，防止感染。一般常在三伏天贴敷，即所谓"冬病夏治"。

3. 穴位埋线法

膻中、肺俞、足三里。一般用穿刺针埋线法，每次选1～3穴，每2～4周1次。

4. 刺络拔罐法

定喘、肺俞、大椎。参照《刺络拔罐法测试表》在大椎施行刺络拔罐：三棱针点刺后拔罐。

5. 皮肤针法

取鱼际至尺泽穴（手太阴肺经循行部）、第1～2胸椎旁开1.5寸（足太阳膀胱经循行部），循经叩刺，以皮肤潮红或微渗血为度。

6. 耳针法

对屏尖、肾上腺、气管。参照《耳穴压籽法测试表》操作。

【按语】

（1）针刺法对缓解支气管哮喘发作的症状有较好的效果。发作严重或哮喘持续状态者，应配合药物治疗。同时要注意对原发病的治疗。哮喘患者在季节交替、气候变化时应注意保暖。属过敏体质者，注意避免接触致敏原，忌食刺激性、易过敏食物。

（2）针灸选穴的处方特点为以相应背俞穴及手太阴肺经、足少阴肾经穴为主。中医学认为，哮喘一病缘于宿痰内伏于肺，复因外邪侵袭、饮食所伤、情志不遂、劳倦耗气等，使气机升降失常而触动肺中伏痰，痰升气阻，故发病。

（3）《灵枢·海论》曰："夫十二经脉者，内属于府藏，外络于肢节。"经络具有运行气血、濡养周身、抗御外邪、保卫机体的作用。《灵枢·本藏》曰："经脉者，所以行血气而营阴阳，濡筋骨，利关节者也。"

【临床案例】

倪××，女，37岁，农民。2年前于田间淋雨，致起咳喘，注射用药和口服药物后，稍安旋发，平时短气不续。医投苏子降气汤、小青龙汤、苓桂术甘汤之类，当时稍可，过后依然如此。胸片显示无肺气肿。诊得苔白滑，脉浮弦。考虑寒饮伏肺已深，治当徐图温化。为设两方：①取天突（不留针）、膻中、足三里、丰隆。②取肺俞、膏肓、脾俞、肾俞。除丰隆用泻法外，余均用补法，针后加艾条灸。两方交替使用，隔日1次，2个月后咳喘少发，半年而安。

元代医家朱震亨《丹溪手镜·喘》曰："喘，肺主也。谓气逆而上行，息数、气急、张口、抬肩、摇身、滚肚。"《脉因证治·喘》曰："实喘，气实肺盛，呼吸不利，肺窍壅滞，右寸脉沉实者是，宜泻肺。虚喘，由肾虚，呼吸气短，两胁胀满，左寸脉大而虚者，是宜补肾。"

心　悸

【概述】

心悸是以自觉心中悸动，惊惕不安，甚则不能自主为主症的病证。临床一般多呈发作性，常伴胸闷、气短、失眠、健忘、眩晕、耳鸣等症。其发生常与体虚劳倦、情志所伤、感受外邪等有关。病位在心，与胆、脾、肾等关系密切。基本病机是脏腑功能失常，心神失养或心神受扰。

本病可见于西医学的心血管神经症、心律失常、冠心病、风湿性心脏病、高血压性心脏病、肺源性心脏病，以及贫血、甲状腺功能亢进等疾病。

【接诊与诊查】

1. 问主症

自觉心中悸动，时作时息，并有善惊易恐，坐卧不安，甚则不能自主。

2. 问伴随症状

视力模糊、头晕、视物黑朦、晕厥、胸闷、气促、呼吸困难、腹胀、腹痛、腹泻、尿频、尿急、多尿等。

3. 问诱发或加重因素

熬夜、生活作息不规律，常大量饮酒、饮浓茶或饮咖啡，情绪易激动、劳累过度等。

4. 问病史

有无心脏病病史。

5. 望、闻并查

患者外观无明显异常，常见惊惕或不安神情；或有面色潮红、形体瘦削、手足心热；或有面色无华、苍白，手足心冷等。

【辨证】

心胆虚怯　气短神疲，惊悸不安，舌淡，苔薄，脉细数。
心脾两虚　头晕目眩，纳差乏力，失眠多梦，舌淡，脉细弱。
阴虚火旺　心烦少寐，头晕目眩，耳鸣腰酸，遗精盗汗，舌红，脉细数。
水气凌心　胸闷气短，形寒肢冷，下肢浮肿，舌淡，脉沉细。
心脉瘀阻　心痛时作，气短乏力，胸闷，咳痰，舌暗，脉沉细或结代。

【治疗】

1. 基本治疗

治法　调理心气，安神定悸。以手厥阴经、手少阴经穴及相应背俞穴、募穴为主。

主穴　内关、郄门、神门、厥阴俞、膻中。

配穴　心胆虚怯配心俞、胆俞；心脾两虚配心俞、脾俞；阴虚火旺配肾俞、太溪；水气凌心配三焦俞、水分；心脉瘀阻配心俞、膈俞。

方义　心包经络穴内关及郄穴郄门可调理心气、疏导气血；心之原穴神门可宁心、安神、定悸；心包之背俞穴厥阴俞配其募穴膻中，可调心气、宁心神、调理气机。

操作　毫针刺法，按虚补实泻操作。

2. 其他治疗

（1）耳针法：交感、神门、心、脾、肝、胆、肾。毫针刺法，轻刺激，亦可用埋针法或压丸法。

（2）穴位注射法：选穴参照基本治疗。用维生素B_1或维生素B_{12}注射液，每次每穴注射0.5毫升，隔日1次。

【考核】

1. 针刺法

以本病为例，演示针刺法治疗全过程。

（1）按照本手册，阐述本病概述，演示接诊与诊查，作出辨证描述，选取治法、主穴与配穴，按照疾病的操作要求，演示治疗过程。

（2）参照第十一章的《毫针刺法测试表》，演示三种进针方法、三种行针方法；说出三种针刺意外的原因和临床表现，掌握晕针的处理方法。

2. 耳针法

交感、神门、心。参照《耳穴压籽法测试表》操作。

3. 穴位注射法

取厥阴俞、膻中，用维生素B_{12}注射液，每次每穴注射0.5毫升。

【按语】

（1）针灸治疗心悸有一定的效果，对功能性病变所致者效果更好。但在器质性心脏病出现心力衰竭倾向时，应及时采用综合治疗措施，以免延误病情。针刺法治疗心悸成为一大热点，研究证实，针刺法在维持窦性心律方面与西药效果相当。

（2）针灸可通过调节交感神经和迷走神经活动，改善心功能，增加冠脉血流量，激活垂体-肾上腺皮质系统的体液因子，起到治疗心悸的作用。目前临床常采用的针刺法思路多为循经取穴，即选取心经心包经的穴位或采用特定穴进行治疗，如内关、神门、心俞等。心悸病证虽病位在心，实则其病因与肝、脾、肾等脏腑及情志均有密不可分的关系。近年来，情绪疏导、饮食调理也常被应用于心悸患者的治疗中，针灸也能在调理脏腑功能时兼顾情志调理。

【临床案例】

患者××，女，41岁。因心前区反复憋闷不适，伴情绪低落1年余，加重1周就诊。患者平素工作压力大，容易疲累，于1年前开始出现心前区憋闷，自觉心脏停止跳动，无明显诱因，无心前区压榨性疼痛，手足冷，不能独处于室，易惊慌不安，情绪低迷。近1周心慌、胸闷加重，遂就诊。现症见：心前区憋闷不适，惊慌不安，面色苍白，手足冷，寐浅，大便解不净，纳尚可，舌暗、色淡青，左脉沉细寸空，右脉沉细寸空尺实。中医诊断：心悸。辨证：心元大亏，神失所养。取穴：神门、太渊、太溪、太白、太冲、大陵、膻中、中脘、关元、气海、内关、足三里、三阴交、复溜。针治1次症状减轻，治疗5次后症状基本消失，后又因工作出差劳累，开车时受到惊吓而觉心悸、胸闷，复针2次而愈。半年后随访，仍未见复发，脉象较之前明显有力。

朱震亨《丹溪心法·惊悸怔忡》曰："惊悸，人之所主者心，心之所养者血，心血一虚，神气不守，此惊悸之所肇端也。曰惊、曰悸，其可无辨乎？惊者，恐怖之谓；悸者，怔忡之谓。心虚而郁痰，则耳闻大声，目击异物，遇险临危，触事丧志，心为之忤，使人有惕惕之状，是则为惊；心虚而停水，则胸中渗漉，虚气流动，水既上乘，心火恶之，心不自安，使人有怏怏之状，是则为悸。惊者与之豁痰定惊之剂，悸者与之逐水消饮之剂。所谓扶虚，不过调养心血，和平心气而已。"

呕　吐

【概述】

呕吐是以胃中之物从口中吐出为主症的病证。既可单独为患，亦可见于多种疾病。古代文献以有声有物谓之呕，有物无声谓之吐，有声无物谓之干呕。因两者常同时出现，故称呕吐。其发生与外邪犯胃、饮食不节、情志失调、体虚劳倦等多种因素有关。病位在胃。基本病机是胃失和降，气逆于上。

呕吐可见于西医学的胃神经官能症、急慢性胃炎、胃扩张、贲门痉挛、幽门痉挛等疾病。

【接诊与诊查】

1. 问主症

实证：发病急，呕吐量多，吐出物多酸臭味，或伴寒热。

虚证：病程较长，发病较缓，时作时止，吐出物不多，腐臭味不甚。

2. 问伴随症状

是否有发热、腹胀、腹痛、腹泻、头痛、头晕、半身不遂、视觉异常等；育龄期妇女须问月经情况。

3. 问诱发或加重因素

有无饮食不洁、暴饮暴食、位置性眩晕、妊娠反应、晕动症等。

4. 问病史

有无胃肠道、颅内感染、脑卒中病史。

5. 望、闻并查

观察患者呕吐状态及呕吐物性状。怀疑中枢性呕吐者，须进行相应神经系统检查。

【辨证】

（1）实证。

寒邪客胃 兼见呕吐清水或痰涎，食入乃吐，大便溏薄，头身疼痛，胸脘痞闷，喜暖畏寒，苔白，脉迟。

热邪内蕴 食入即吐，呕吐酸苦热臭，大便燥结，口干而渴，喜寒恶热，苔黄，脉数。

痰饮内阻 呕吐清水痰涎，脘闷纳差，头眩心悸，苔白腻，脉滑。

肝气犯胃 呕吐多在食后、精神受刺激时发作，吞酸，频频嗳气，平时多烦善怒，苔薄白，脉弦。

饮食停滞 因暴饮暴食而呕吐酸腐，脘腹胀满，嗳气厌食，苔厚腻，脉滑实。

（2）虚证。

脾胃虚寒 兼见饮食稍有不慎，呕吐即易发作，时作时止，纳差便溏，面色无华，倦怠乏力，舌淡，苔薄，脉弱无力。

【治疗】

1. 基本治疗

治法 和胃降逆，理气止呕。以胃之俞募穴、下合穴为主。

主穴 中脘、胃俞、内关、足三里。

配穴 寒邪客胃配上脘、公孙；热邪内蕴配商阳、内庭，并可用金津、玉液点刺出血；痰饮内阻配膻中、丰隆；肝气犯胃配肝俞、太冲；饮食停滞配梁门、天枢；脾胃虚寒配脾俞、神阙。

方义 中脘乃胃之募穴，胃俞为胃之背俞穴，二穴俞募相配，可理气、和胃、止呕；内关为手厥阴经络穴，可宽胸利气，降逆止呕；足三里为足阳明经合穴、胃之下合穴，可疏理胃肠气机、通降胃气。

操作 毫针刺法，内关、中脘用泻法，胃俞、足三里用平补平泻法。虚寒者，可加用艾灸。呕吐发作时，可在内关行强刺激，并持续运针1～3分钟。

2. 其他治疗

（1）耳针法：胃、贲门、食道、交感、神门、脾、肝。每次选3～4穴，毫针刺法，中等刺激，亦可用埋针法或压丸法。

（2）穴位注射法：取中脘、足三里，用维生素B_1或维生素B_{12}注射液，每穴注射0.5～1毫升，每日或隔日1次。

【考核】

1. 针刺法

以本病为例，演示针刺法治疗全过程。

（1）按照本手册，阐述本病概述，演示接诊与诊查，作出辨证描述，选取治法、主穴与配穴，按照疾病的操作要求，演示治疗过程。

（2）参照第十一章的《毫针刺法测试表》，演示三种进针方法、三种行针方法；说出三种针刺意外的原因和临床表现，掌握晕针的处理方法。

2. 耳针法

胃、贲门、食道。参照《耳穴压籽法测试表》操作。

3. 穴位注射法

取中脘、足三里，用维生素B_{12}注射液，每穴注射0.5～1毫升。

【按语】

（1）针灸治疗呕吐效果良好。中医学认为，呕吐是指胆胃失和，气逆于上，有声无物谓之呕，有物无声谓之吐，吐乃胃经之逆，呕乃胆经之逆。研究认为，针灸可减轻化疗引起的胃黏膜变薄，抑制腺体分泌以及胃的逆行性收缩，从而达到止呕的效果，保护胃黏膜。

（2）足三里为足阳明胃经之合穴，四总穴"肚腹三里留"之首穴，能调和气血、降逆止呕，还有强壮保健、扶正固本的作用；内关为八脉交会穴之一，主心、胸、胃之病证，能利膈降逆、疏通三焦；中脘为任脉的主要穴位之一，对食欲不振、腹胀具有改善作用，同时具有止呕作用；神阙位于脐部，是元神通行出入之门户，贯穿于十二经脉之间，具有濡养经脉气血的作用。通过针灸上述穴位，能平衡阴阳、调理脏腑、疏通经络，从而健脾理气、助运化，调理胃肠功能，最终减轻恶心呕吐症状。

（3）刺激传入呕吐中枢，呕吐中枢发出冲动，通过交感神经对呕吐效应器产生作用，呕吐便会产生。通过相关的神经递质或受体介导，如5-羟色胺、组胺、胆碱等，恶心呕吐的信号才能传递出去；而预防和治疗恶心呕吐，则需要阻断一个或多个神经递质或受体，使其无法作用。有研究指出，针灸防治呕吐，可能是因为刺激不同穴位（如合谷、内关、足三里等）可刺激机体免疫功能，在大脑特定区域捕捉神经系统的改变，如针灸刺激可促进内啡肽释放，内啡肽能溶解较多的δ受体（δ受体可调节催吐作用），从而起到止吐作用；针灸还可以改变表面电压、体液和离子通道等。针刺后，外周血液中的P物质水平降低，P物质的降低，使其与神经激肽受体的结合能力降低，从而降低了呕吐发生的可能性。

【临床案例】

王××，男，27岁，职工。因间断饭后呕吐2个月余就诊。2个月前因与家人闹别扭，次日早餐后即感恶心不舒，随即食物全部吐出，经门诊确诊为"神经性呕吐"。治则：患者饭后，在未出现呕吐之前，立即取仰卧位，按常规取内关、内庭，快速进针，得气后，四穴同时施提插手法10～20次，在反复提插过程中，嘱患者深吸气和深呼气3～4次。此时患者出现腹部舒适感，并无恶心、呕吐之意，随后分别在5分钟、10分钟、15分钟后各重复1次，30分钟后出针。3天后痊愈。

东汉医家张仲景《金匮要略·卷中·呕吐哕下利病脉证治第十七》曰："患者欲吐者，不可下之。哕而腹满，视其前后，知何部不利，利之即愈。呕而胸满者，茱萸汤主之。"

呃　逆

【概述】

呃逆是以喉间呃呃连声，声短而频，难以自止为主症的病证。临床所见以偶然发生者居多，这种呃逆为时短暂，多能自愈。有的则屡屡发生，持续数天或数月，甚至数年。呃逆的发生主要与饮食不当、情志不畅、正气亏虚有关。病位在膈。病变脏腑主要在胃，涉及肺、肝、肾。基本病机是气逆动膈。

本病可见于西医学的单纯性膈肌痉挛、胃肠神经官能症、胃炎、胃癌、肝硬化晚期、脑血管疾病、尿毒症等疾病，以及胸、腹部手术后。

【接诊与诊查】

1. 问主症

喉间呃呃连声，声音短促，频频发出，不能自止。

2. 问伴随症状

是否有腹胀、腹痛、食欲不振、头晕、头痛等；胸膈部或脘腹部是否有异物感、烧灼感等。

3. 问诱发或加重因素

有无胃肠道功能紊乱、暴饮暴食、饮食不慎或情绪不宁。

4. 问病史

有无消化系统肿瘤、中枢性损伤感染、代谢性病变等病史。

5. 望、闻并查

喉间呃呃连声，声短而频，难以自止，表情痛苦。

【辨证】

胃寒积滞 呃声沉缓有力，胸膈及胃脘不舒，得热则减，遇寒更甚，进食减少，恶食生冷，喜饮热汤，口淡不渴，舌苔白，脉迟缓。

胃火上逆 呃声洪亮有力、冲逆而出，口臭烦渴，多喜冷饮，脘腹满闷，大便秘结，小便短赤，苔黄燥，脉滑数。

肝气郁滞 呃逆连声，常因情志不畅而诱发或加重，胸胁满闷，嗳气纳减，肠鸣矢气，苔薄白，脉弦。

脾胃阳虚 呃声低长无力，气不得续，泛吐清水，脘腹不舒，喜温喜按，面色白，手足不温，食少乏力，大便溏薄，舌质淡，苔薄白，脉细弱。

胃阴不足 呃声短促不得续，口干咽燥，烦躁不安，不思饮食，或食后饱胀，大便干结，舌红，苔少而干，脉细数。

气滞血瘀 胸、腹部手术后，呃逆频作，胸腹胀满或疼痛，大便不通，矢气不排，舌紫暗，苔黄腻或干，脉弦涩。

【治疗】

1. 基本治疗

治法 宽胸利膈，和胃降逆。以任脉及手厥阴经、足阳明经穴为主。

主穴 膈俞、内关、中脘、足三里、膻中。

配穴 胃寒积滞配胃俞、建里；胃火上逆配胃俞、内庭；肝气郁滞配期门、太冲；脾胃阳虚配脾俞、胃俞；胃阴不足配胃俞、三阴交；气滞血瘀配合谷、血海。大便秘结、肠鸣、腹胀甚者配天枢、上巨虚。

方义　本病病位在膈，故不论何种呃逆，均可用膈俞利膈止呃；内关通阴维，且为手厥阴心包经络穴，可宽胸利膈、畅通三焦气机，为降逆要穴；中脘、足三里可和胃降逆，胃腑寒热虚实所致胃气上逆动膈者用之均宜；膻中近膈，又为气会，善于理气降逆，气调则呃止。

操作　毫针刺法，按虚补实泻操作。胃寒积滞、脾胃阳虚者可重用灸法。

2. **其他治疗**

（1）穴位按压法：攒竹、天宗、内关、膈俞、乳根、翳风、鱼腰、天突。任取1穴，用拇指或中指重力按压，以患者能耐受为度，连续按压1～3分钟，同时嘱患者深吸气后屏住呼吸，常能立即止呃。

（2）耳针法：膈、胃、神门、相应病变脏腑（肺、脾、肝、肾）。毫针刺法，强刺激，也可用埋针法或压丸法。

（3）穴位贴敷法：取麝香粉0.5克，放入神阙内，以伤湿止痛膏固定，适用于实证呃逆，尤以肝气郁滞者取效更捷；或取吴茱萸10克，研细末，用醋调成膏状，敷于双侧涌泉穴，以胶布或伤湿止痛膏固定。

【考核】

1. **针刺法**

以本病为例，演示针刺法治疗全过程。

（1）按照本手册，阐述本病概述，演示接诊与诊查，作出辨证描述，选取治法、主穴与配穴，按照疾病的操作要求，演示治疗过程。

（2）参照第十一章的《毫针刺法测试表》，演示三种进针方法、三种行针方法；说出三种针刺意外的原因和临床表现，掌握晕针的处理方法。

2. **穴位按压法**

取攒竹、天宗、内关等，用拇指或中指重力按压，以患者能耐受为度。

3. **穴位贴敷法**

神阙。糊状药饼敷于穴位上，用胶布固定。贴30～90分钟后取掉，以局部红晕微痛为度。若起疱，消毒，保持局部干燥，防止感染。一般常在三伏天贴敷，即所谓"冬病夏治"。

4. **耳针法**

膈、胃、神门。参照《耳穴压籽法测试表》操作。

【按语】

（1）针灸对呃逆有很好的疗效，对于单纯性膈肌痉挛，可即刻见效，对顽固性呃逆亦有着显著的疗效，同时患者在治疗过程中承受的痛苦较少。针刺穴位能激发经气，从而调节脏腑功能失调所致的气机逆乱，使气机调畅，以达到降逆止呃的目的。

（2）患者平时应保持精神舒畅，避免过喜、暴怒等精神刺激；注意避免外邪侵袭；饮食宜清淡，忌食生冷、辛辣，避免饥饱失常。发作时应进食易消化食物、半流质食物。

（3）针刺第7胸椎沿脊柱两侧胸段穴位的肌肉筋膜，其感受器可将刺激引起的兴奋分布于胸膜、心包、胆道和部分腹膜的膈神经感觉纤维，逐层向上传递到膈肌的发生部，影响、调节和抑制颈3～5脊髓灰质到前迷走神经的过度兴奋性，整合迷走神经功能，降低膈神经的兴奋性，以解除膈肌痉挛。另外，针刺法配合腹式呼吸法，一方面，通过反射弧，刺激大脑皮层，抑制迷走神经功能，可恢复交感神经与迷走神经之间的平衡；另一方面，通过兴奋呼吸中枢，反射性地抑制其邻近部位的呃逆中枢，可起到一定的协同作用。

【临床案例】

林××，男，67岁。因呃逆8日就诊，自述呃逆不分昼夜地阵发性发作，夜则不能寐，但从事感兴趣的活动时（如打扑克牌等）可稍止。察其形体消瘦，慢性病容（既往有慢性胃病史）。其呃声高亢，连续不休，胸膺震痛，深感痛苦，伴胃脘胀满、不思饮食、精神倦怠、大便多日未解，苔白厚腻，脉濡滑微弦。脉症合参，为痰壅，肝气犯胃，气逆动膈，膈肌痉挛所致。取穴：内关、公孙、足三里、胃俞、膈俞、丰隆、太冲。治疗过程中，患者呕吐，吐出大量黏液状痰涎，呃逆则随之迅速消失而痊愈。次日电话随访，病未再发，一次治愈。

明代医家张介宾《景岳全书·呃逆》曰："哕者，呃逆也，非咳逆也；咳逆者，咳嗽之甚者也，非呃逆也；干呕者，无物之吐，即呕也，非哕也。噫者，饱食之息，即嗳气也，非咳逆也。后人但以此为鉴，则异说之疑，可尽释矣。"

泄　泻

【概述】

泄泻是以大便次数增多，便质稀溏或完谷不化，甚至如水样为主症的病证，也称"腹泻"。大便溏薄者称为"泄"，大便如水注者称为"泻"。古代文献中的"飧泄""濡泄""洞泄""溏泄"等，多指泄泻而言。本病一年四季均可发生，但以夏、秋两季多见。其发生常与饮食不节、感受外邪、情志失调、脾胃虚弱、年老体弱、久病体虚等因素有关。病位在肠，与脾、胃、肝、肾等脏腑密切相关。基本病机是脾虚湿盛，肠道分清泌浊、传化功能失常，脾失健运是关键。

泄泻可见于西医学中的功能性腹泻、急慢性肠炎、过敏性肠炎、溃疡性结肠炎、小肠吸收不良、肠易激综合征等多种疾病。

【接诊与诊查】

1. 问主症

大便次数增多，便质清稀或完谷不化，甚至如水样。

2. 问伴随症状

有无腹痛、恶心、呕吐、发热、里急后重、形体消瘦、腹部包块、关节肿痛等。

3. 问诱发或加重因素

有无饮食不洁、肠动力不足、消化系统感染、暴饮暴食、水液代谢失衡等。

4. 问病史

有无消化系统疾病、肿瘤、甲状腺功能亢进、糖尿病、系统性红斑狼疮等病史。

5. 望、闻并查

观察患者腹泻频次、大便性状，听肠鸣音、胃肠蠕动声音等。

【辨证】

起病势急，病程短，大便次数多，小便减少，属急性泄泻，多为实证；起病势缓，病程长，便泻次数较少，属慢性泄泻，多为虚证，或虚实夹杂。

寒湿内盛　大便清稀，水谷相杂，肠鸣胀痛，口不渴，身寒喜温，舌淡，苔白滑，脉迟。

湿热伤中　大便色黄而臭，伴有黏液，肛门灼热，腹痛，心烦口渴，喜冷饮，小便短赤，舌红，苔黄腻，脉濡数。

食滞胃肠　腹痛肠鸣，大便恶臭，泻后痛减，伴有未消化食物，嗳腐吞酸，不思饮食，舌苔垢浊或厚腻，脉滑。

脾胃虚弱　大便溏薄，完谷不化，反复发作，稍进油腻食物则大便次数增多，面色萎黄，神疲，不思饮食，喜暖畏寒，舌淡，苔白，脉濡缓无力。

肝气乘脾　胸胁胀闷，嗳气食少，每因抑郁恼怒或情绪紧张时发生腹痛泄泻，舌淡红，脉弦。

肾阳虚衰　黎明之前，腹部作痛，肠鸣即泻，泻后痛减，腹部畏寒，腰酸腿软，消瘦，面色黧黑，舌淡，苔白，脉沉细。

【治疗】

1. 基本治疗

治法　运脾化湿，理肠止泻。以大肠募穴、背俞穴及下合穴为主。

主穴　神阙、天枢、大肠俞、上巨虚、阴陵泉。

配穴　寒湿内盛配关元、水分；湿热伤中配内庭、曲池；食滞胃肠配中脘、建里；脾胃虚弱配脾俞、胃俞；肝气乘脾配肝俞、太冲；肾阳虚衰配肾俞、命门、关元。慢性泄泻配脾俞、足三里；久泻虚陷配百会。有明显精神心理症状，配神门、内关；泻下脓血配曲池、合谷、三阴交、内庭。

方义　神阙为局部选穴，用灸法既可温阳、散寒、除湿，又可清利湿热，为治疗泄泻的要穴。本病病位在肠，故取大肠之募穴天枢、背俞穴之大肠俞，俞募相配，与大肠之下合穴上巨虚合用，可调理肠腑而止泻；针对脾虚湿盛之病机，取足太阴经合穴阴陵泉，可健脾化湿。

操作　寒湿证及脾虚证、肾虚证，针灸并用（肾阳亏虚者可用隔附子饼灸）；神阙用隔盐灸或隔姜灸；急性泄泻，针灸治疗每日2次。

2. 其他治疗

（1）穴位贴敷法：五倍子适量研末，加食醋调成膏状，敷脐（神阙），以伤湿止痛膏固定。每2～3日一换，适用于久泻。

（2）穴位注射法：取天枢、上巨虚，用黄连素注射液，或维生素B_1、维生素B_{12}注射液，每穴每次注射0.5～1毫升，每日或隔日1次。

【考核】

1. 针刺法

以本病为例，演示针刺法治疗全过程。

（1）按照本手册，阐述本病概述，演示接诊与诊查，作出辨证描述，选取治法、主穴与配穴，按照疾病的操作要求，演示治疗过程。

（2）参照第十一章的《毫针刺法测试表》，演示三种进针方法、三种行针方法；说出三种针刺意外的原因和临床表现，掌握晕针的处理方法。

2. 穴位贴敷法

取神阙。糊状药饼敷于穴位上，用胶布固定。贴30～90分钟后取掉，以局部红晕微痛为度。若起疱，消毒，保持局部干燥，防止感染。一般常在三伏天贴敷，即所谓"冬病夏治"。

3. 穴位注射法

取天枢、上巨虚，用维生素B_{12}注射液，每穴每次注射0.5～1毫升。

4. 灸法

取神阙，用隔盐灸。参照《艾灸疗法测试表》操作。

【按语】

（1）若急性胃肠炎或溃疡性结肠炎等因腹泻频繁而出现脱水现象者，应适当配合输液治疗。

（2）治疗期间应注意饮食卫生，不暴饮暴食，不吃腐败变质的食物，不喝生水、冷水等；泄泻患者饮食要清淡、易消化，不宜吃甜、冷、肥腻的食物；某些进食后会引起泄泻的食物，应忌食。慢性泄泻患者应加强锻炼身体，以增强体质，如做体操、打太极拳等。平素注意天气变化而增减衣物，以防外感引起泄泻。

（3）针灸对消化系统有双向的良性调节作用，可调节胃肠运动，促进肠液分泌，改善肠道血液循环，促进食物消化。针刺首先影响腧穴感受装置与外周神经的传入途径，针刺信号在中枢神经系统各级水平经过整合传出，即释放出多种神经递质或激素，调控内分泌功能，对效应细胞、组织及器官进行调节。近几年的研究显示，免疫系统同神经、内分泌系统在不同层次有多方面的联系并相互协调，构成神经-内分泌-免疫调节网络，以此维持机体整体功能的稳定。针灸治疗消化系统炎症性疾病的特点之一，就是在抗炎的同时影响机体免疫状态，增强或调节机体的免疫功能。

【临床案例】

患者××，男，61岁，工人。初病因肝脾失和，胸胁胀痛，予承气汤下之，遂发腹痛肠鸣，痛则欲泻，泻后痛减，完谷不化，日夜达5次以上，无里急后重之感。近半年来，泄泻次数明显增多，四肢乏力，形体消瘦，精神萎靡，脉弦而缓，舌苔薄白而腻。经检查，诊断为慢性结肠炎。治则：培土抑木，调理肝脾。取穴：肝俞、脾俞、中脘、太冲、足三里、四神聪，同时予中药汤剂口服。经针灸与中药治疗1周，痛泄均止。

张介宾《景岳全书·泄泻》曰："泄泻之暴病者，或为饮食所伤，或为时气所犯，无不由于口腹，必各有所因，宜察其因而治之。如因食生冷寒滞者，宜抑扶煎、和胃饮之属以温之。因湿滞者，宜平胃散、胃苓汤，或白术芍药散以燥之痢之。因食滞而胀痛有余者，宜大、小和中饮之属以平之。因气滞而痛泻之甚者，宜排气饮，或平胃散之属以调之。因食滞而固结不散，或胃气之强实者，宜神佑丸、赤金豆、百顺丸之属以行之。凡初感者，病气未深，脏气未败，但略去其所病之滞，则胃气自安，不难愈也。"

便　秘

【概述】

便秘是以大便秘结不通，便质干燥、坚硬，排便周期或时间延长，常常数日一行，或虽有便意，但排便不畅为主症的病证。其发生常与饮食不节、情志失调和年老体虚等因素有关。病位在大肠，与脾、胃、肺、肝、肾等脏腑有关。基本病机是脏腑功能失调，肠腑壅塞不通或肠失滋润，大肠传导不利。

便秘可见于西医学的功能性便秘、肠易激综合征、药物性便秘、内分泌及代谢性疾病、直肠及肛门疾病等。

【接诊与诊查】

1. 问主症

排便次数每周少于三次，或周期不长但大便干结，或大便不硬，虽频有便意但排便不畅。

2. 问伴随症状

有无下腹胀痛、食欲减退、疲乏无力、头晕、烦躁、焦虑、失眠、肛门疼痛等。

3. 问诱发或加重因素

有无不良饮食及不良排便习惯，有无久坐久卧、压力大而精神紧张等。

4. 问病史

是否为妊娠及妊娠后妇女，是否为腹部术后，有无胃肠疾病史等。

5. 望、闻并查

腹部触诊，有时可在左下腹扪到条索状块物。

【辨证】

热邪壅盛（热秘）　大便干结，腹胀，口干口臭，喜冷饮，舌红，苔黄或黄燥，脉滑数。

　　气机郁滞（气秘）　欲便不得，嗳气频作，腹中胀痛，纳食减少，胸胁痞满，舌苔薄腻，脉弦。

　　气虚（虚秘）　虽有便意，临厕努挣乏力，挣则汗出气短，便后疲乏，大便并不干硬，面色白，神疲气怯，舌淡嫩，苔薄，脉虚细。

　　血虚（虚秘）　大便秘结，面色无华，头晕，心悸，唇舌色淡，脉细。

　　阳虚阴寒内盛（冷秘）　大便艰涩，排出困难，腹中冷痛，面色白，四肢不温，畏寒喜暖，小便清长，舌淡苔白，脉沉迟。

【治疗】

　　1. 基本治疗

　　治法　调理肠胃，行滞通便。以大肠之背俞穴、募穴及下合穴为主。

　　主穴　大肠俞、天枢、上巨虚、支沟、足三里。

　　配穴　热秘配合谷、内庭；气秘配中脘、太冲；气虚配脾俞、气海；血虚配脾俞、三阴交；冷秘配神阙、关元。

　　方义　大肠俞为大肠之背俞穴，天枢为大肠之募穴，两穴同用，属俞募配穴法；上巨虚为大肠之下合穴，三穴共用，可通调大肠腑气，腑气通则大肠传导功能复常；支沟可宣通三焦气机，三焦之气通畅，则肠腑通畅，便秘得愈；足三里为足阳明胃经合穴、胃之下合穴，可调理胃肠，宣通阳明腑气而通便。

　　操作　毫针刺法，按虚补实泻法操作；冷秘、虚秘者，神阙、关元用灸法。

　　2. 其他治疗

　　（1）耳针法：大肠、直肠、交感、皮质下。毫针刺法，中等强度或弱刺激，亦可用埋针法或压丸法。

　　（2）穴位注射法：取足三里，用维生素B_1、维生素B_6或维生素B_{12}注射液，每次注射1～2毫升。

【考核】

　　1. 针刺法

　　以本病为例，演示针刺法治疗全过程。

　　（1）按照本手册，阐述本病概述，演示接诊与诊查，作出辨证描述，选取治法、主穴与配穴，按照疾病的操作要求，演示治疗过程。

　　（2）参照第十一章的《毫针刺法测试表》，演示三种进针方法、三种行针方法；说出三种针刺意外的原因和临床表现，掌握晕针的处理方法。

2. 灸法

神阙、关元。参照《艾灸疗法测试表》操作。

3. 耳针法

大肠、直肠、交感。参照《耳穴压籽法测试表》操作。

4. 穴位注射法

取足三里，用维生素B_{12}注射液，每次注射1～2毫升。

【按语】

（1）中医学认为，针刺法通过激发穴位经气而调畅气机，在消化系统疾病中已经得到广泛应用，其中针刺法治疗便秘及腹泻的效果，在消化系统中排名前2位。有研究表明，针刺法治疗功能性便秘，是通过增强肠道蠕动，作用于胃肠细胞、激素及肠神经系统内各相关神经递质，来调节胃肠功能及改善便秘症状的。

（2）针刺法可降低血管活性肠肽的浓度，并调节胃动素、胃促生长素和人促胃液素的浓度，进而增强胃肠蠕动，减轻便秘。

【临床案例】

赵×，男，62岁。因便秘5年余，每3～5日排便1次，伴腹胀不适、食欲不振，每临厕欲便不能，心悸、汗出就诊。使用中西泻药虽有效，但停药则症状依然。针灸取关元和双侧天枢，每穴予温针灸4个艾段，治疗次日即便畅。共治1个疗程，半年后随访，大便保持通畅。

《灵枢·杂病》曰："腹满，大便不利，腹大，亦上走胸嗌，喘息喝喝然，取足少阴。腹满，食不化，腹向向然，不能大便，取足太阴。"

胃 痛

【概述】

胃痛是以上腹胃脘部发生疼痛为主症的病证，又称"胃脘痛"。由于疼痛部位近心窝处，古人又称之"心痛""心下痛"等。其发生常与寒邪客胃、饮食伤胃、肝气犯胃和脾胃虚寒等因素有关。病位在胃，与肝、脾关系密切。基本病机是胃气失和、胃络不通或胃失温养。

胃痛可见于西医学的胃痉挛、胃肠神经官能症、急慢性胃炎、消化性溃疡、胃黏膜脱垂等疾病。

【接诊与诊查】

1. **问主症**

（1）实证：上腹胃脘部暴痛，痛势较剧，痛处拒按，饥时痛减，纳后痛增。

（2）虚证：上腹胃脘部疼痛隐隐，痛处喜按，空腹痛甚，纳后痛减。

2. **问伴随症状**

有无嗳气、反酸、上腹部灼热、呕吐、呕血、便血、腹泻、贫血、食欲不振、体重减轻、焦虑、抑郁等。

3. **问诱发或加重因素**

有无饮食不规律、进食冷食冷饮、暴饮暴食、吸烟饮酒、食物中毒、精神压力大等。

4. **问病史**

有无长期服用药物等病史。

5. **望、闻并查**

患者外观常常无明显异常，部分可见形体消瘦、面色萎黄等，疼痛严重者可见口唇青紫，消化道出血者可见面色苍白、唇甲无华。

【辨证】

（1）实证。

寒邪客胃 脘腹得温痛减，遇寒痛增，恶寒喜暖，口不渴，喜热饮，或伴恶寒，苔薄白，脉弦紧。

饮食伤胃 胃脘胀满疼痛，嗳腐吞酸，嘈杂不舒，呕吐或矢气后痛减，大便不爽，苔厚腻，脉滑。

肝气犯胃 胃脘胀满，脘痛连胁，嗳气频频，吞酸，大便不畅，每因情志因素而诱发，心烦易怒，喜太息，苔薄白，脉弦。

气滞血瘀 胃痛拒按，痛有定处，食后痛甚，或有呕血便黑，舌质紫暗或有瘀斑，脉细涩。

（2）虚证。

脾胃虚寒 泛吐清水，喜暖，大便溏薄，神疲乏力，或手足不温，舌淡，苔薄，脉虚弱或迟缓。

胃阴不足　胃脘灼热隐痛，似饥而不欲食，咽干口燥，大便干结，舌红少津，脉弦细或细数。

【治疗】

1. 基本治疗

治法　和胃止痛。以胃之下合穴、募穴为主。

主穴　足三里、中脘、内关。

配穴　寒邪客胃配胃俞、神阙；饮食伤胃配梁门、天枢；肝气犯胃配期门、太冲；气滞血瘀配膻中、膈俞；脾胃虚寒配神阙、胃俞、脾俞；胃阴不足配胃俞、三阴交。

方义　足三里乃胃之下合穴，可疏调胃腑气机、和胃止痛；中脘为胃之募穴、腑之所会，可健运中州、调理气机；内关可宽胸解郁、行气止痛。

操作　疼痛发作时，予远端穴持续行针1～3分钟，直到痛止或缓解。寒邪客胃、脾胃虚寒者，中脘可用隔盐灸。

2. 其他治疗

（1）穴位注射法：中脘、足三里、肝俞、胃俞、脾俞。每次选2穴，诸穴可交替使用。用黄芪注射液，或丹参注射液、当归注射液、生脉注射液、维生素B_1注射液、维生素B_{12}注射液，每穴注入药液0.5～1毫升，每日或隔日1次。

（2）耳针法：胃、肝、脾、神门、交感、十二指肠。毫针刺法，中等强度，或用埋针法、压丸法。

（3）穴位埋线法：中脘、足三里、肝俞、胃俞、脾俞、至阳（常有压痛点）。适用于慢性胃炎。

【考核】

1. 针刺法

以本病为例，演示针刺法治疗全过程。

（1）按照本手册，阐述本病概述，演示接诊与诊查，作出辨证描述，选取治法、主穴与配穴，按照疾病的操作要求，演示治疗过程。

（2）参照第十一章的《毫针刺法测试表》，演示三种进针方法、三种行针方法；说出三种针刺意外的原因和临床表现，掌握晕针的处理方法。

2. 穴位埋线法

中脘、足三里、肝俞。一般用穿刺针埋线法，每次选1～3穴，每2～4周1次。

3. 灸法

取中脘，用隔盐灸。参照《艾灸疗法测试表》操作。

4. 穴位注射法

取中脘、足三里、肝俞，用当归注射液，每穴注入药液0.5～1毫升。

5. 耳针法

神门、交感、十二指肠。参照《耳穴压籽法测试表》操作。

【按语】

（1）针灸治疗急慢性胃炎所致的胃痛均有较明显的效果，尤其是胃痉挛引起的胃痛，止痛作用非常迅速。胃痛应与其他疾病，西医方面如肝胆疾病、胰腺炎、心肌梗死等，中医方面如痞满、胁痛、腹痛、真心痛等相鉴别。

（2）胃痛的病位在胃，与肝、脾密切相关。病因为感受外邪、饮食不节、情志不畅、劳倦过度和素体虚弱。病机关键为胃气失和，气机不利，不通则痛；胃失濡养或胃失温养，不荣则痛。

（3）实证胃痛的发生与感受外邪，特别是外感寒邪、饮食不节、情绪过激以及烟酒过度等关系密切，因此应注意气候变化，注意增减衣物，注意饮食，保持情绪稳定和乐观。虚证胃痛的发生与素体虚弱关系密切，因此宜劳逸结合，避免过劳或过逸。

有研究表明，针刺法能通过影响NF-κB来诱导抗凋亡蛋白的基因转录，抑制细胞凋亡等转导过程，以保护胃黏膜细胞。在炎性反应中，NF-κB影响着细胞凋亡进程，针灸可下调胃黏膜细胞凋亡指数，改善胃黏膜细胞凋亡失衡，下调NF-κB、*Bcl-2*基因表达水平，有效减轻胃黏膜炎性反应，保护胃黏膜细胞。

【临床案例】

俞×，女，33岁。自述有胃脘痛病史3年，每因饮食生冷或天气变化复发，疼痛喜按，热敷后可好转，有时腹胀、嗳气，大便溏，全身乏力，多方治疗无效。今晨因吃生冷之物，胃痛复发。中医诊断：脾胃虚寒型胃脘痛。取穴：足三里、手三里。得气后留针，做温针灸，待艾条烧完即除去灰烬，将针取出。治疗3次后，胃痛消失。

金代医家李东垣《兰室秘藏·卷上·中满腹胀门》曰："腹满膜胀，支膈胠胁，下厥上冒，过在太阴阳明，乃寒湿郁遏也，脉经所谓胃中寒则胀满者是也。"

腹 痛

【概述】

腹痛是以胃脘以下、耻骨毛际以上部位发生疼痛为主症的病证。其发生常与感受外邪、饮食不节、情志不畅、劳倦体虚等因素有关。病位在腹，与肝、胆、脾、肾、膀胱、大小肠等多个脏腑有关。基本病机是腹部脏腑经脉气机阻滞不通，或脏腑经脉失养。

腹痛可见于西医学的急慢性肠炎、肠痉挛、肠易激综合征等疾病。

【接诊与诊查】

1. 问主症

胃脘以下、耻骨毛际以上部位疼痛。

2. 问伴随症状

有无腹胀、腹泻、里急后重、便血，腹肌紧张、压痛、反跳痛，发热、乏力、心悸、血压下降、四肢厥冷等。

3. 问诱发或加重因素

有无饮食不洁、暴饮暴食、食物中毒、过度劳累、精神压力大等。

4. 问病史

有无消化道系统等病史，以及外科手术、药物使用情况。

5. 望、闻并查

肠鸣音异常，腹肌紧张，有压痛、反跳痛，疼痛拒按，形体瘦弱，面色萎黄或苍白等。

【辨证】

寒邪内积　腹痛暴急，喜温怕冷，腹胀肠鸣，四肢欠温，口不渴，小便清长，舌淡，苔白，脉沉紧。

湿热壅滞　腹痛拒按，胀满不舒，大便秘结或溏滞不爽，烦渴引饮，汗出，小便短赤，舌红，苔黄腻，脉濡数。

气滞血瘀　脘腹胀闷或痛，攻窜不定，痛引少腹，得嗳气或矢气则腹痛酌减，遇恼怒则加剧，舌紫暗，或有瘀点，脉弦涩。

脾阳不振　腹痛缠绵，时作时止，饥饿或劳累后加剧，痛时喜按，大便溏薄，神疲怯冷，舌淡，苔薄白，脉沉细。

【治疗】

1. 基本治疗

治法　通调腑气，缓急止痛。以胃之下合穴及大肠募穴、小肠募穴为主。

主穴　足三里、天枢、关元。

配穴　寒邪内积配神阙、公孙；湿热壅滞配阴陵泉、内庭；气滞血瘀配太冲、血海；脾阳不振配脾俞、神阙。

方义　足三里为足阳明胃经合穴、胃之下合穴，天枢为大肠之募穴，关元为小肠之募穴，三者配合应用，可通调腑气。

操作　毫针刺法，虚补实泻；寒证可用艾灸。腹痛发作时，予足三里持续强刺激1～3分钟，直到痛止或缓解。

2. 其他治疗

（1）耳针法：胃、小肠、大肠、肝、脾、交感、神门。每次选2～4穴，毫针刺法。疼痛时予中强度刺激，亦可用埋针法或压丸法。

（2）穴位注射法：天枢、足三里。取异丙嗪和阿托品各50毫克混合，每穴注入0.5毫升药液，每日1次。

（3）穴位贴敷法：神阙、阿是穴。选用麦麸50克，葱白、生姜各30克，食盐15克，白酒30毫升，食醋15毫升，混匀，放入铁锅内炒热后用布包起，趁热熨贴于穴位处。药凉后炒热再贴。适用于虚寒腹痛。

【考核】

1. 针刺法

以本病为例，演示针刺法治疗全过程。

（1）按照本手册，阐述本病概述，演示接诊与诊查，作出辨证描述，选取治法、主穴与配穴，按照疾病的操作要求，演示治疗过程。

（2）参照第十一章的《毫针刺法测试表》，演示三种进针方法、三种行针方法；说出三种针刺意外的原因和临床表现，掌握晕针的处理方法。

2. 穴位注射法

取天枢、足三里，用异丙嗪和阿托品各50毫克混合，每穴注入0.5毫升药液。

3. 穴位贴敷法

神阙、阿是穴。糊状药饼敷于穴位上，用胶布固定。贴30～90分钟后取掉，以局部红晕微痛为度。若起疱，消毒，保持局部干燥，防止感染。一般常在三伏天贴敷，即所谓"冬病夏治"。

4. 耳针法

脾、交感、神门。参照《耳穴压籽法测试表》操作。

【按语】

（1）针灸治疗大多数腹痛有较好的止痛效果，如经行腹痛、脊柱相关性腹痛、急慢性胰腺炎、不完全性肠梗阻、肠易激综合征、胃痉挛等，但在治疗时要密切观察病情变化。

（2）腹痛预防与调摄的大要是节饮食、适寒温、调情志。寒痛者要注意保温，虚痛者宜进食易消化食物，热痛者忌食肥甘厚味和醇酒辛辣，食积者注意节制饮食，气滞者要保持心情舒畅。

（3）研究发现，针灸对于胃动素浓度具有调节作用。胃动素主要在小肠上段分泌，是一种由小肠上部M细胞分泌的脑肠肽。其主要影响胃肠道的蠕动，是造成胃动素消化间期综合肌电（IMC）Ⅲ相的激素，空腹时胃动素浓度的周期性变化可造成IMC的周期性活动。

【临床案例】

张×，男，53岁，农民。自诉：7年前出现左侧上腹部疼痛，反复发作，一直按"胃病"治疗，病情时轻时重。近日疼痛加重，腹痛反复发作，部位在左上腹，呈持续性疼痛，时有刺痛，饮食、二便基本正常。查体：腹软，无压痛，肝脾未触及，左侧肩胛内侧、肩胛下至第11腰椎以上有明显压痛，皮下有条索样结节改变。根据患者病情，拟诊为胸源性腹痛，给予背部推拿，针刺胸1、3、5、7、9、11椎夹脊，以及委中、支沟、阳陵泉及腹痛局部阿是穴，每日1次，加背部走罐。治疗1周而愈，随访1年，未见复发。

明代医家龚廷贤《寿世保元·卷五·腹痛》曰："治之皆当辨其寒热虚实，随其所得之症施治。若外邪者散之，内积者逐之，寒者温之，热者清之，虚则补之，实则泻之，泄则调之，闭则通之，血则消之，气则顺之，虫则追之，积则消之。加以健理脾胃，调养气血，斯治之要也。"

癃 闭

【概述】

癃闭是以排尿困难，点滴而下，甚至小便闭塞不通为主症的一种病证。"癃"是指小便不利，点滴而下，病势较缓；"闭"是指小便不通，欲溲不下，病势较急。癃与闭虽有区别，但都是指排尿困难，只是程度上的不同，故常合称为癃闭。其发生主要与外邪侵袭、瘀浊内停、久病体虚有关。病位在膀胱，与肺、脾、肾、三焦关系密切。基本病机是膀胱气化功能失调。

癃闭可见于西医学的膀胱、尿道、前列腺疾病等所致的排尿困难和尿潴留。

【接诊与诊查】

1. 问主症

排尿困难，或点滴而出，或小便闭塞不通。

2. 问伴随症状

少数患者会有明显上尿路扩张、肾积水，甚至出现尿毒症症状，如全身衰弱、食欲缺乏、恶心、呕吐、贫血等；当继发感染时，可出现腰痛、发热等症状。

3. 问诱发或加重因素

有无尿路结石、久坐、吸烟饮酒等。

4. 问病史

有无泌尿系统肿瘤、中枢神经系统病变、糖尿病、脊柱病变或外伤、妇科疾病、盆腔手术或外伤等病史。

5. 望、闻并查

小腹部膨隆，尿液点滴不下，胀痛难忍，辗转不安。

【辨证】

膀胱湿热　口渴不欲饮，或大便不畅，舌红，苔黄腻，脉数。

肝郁气滞　多烦善怒，胁腹胀满，舌红，苔黄，脉弦。

瘀血阻滞　有外伤或损伤病史，小腹满痛，舌紫暗或有瘀点，脉涩。

脾气虚弱　气短纳差，小腹坠胀，舌淡，苔白，脉细弱。

肾阳亏虚　腰膝酸软，畏寒乏力，舌淡，苔白，脉沉细无力。

【治疗】

1. 基本治疗

治法　调理膀胱，行气通闭。以膀胱之背俞穴、募穴为主。

主穴　中极、膀胱俞、秩边、三阴交、阴陵泉。

配穴 膀胱湿热配委中、行间；肝郁气滞配蠡沟、太冲；瘀血阻滞配膈俞、血海；脾气虚弱配脾俞、足三里；肾阳亏虚配肾俞、命门。

方义 中极为膀胱之募穴，与膀胱俞相配，属俞募配穴法，可调理膀胱气化功能、通利小便；秩边为膀胱之经穴，可疏导膀胱气机；三阴交为足三阴经之交会穴，可调理肝、脾、肾，助膀胱气化；阴陵泉可清利下焦湿热、通利小便。

操作 毫针常规刺法。针刺中极时针尖向下，使针感能到达会阴，并引起小腹收缩、抽动为佳；若膀胱充盈，针刺不可过深，以免伤及膀胱；秩边透向水道。肾阳亏虚、脾气虚弱者可温针灸。

2. 其他治疗

（1）耳针法：肾、膀胱、肺、脾、三焦、交感、尿道。每次选3～5穴，毫针刺法，中强刺激。可用埋针法或压丸法。

（2）穴位贴敷法：神阙。用葱白、冰片、田螺或鲜青蒿、甘草、甘遂各适量，混合捣烂后敷于神阙，外用纱布固定，加热敷。或将食盐炒黄，待冷放于神阙填平，再用2根葱白压成0.3厘米厚的葱饼，置于盐上，艾炷置葱饼上施灸，至温热感入腹内、有尿意为止。适用于虚证癃闭。

【考核】

1. 针刺法

以本病为例，演示针刺法治疗全过程。

（1）按照本手册，阐述本病概述，演示接诊与诊查，作出辨证描述，选取治法、主穴与配穴，按照疾病的操作要求，演示治疗过程。

（2）参照第十一章的《毫针刺法测试表》，演示三种进针方法、三种行针方法；说出三种针刺意外的原因和临床表现，掌握晕针的处理方法。

2. 穴位贴敷法

神阙。将糊状药饼敷于脐部，外用纱布固定，加热敷。或将食盐炒黄待冷放于神阙填平，再用2根葱白压成0.3厘米厚的饼置于盐上，艾炷置葱饼上施灸，至温热入腹内、有尿意为止。适用于虚证。

3. 耳针法

肾、膀胱、肺。参照《耳穴压籽法测试表》操作。

【按语】

（1）癃闭相当于西医学中各种原因引起的尿潴留和无尿症。如神经性尿闭、膀胱括约肌痉挛、尿路结石、尿路肿瘤、尿路损伤、尿道狭窄、老年人前列腺增生症、脊髓炎等病引起的尿潴留及肾功能不全引起的少尿、无尿症。针灸治疗癃闭有一定的效果，对于功能性尿潴留疗效更好。

（2）临床上可配合芒针深刺秩边透水道针法，主要治疗慢性非细菌性前列腺炎、前列腺痛、阳痿等男科疾患，临床还拓展到泌尿系统和妇科相关疾病的治疗。

（3）现代研究表明，针灸对膀胱功能有较好的调整作用，可以促进膀胱逼尿肌收缩，使膀胱张力增加，还能调整膀胱括约肌，从而使小便排出。

【临床案例】

刘×，女，34岁。因急性阑尾炎术后尿闭20小时就诊。取关元、三阴交，强刺激，留针10分钟，起针后自行排尿，一次痊愈。

唐代医家孙思邈的《千金要方·卷二十·膀胱腑方·胞囊论第三》曰："胞囊者，肾膀胱候也，贮津液并尿。若脏中热病者，胞涩，小便不通，尿黄赤；若腑中寒病者，则胞滑小便数而多白。若至夜则尿偏甚者，夜则内阴气生。故热则泻之，寒则补之，不寒不热，依经调之，则病不生矣。"

《千金要方·卷二十·膀胱腑方·胞囊论第三·灸法》曰："灸脾俞百壮。又灸三焦俞百壮。又灸肾俞百壮。又灸章门百壮，在季肋端。治腰痛小便不利，苦胞转方：灸玉泉七壮，穴在关元下一寸，大人从心下度，取八寸是玉泉穴，小儿斟酌取之。又灸第十五椎五十壮。又灸脐下一寸。又灸脐下四寸，各随年壮。"

［附］慢性前列腺炎

【概述】

慢性前列腺炎是泌尿生殖系统常见病之一，轻者可无明显症状，重者可见会阴部坠胀疼痛不适、尿频尿痛、尿道口滴白等临床表现。中青年多发，可分为细菌性前列腺炎、非细菌性前列腺炎和前列腺痛三种类型。其发生多由于房事不节，或常有手淫，致肾阳亏损，命门火衰，不能蒸化，或饮食失宜，内伤脾胃，或嗜酒或过食肥甘厚腻，致湿热内蕴，败精壅滞，腐宿凝阻溺窍，瘀久化腐而发病。病位在下焦，与肾、膀胱、脾关系密切，以实证为主，亦有虚实夹杂证。

本病归属于中医淋浊、癃闭、白浊、白淫的范畴。

【治疗】

1. 基本治疗

治法 健脾益肾，清热利湿，理气活血。取膀胱之背俞穴、募穴为主。

主穴 中极、膀胱俞、阴陵泉、三阴交。

配穴 湿热配三焦俞、次髎、委阳；气滞血瘀配太冲、血海；肾阴虚配太溪、照海；肾阳虚配关元、命门。

方义 中极为膀胱之募穴，膀胱俞为膀胱之背俞穴，二者相配属俞募配穴法，可清利下焦湿热、通利小便。阴陵泉为脾经之合穴，可健脾化湿。三阴交为肝、脾、肾三经之交会穴，能理气活血。诸穴配伍，共奏健脾益肾、清热利湿、理气活血之功。

操作 主穴用毫针平补平泻，配穴用毫针虚补实泻。

2. 其他治疗

（1）穴位注射法：大赫、次髎。用胎盘组织液或当归注射液，每穴注射0.5～1毫升，每周2次。

（2）耳针法：肺、脾、肾、三焦、交感、皮质下、外生殖器。每次取3～4穴，毫针浅刺，或用埋针法、压丸法。

（3）三棱针法：次髎、委中。用三棱针点刺出血，为加大出血量，可点刺放血加拔罐，每周1次。

【考核】

1. 针刺法

以本病为例，演示针刺法治疗全过程。

（1）按照本手册，阐述本病概述，演示接诊与诊查，作出辨证描述，选取治法、主穴与配穴，按照疾病的操作要求，演示治疗过程。

（2）参照第十一章的《毫针刺法测试表》，演示三种进针方法、三种行针方法；说出三种针刺意外的原因和临床表现，掌握晕针的处理方法。

2. 穴位注射法

取大赫、次髎，用当归注射液，每穴注射0.5～1毫升。

3. 三棱针法

取次髎、委中，用三棱针点刺出血。参照《三棱针刺法测试表》操作。

4. 耳针法

肺、脾、肾。毫针浅刺，或用埋针法、压丸法。参照《耳穴压籽法测试表》操作。

【按语】

（1）针灸对慢性前列腺炎有较好的疗效，但疗程较长，临床可运用芒针深刺秩边透水道针法，以加强疗效。

（2）在治疗过程中，患者应调节情绪，注意防寒保暖，忌烟酒和辛辣刺激性食物，避免长时间骑、坐，保持有规律的性生活。

（3）现代研究发现，针刺法可以提高人体免疫功能，有抗炎、抗变态反应、扩张外周血管、改善微循环等作用。

第二节　妇儿科病证

月经不调

【概述】

月经不调是以月经的周期及经期、经色、经质、经量异常为主症的病证。主要包括月经先期（经早）、月经后期（经迟）和月经先后无定期（经乱）。其发生常与感受寒邪、饮食伤脾或情志不畅等因素有关。病位在胞宫，与冲、任二脉及肾、脾、肝三脏关系密切。基本病机是冲任失调，脏腑功能失常，气血不和。

本病多见于西医学的排卵性功能失调性子宫出血、盆腔炎性疾病等。

【接诊与诊查】

1. 问主症

月经的周期及经期、经色、经质、经量异常。

2. 问伴随症状

有无月经量、月经周期的改变等。

3. 问诱发或加重因素

常与感受寒邪、饮食伤脾或情志不畅等因素有关。

4. 望、闻并查

患者与常人往往无明显异常，部分可见面色潮红，或苍白，或萎黄，依据其具体症状而定；注意观察其月经性状。

【辨证】

（1）月经先期。

主症 月经周期提前7天以上，甚至10余日一行，经期正常，连续2个月经周期以上。

实热：月经量多，色红或紫，质黏有块，伴面红口干，心胸烦热，小便短赤，大便干燥，舌红，苔黄，脉数。

虚热：月经量少或量多，色红质稠，两颧潮红，手足心热，舌红，苔少，脉细数。

气虚：月经量少或量多，色淡质稀，神疲肢倦，心悸气短，纳少便溏，舌淡，脉细弱。

（2）月经后期。

主症 月经周期推迟7日以上，甚至3～5个月一行，经期正常，连续2个月经周期以上。

实寒：月经量少，色淡或暗有血块，小腹冷痛或胀痛，舌暗或胖，苔薄白，脉沉紧或弦滑。

虚寒：月经量少，色淡而质稀，腰酸乏力，小腹隐痛，舌淡苔白，脉沉迟。

（3）月经先后无定期。

主症 月经周期或提前，或错后1～2周，经期正常，并连续3个月经周期以上。

肝郁：经量或多或少，色暗有块，胸胁、乳房、小腹作胀，喜太息，苔薄，脉弦。

肾虚：经量少，色淡质稀，腰骶酸痛，舌淡，苔白，脉沉细弱。

脾虚：经量多，色淡质稀，神疲乏力，纳少腹胀，舌淡，苔白，脉缓。

【治疗】

基本治疗

（1）月经先期。

治法 理气调血，固摄冲任。以任脉穴及足太阴经穴为主。

主穴 关元、血海、三阴交、地机。

配穴 实热证配曲池、太冲；虚热证配太溪；气虚证配足三里、气海、脾俞。月经过多配隐白。

方义 关元为任脉穴，当足三阴经、任脉之会，乃调理冲任的要穴；血海、三阴交为足太阴脾经之经穴，地机为足太阴脾经之郄穴，均为妇科调经要穴。

操作 气虚者针后加灸或用温针灸。配穴中的隐白用灸法。

（2）月经后期。

治法 益气和血，调畅冲任。以任脉穴及足太阴经穴为主。

主穴 气海、三阴交、归来。

配穴 实寒证配天枢、神阙、子宫；虚寒证配命门、关元。

方义 气海可益气和血，温灸更可温经散寒；三阴交为足三阴经之交会穴，可调补肝、脾、肾，配归来以和血调经。

操作 常规针刺法，配穴按虚补实泻法操作，可用灸法或温针灸。神阙用灸法。

（3）月经先后无定期。

治法 调补肝肾，调理冲任。以任脉穴及足太阴经穴为主。

主穴 关元、三阴交、肝俞。

配穴 肝郁配期门、太冲；肾虚配肾俞、太溪；脾虚配脾俞、足三里。胸胁胀痛配膻中、内关。

方义 关元可补肾培元、通调冲任；三阴交为足三阴经之交会穴，能补脾胃、益肝肾、调气血；肝俞乃肝之背俞穴，有疏肝理气之作用。三穴共用，可调理经血。

操作 常规针刺法，虚证可加灸。

【考核】

1. 针刺法

以本病为例，演示针刺法治疗全过程。

（1）按照本手册，阐述本病概述，演示接诊与诊查，作出辨证描述，选取治法、主穴与配穴，按照疾病的操作要求，演示治疗过程。

（2）参照第十一章的《毫针刺法测试表》，演示三种进针方法、三种行针方法；说出三种针刺意外的原因和临床表现，掌握晕针的处理方法。

2. 灸法

辨病辨证选穴，多用于虚证、寒证。参照《艾灸疗法测试表》操作。

【按语】

（1）针灸对月经不调有较好的疗效，但首先要对器质性病变引起的月经不调加以识别，并及早进行适当治疗。

（2）针灸治疗一般多在经前5～7日开始，至月经来潮停止，连续治疗3个月为1个疗程。若经行时间不能掌握，可于月经净止之日起针灸，隔日1次，直到月经来潮为止，连续治疗3～5个月。

（3）经期注意卫生，少进生冷及刺激性饮食，避免精神刺激，适当减轻体力劳动强度。

（4）三阴交为足太阴脾经、足少阴肾经和足厥阴肝经的交会穴，具有调补肝肾、补脾益气的作用；且足三阴经在循行上均经过小腹，与主胞宫的任脉和主一身之精血的冲脉相会。

【临床案例】

王×，女，34岁。经行不规律，月经延期2年余。自诉于2年前生产后出现经期延后，少则推迟7～10日，多则2个月一行。经行时小腹冷痛，遇热痛减，月经量少、色暗、夹有血块。现症见：善太息，颜面可见褐斑，纳眠可，二便调。查体：舌体胖大、舌质暗、苔薄白，脉细弦。就诊日为患者月经后1周。治则：补肾填精、滋养冲任。取穴：中脘、下脘、气海、关元、神阙、复溜、大赫、足三里、上巨虚、太冲、内关、百会、本神、列缺。复诊多日，按月经来潮时机应时针灸调理后，效果佳。后随访，患者月经周期稳定在30～35日，痛经症状亦减。

孙思邈的《备急千金要方》曰："治月经不调，或月头，或月后，或如豆汁，腰痛如折，两脚疼，胞中风寒，下之之方大黄、朴硝各四两，牡丹三两，桃仁一升，人参、阳起石、茯苓、甘草、水蛭、虻虫各二两，右十味呚咀，以水九升，煮取三升，去滓，纳朴硝令烊尽，分三服，相去如一饭顷。"

经　闭

【概述】

经闭是指女子年过16周岁而月经尚未来潮，或经行又复中断3个月经周期以上的病证（妊娠或哺乳期除外）。其发生常与禀赋不足、七情所伤、感受寒邪、房事不节、过度节食、产育或失血过多等因素有关。病位主要在胞宫，与肝、肾、脾、胃有关。基本病机是血海空虚或脉道不通，前者为血枯经闭，后者为血滞经闭。

在西医学中，经闭多见于下丘脑、垂体、卵巢、子宫等功能失调，或甲状腺、肾上腺等疾病，消耗性疾病、过度节食导致的营养不良也会引起经闭。

【接诊与诊查】

1. 问主症

女子年过16周岁而月经尚未来潮，或经行又复中断3个月经周期以上（妊娠或哺乳期除外）。

2. 问伴随症状

有无月经量改变、月经周期改变。

3. 问诱发或加重因素

常与禀赋不足、七情所伤、感受寒邪、房事不节、过度节食、产育、失血过多或使用药物（避孕药、镇静药、抗抑郁药）等因素有关。

4. 望、闻并查

患者与常人往往无明显异常，部分可见面色潮红，或苍白，或萎黄，依据其具体症状而定；注意观察其月经性状。

【辨证】

主症 女子年逾16周岁而尚未初潮，或经行又复中断3个月经周期以上。

（1）血枯经闭。

肝肾不足：头晕耳鸣，腰膝酸软，口干咽燥，五心烦热，潮热盗汗，舌红，苔少，脉弦细。

气血亏虚：头晕目眩，心悸气短，神疲肢倦，食欲不振，舌淡，苔薄白，脉沉缓。

（2）血滞经闭。

气滞血瘀：情志抑郁，或烦躁易怒，胸胁胀满，小腹胀痛拒按，舌质紫暗或有瘀斑，脉沉弦。

寒凝胞宫：小腹冷痛，形寒肢冷，喜温暖，苔白，脉沉迟。

痰湿阻滞：形体肥胖，胸胁满闷，神疲倦怠，白带量多，苔腻，脉滑。

【治疗】

基本治疗

（1）血枯经闭。

治法 调补冲任，养血通经。以任脉穴及足阳明经、足太阴经穴为主。

主穴 关元、足三里、归来。

配穴 肝肾不足配太溪、肝俞;气血亏虚配气海、脾俞。

方义 关元为任脉与足三阴经之交会穴,可补下焦真元而化生精血;足阳明胃经之合穴,可健脾胃而化生气血;归来位于下腹部,具有活血调经的作用,为治疗经闭的特效穴。

操作 毫针补法,可灸。

(2)血滞经闭。

治法 通调冲任,活血通经。以任脉穴及足太阴经、手阳明经穴为主。

主穴 中极、血海、三阴交、合谷。

配穴 气滞血瘀配膈俞、太冲;寒凝胞宫配子宫、命门、神阙;痰湿阻滞配阴陵泉、丰隆。

方义 中极为任脉穴,能通调冲任、疏通下焦;血海、三阴交、合谷可活血通经,三穴合用,活血化瘀的作用明显,可以使气血、冲任调和,经闭则通。

操作 毫针泻法。

【考核】

1. 针刺法

以本病为例,演示针刺法治疗全过程。

(1)按照本手册,阐述本病概述,演示接诊与诊查,作出辨证描述,选取治法、主穴与配穴,按照疾病的操作要求,演示治疗过程。

(2)参照第十一章的《毫针刺法测试表》,演示三种进针方法、三种行针方法。说出三种针刺意外的原因和临床表现,掌握晕针的处理方法。

2. 灸法

辨病辨证选穴。多用于虚证、寒证。参照《艾灸疗法测试表》操作。

【按语】

(1)本病病因复杂,可为功能性或器质性疾病所致。一般而言,针刺法对精神因素及功能性病因所致的经闭疗效较好,对生殖系统疾病或全身性疾病,或先天发育不全所致的经闭针灸效果不理想。

(2)注意情绪调节,保持乐观、豁达的心态,加强体育锻炼,增强体质,劳逸结合,生活起居有规律。

（3）对于经闭的治疗，西医首选激素疗法。激素疗法能在一定程度上树立患者的治疗信心，改善其临床症状，但从远期疗效来看，由于疾病并没有从根本上得到治疗，后期激素治疗无效的现象在临床多有发生。针灸对表邪郁闭所致的经闭疗效较好，且治疗周期短，也避免了西药激素疗法带来的副作用。

（4）温针灸治疗经闭具有独特优势。寒凝血瘀型经闭患者经温针灸治疗后，卵泡刺激素（FSH）、黄体生成素（LH）、雌二醇（E_2）、睾酮（T）水平均明显上升，提示温针灸可通过对患者的下丘脑-垂体-卵巢-子宫生殖轴的影响，促进垂体中FSH、LH的释放，从而刺激卵巢分泌E_2，改善经闭症状。

【临床案例】

车×，女，18岁。初次月经15岁来潮，周期、经量、行经天数正常。自诉1年前开始出现经闭，用西药黄体酮治疗，停药后又经闭。现症见：经闭半年以上，舌质淡，苔薄，脉细。用桃红四物汤加淫羊藿、肉桂、菟丝子14剂，每日1剂。针刺耳穴神门、子宫、内分泌；针刺体穴血海、丰隆、三阴交，每周2次。治疗3个月后月经来潮，经量中等、色红，4日干净，舌质润，脉细。继服前方数月，月经如期而至，色、量正常。

不　孕

【概述】

不孕是指育龄妇女婚后未避孕，配偶生殖功能正常，有正常性生活，同居2年以上而未怀孕；或曾有妊娠，而又2年以上未怀孕。前者为原发性不孕，又称"全不产"；后者为继发性不孕，又称"断绪"。其发生常与先天禀赋不足、房事不节、反复流产、情志失调、饮食所伤等因素有关。病位在胞宫，与任冲二脉及肾、肝、脾关系密切。基本病机，虚证多为肾虚宫寒，实证多为肝气郁结或痰瘀互阻，导致冲任气血失调。

本病常见于西医学的排卵功能障碍、输卵管阻塞、子宫内膜异位症、宫颈炎以及内分泌失调等疾病。

【接诊与诊查】

1. 问主症

育龄妇女婚后未避孕，配偶生殖功能正常，有正常性生活，同居2年以上而未怀孕；或曾有妊娠，而又2年以上未怀孕。

2. 问伴随症状

有无月经量改变、月经周期改变。

3. 问诱发或加重因素

常与先天禀赋不足、房事不节、反复流产、情志失调、饮食所伤等因素有关。

4. 望、闻并查

患者与常人往往无明显异常，部分可见面色潮红，或苍白，或萎黄，依据其具体症状而定；注意观察其月经性状。

【辨证】

主症 育龄妇女婚后2年，配偶生殖功能正常，未避孕而未怀孕。

肾虚宫寒：月经后期，量少色淡，面色晦暗，性欲淡漠，小便清长，大便不实，舌淡，苔白，脉沉细或沉迟。

肝气郁结：多年不孕，经期先后不定，经来腹痛，行而不畅，量少、色暗有块，经前乳房胀痛，精神抑郁，烦躁易怒，舌质正常或暗红，苔薄白，脉弦。

痰湿阻滞：形体肥胖，月经后期，甚或经闭，带下量多、色白黏稠，头晕心悸，胸闷泛恶，舌淡胖，苔白腻，脉滑。

瘀滞胞宫：月经后期，经行腹痛，经量多少不一，经色紫暗、有血块，块下痛减，舌质紫暗或有瘀斑，苔薄白，脉弦或细涩。

【治疗】

基本治疗

治法 调理冲任，益肾助孕。以任脉穴及肾之背俞穴、原穴为主。

主穴 关元、肾俞、太溪、次髎、三阴交。

配穴 肾虚宫寒配命门；肝气郁结配太冲、期门；痰湿阻滞配阴陵泉、丰隆；瘀滞胞宫配血海、膈俞。

方义 关元为任脉穴，与肾俞及肾之原穴太溪配用，可益肾固本、调理冲任；次髎位于骶部，邻近胞宫，能行瘀通络、调经助孕；三阴交为足三阴经之交会穴，可健脾化湿、补益肝肾、调理冲任。

操作 肾虚者可加用灸法。

【考核】

1. 针刺法

以本病为例，演示针刺法治疗全过程。

（1）按照本手册，阐述本病概述，演示接诊与诊查，作出辨证描述，选取治法、主穴与配穴，按照疾病的操作要求，演示治疗过程。

（2）参照第十一章的《毫针刺法测试表》，演示三种进针方法、三种行针方法；说出三种针刺意外的原因和临床表现，掌握晕针的处理方法。

2. 灸法

辨病辨证选穴，多用于肾虚宫寒。参照《艾灸疗法测试表》操作。

【按语】

（1）引起不孕的原因很多，男女双方皆应查明原因，以便进行针对性治疗。针灸对神经内分泌功能失调性不孕有良好效果，而先天性生理缺陷导致的不孕，非针灸所宜。

（2）对不孕患者，应重点了解其月经、分娩、流产、产褥、性生活史，是否曾避孕及其方法等，有无过度肥胖及第二性征发育不良等情况，以及有无其他疾病。

（3）针灸治疗应重视治疗时机，即月经周期第12天开始，连续治疗3～5日，以促进排卵。

（4）在治疗上重视经络辨证，佐以脏腑、阴阳、气血、寒热、虚实辨证。首先，治疗从任、督、冲、带脉立论，正经结合奇经，尤重带脉；其次，强调沟通先天、后天之经气，调肝益肾，并理心、脾、胃三脏以安胞宫；同时重视调理经期，经调以嗣育。

（5）不孕虽然根本在先天，责之于后天失养，但由于证有虚有实，又有阴阳之异，既不能拘于先天，一味温元，亦不可拘于后天，专事滋补，即应"谨守病机""审证求因""谨察阴阳所在而调之，以平为期"。

【临床案例】

患者××，女，32岁，已婚，中学教师。因未避孕而未孕7年就诊。自诉婚后7年，丈夫体健，同居未孕，14岁初潮，月经欠规律。现症见：胁下有少许胀闷，易焦躁，善叹息，痛经、经量少、色暗红、夹有血块、质稠，经前乳房胀痛，白带量中，偶有小腹坠胀感；纳食一般，眠差而梦多，小便可，大便偏干；舌暗红、苔薄白，脉弦细。中医诊断：不孕症。辨证：肾阴亏虚、肝郁气滞。治则：滋阴补肾、疏肝解郁。取穴：百会、神门、乳根、中脘、神阙、关元、带脉、子宫、足三里、太冲、三阴交、肾俞、四花穴。针灸1次后月经即至，坚持1个疗程后，患者自觉情绪明显好转，纳眠及二便改善；治疗2个疗程后，患者月经周期恢复正常，胁下胀闷感消失，嘱患者监测排卵。连续治疗10次后，患者告知已成功受孕。

绝经前后诸证

【概述】

绝经前后诸证，又称"经断前后诸证"，是指妇女在绝经前后出现月经紊乱或停止、烘热汗出、潮热面红、情志异常、头痛、眩晕、心悸、失眠、健忘、腰背酸痛、皮肤感觉异常等一系列症状的病证。其发生多与禀赋不足、情志所伤、劳逸失度、经孕产乳所伤、天癸将竭等因素有关。本病是妇科常见病证，好发于45～55岁的中年妇女，一般不影响日常生活和工作，只有10%～30%的妇女会出现严重症状，不能坚持正常的工作和生活，影响生活质量，需要积极治疗。经明确诊断及治疗后，一般预后良好。

西医学中的围绝经期综合征、双侧卵巢切除或放射治疗后卵巢功能衰竭出现围绝经期综合征表现者，可参照本病辨证治疗。

【接诊与诊查】

1. 问主症

绝经前后，出现月经紊乱或停止。

2. 问伴随症状

潮热面红、情志异常、头痛、眩晕、心悸、失眠、健忘、腰背酸痛、皮肤感觉异常等一系列症状。

3. 问诱发或加重因素

常与禀赋不足、情志所伤、劳逸失度、经孕产乳所伤、天癸将竭等因素有关。

4. 望、闻并查

患者与常人往往无明显异常，部分可见面色潮红、皮肤干燥、手足心热等。

【辨证】

主症 绝经前后，出现月经紊乱或停止、烘热汗出、潮热面红、情志异常、头痛、眩晕、心悸、失眠、健忘、腰背酸痛、皮肤感觉异常等一系列症状。

肾阴虚：绝经前后，烘热出汗，月经紊乱，月经提前，量少或量多，或崩或漏，经色鲜红，伴腰膝酸软而痛，眩晕耳鸣，五心烦热，颧红，舌红，少苔，脉细数。

心肾不交：绝经前后，烘热汗出，心悸，心烦失眠，头晕耳鸣，腰膝酸软，潮热盗汗，舌红，少苔，脉细数。

肾阳虚：绝经前后，经行量多，经色淡暗，或崩中漏下，面色㿠白或黧黑，记忆力下降、浑身疼痛、神疲乏力，面浮肢肿，小便清长，夜尿多，舌淡，苔白，脉弱。

肾阴阳两虚：绝经前后，烘热汗出，月经紊乱、量少或多，午寒乍热，头晕耳鸣，健忘，腰背冷痛，舌淡，苔薄，脉沉弱。

心脾两虚：头晕心悸，失眠多梦，神倦健忘，经来量多，或淋漓不净，舌淡，苔薄，脉虚缓无力。

【治疗】

基本治疗

治法　滋肾益阴，佐以扶阳，调养冲任，充养天癸。

主穴　大椎、百会、内关、心俞、脾俞、肾俞、胃俞、气海、膻中、足三里、三阴交、太冲等穴，每次依主症酌选4～6穴。

配穴　心烦加大陵；烦热加涌泉；五心烦热加劳宫；失眠加神门；心悸加通里；精神异常加水沟、大陵；腹胀纳少加中脘；浮肿加水分、关元；便溏加天枢、阴陵泉。

方义　督脉入络脑，大椎为督脉与诸阳经交会穴，百会亦为督脉穴，可扶阳、调神安神；内关、膻中养血安神；心俞、脾俞、肾俞、胃俞、太冲补益五脏、调六腑；肾俞调养冲任，充养天癸；气海、足三里补益气血；三阴交为肝、脾、肾经的交会穴，可益气养血安神。

操作　毫针刺法，补法或平补平泻。肾阳虚，可加灸法。

耳针法。取卵巢、屏尖、神门、脑、下脚端、心、肝、脾、肾等穴，每次酌选3～4穴，予中等刺激。

【考核】

1. 针刺法

以本病为例，演示针刺法治疗全过程。

（1）按照本手册，阐述本病概述，演示接诊与诊查，作出辨证描述，选取治法、主穴与配穴，按照疾病的操作要求，演示治疗过程。

（2）参照第十一章的《毫针刺法测试表》，演示三种进针方法、三种行针方法；说出三种针刺意外的原因和临床表现，掌握晕针的处理方法。

2. 灸法

辨病辨证选穴。多用于虚证、寒证。参照《艾灸疗法测试表》操作。

3. 耳针法

取卵巢、屏尖、神门、脑、下脚端、心、肝、脾、肾等穴，每次酌选3～4穴，中等刺激。参照《耳穴压籽法测试表》操作。

【按语】

（1）注意劳逸结合，生活规律，调畅情志，睡眠充足，增加活动，加强锻炼，增强机体抵抗力。

（2）定期体检，绝经前后是骨质疏松、心脑血管疾病、肿瘤等多种疾病的高发阶段，应未病先防，既病防变。

（3）如果经期延长太久，经量太多，或停经后又出现阴道流血，或白带增多时，应及早检查。

（4）引导患者适当了解绝经期相关知识，为顺利度过这一时期提供心理支持，以提高患者的自我调控能力。

（5）饮食宜清淡、富有营养，避免油腻、过甜、过咸、辛燥的食物。

（6）临床以针药结合治疗绝经前后诸证的效果显著，副作用少，可对神经内分泌免疫网络进行整体调节，使之趋于平衡。

（7）针灸可调节下丘脑-垂体-卵巢轴中的不同环节及路径，改善神经递质、雌激素水平或雌激素受体情况，进而起到改善绝经前后女性睡眠障碍的作用。

【临床案例】

闫×，女，50岁。因月经失调1年余，伴潮热汗出半年就诊。自诉去年因家庭原因遭受刺激后，闭经3个月余，此次月经量多、色红，经行小腹坠痛，持续10余日方净。近半年开始出现潮热汗出症状，日发作数次，心情烦躁、口干口渴，饮水后不能缓解，胸胁胀痛，周身乏力，头晕耳鸣，腰膝酸软，整夜不能入睡，食欲欠佳，便溏，小便调，舌质偏暗、有瘀点，苔少，脉弦细，尺脉弱。中医诊断：绝经前后诸证。辨证：肾阴虚血瘀兼肝郁。治则：补肾健脾、疏肝解郁。取穴：太溪、太冲、合谷、内关、关元、肾俞、神门、子宫穴、三阴交。3个月后，患者自诉月经已恢复正常，其余不适症状较前也有明显改善，心情舒畅。继续随诊3个月，诸症均无复发。

痛　经

【概述】

痛经是指妇女在经期或经期前后发生周期性小腹疼痛，或痛引腰骶，甚至剧痛难忍，或伴有恶心呕吐的病证。以青年女性为多见。其发生常与受寒饮冷、情志不调、起居不慎、先天禀赋不足、久病体虚等因素有关。病位在胞宫，与冲、任二脉及肝、肾关系密切。基本病机，实证是冲任瘀阻，气血运行不畅，胞宫经血流通受阻，不通则痛；虚证为冲任虚损，胞宫、经脉失却濡养，不荣则痛。

在西医学中，痛经可分为原发性痛经（PD）和继发性痛经两类。原发性痛经见于月经初潮后不久的未婚或未孕妇女，继发性痛经多见于有子宫内膜异位症、急慢性盆腔炎、宫颈狭窄及阻塞等的妇女。

【接诊与诊查】

1. 问主症

经期或经期前后发生周期性小腹疼痛，甚至剧痛难忍。

2. 问伴随症状

小腹疼痛放射到股内侧及阴道和肛门，或放射到胸胁、乳房，或伴有恶心呕吐。虚证可伴神疲乏力，头晕眼花，心悸气短。

3. 问诱发或加重因素

常与受寒饮冷、情志不调、起居不慎、先天禀赋不足、久病体虚等因素有关。寒凝者得热则舒，气滞血瘀者血块下后痛减，虚证则按之痛减。

4. 望、闻并查

表情痛苦，实证见痛处拒按，经色紫暗、有血块；虚证则隐痛喜按，经行量少、色红或色淡。

【辨证】

（1）实证。

主症　经前或行经期小腹剧烈疼痛，痛处拒按。

寒凝血瘀：小腹冷痛，可放射到股内侧、阴道及肛门，得热则舒，经血量少，色紫暗、有血块，舌淡胖，苔白，脉沉紧。

气滞血瘀：小腹胀痛，可放射到胸胁、乳房，经行不畅，经色紫暗、有血块，血块下后痛减，舌紫暗或有瘀斑，脉沉弦或涩。

（2）虚证。

主症 行经期或经后小腹或腰骶部绵绵隐痛，痛处喜按。

肾气亏损：腰骶部隐痛，经行量少、色红，伴头晕耳鸣，舌淡，苔薄，脉沉细。

气血不足：小腹绵绵作痛，空坠不适，月经量少、色淡，伴神疲乏力、头晕眼花、心悸气短，舌淡，苔薄，脉细弱。

【治疗】

基本治疗

（1）实证。

治法 行气活血，调经止痛。以任脉穴、足太阴经穴为主。

主穴 中极、三阴交、地机、次髎、十七椎。

配穴 寒凝血瘀配关元、归来；气滞血瘀配太冲、血海。

方义 中极为任脉穴，与足三阴经相交会，可通调冲任、理下焦之气；三阴交为足三阴经之交会穴，能调理肝、脾、肾，活血止痛；地机为脾经之郄穴，善于活血止痛，取之能行气、活血、止痛；次髎、十七椎是治疗痛经的经验效穴，单用即效。

操作 毫针泻法，寒凝者加艾灸。

（2）虚证。

治法 调补气血，温养冲任。以任脉穴及足阳明经、足太阴经穴为主。

主穴 关元、足三里、三阴交、次髎、十七椎。

配穴 肾气亏损配太溪、肾俞；气血不足配气海、脾俞。

方义 关元为任脉穴，又为全身强壮要穴，可补益肝肾、温养冲任；足三里为胃之下合穴，可补益气血；三阴交可调理肝、脾、肾，健脾，益气，养血。三穴合用，可使气血充足，胞宫得养，冲任自调。次髎、十七椎是治疗痛经的特效穴。

操作 毫针补法，可加灸。

【考核】

1. 针刺法

以本病为例，演示针刺法治疗全过程。

（1）按照本手册，阐述本病概述，演示接诊与诊查，作出辨证描述，选取治法、主穴与配穴，按照疾病的操作要求，演示治疗过程。

（2）参照第十一章的《毫针刺法测试表》，演示三种进针方法、三种行针方法；说出三种针刺意外的原因和临床表现，掌握晕针的处理方法。

2. 灸法

辨病辨证选穴，多用于虚证、寒证。参照《艾灸疗法测试表》操作。

【按语】

（1）针灸对原发性痛经有较好的疗效。对继发性痛经，应先明确诊断原发病，进行综合性治疗。

（2）经期应注意卫生，避免重体力劳动、剧烈运动和精神刺激，防止受凉、过食生冷。

（3）现代研究表明，针灸治疗痛经，与抑制子宫平滑肌痉挛、抑制前列腺素的释放、调节内分泌、调节中枢神经系统功能有关。

（4）针刺疗法由于具有疗效显著、患者依从性高、毒副作用小等优点，已成为治疗原发性痛经的常规干预措施之一。有荟萃分析结果提示，针灸治疗比使用非甾体抗炎药能更有效地减轻月经疼痛及相关症状，其疗效可在短期随访期内维持；针刺法可能成为一种有效和安全的治疗女性原发性痛经的方法。

【临床案例】

郭×，女，25岁。因腹部疼痛半小时，恶心欲吐，正值经期第1天就诊。自诉反复痛经10年，近1年疼痛加重。自15岁月经初潮开始，经期腹痛，以第1天最明显，伴腰部酸痛不适，喜按，痛甚时伴恶心呕吐。月经周期尚准，经期为5~6日，经色暗，夹有血块。经专科检查，未发现生殖器有器质性病变。此次经行腹痛甚，经色暗，有小血块，手足发凉，伴恶心呕吐，影响日常工作。舌淡，苔薄白，脉细。诊断：原发性痛经。取穴：神门、内生殖器、肾、腹和耳中等耳穴。施术后，患者自诉疼痛已明显减轻，出针后自觉身体轻松，能自行活动。治疗1次后未再就诊。半年后随访，患者诉治疗后半年内疼痛未再发作。

胎位不正

【概述】

胎位不正是指孕妇在妊娠28周之后,产科检查时发现胎儿在子宫体内的位置异常。其发生常与先天禀赋不足、情志失调、形体肥胖、负重劳作等因素有关。病位在胞宫,与冲任二脉及肾、肝、脾关系密切。基本病机是气血亏虚,转胎无力,或气机不畅,胎位难转。

本病在西医学中称为胎位异常,常见有臀位、横位、枕后位、足位等异常胎位。多见于腹壁松弛的孕妇或经产妇,是导致难产的主要因素之一。

【接诊与诊查】

1. 问主症

孕妇在妊娠28周之后,产科检查时发现胎儿在子宫体内的位置异常。

2. 问伴随症状

虚证者神疲乏力,少气懒言,心悸气短;胎儿在子宫体内的位置异常;气滞者伴情志抑郁,烦躁易怒,胸胁胀满,嗳气。

3. 问诱发或加重因素

常与先天禀赋不足、情志失调、形体肥胖、负重劳作等因素有关。

4. 望、闻并查

患者与常人往往无明显异常,部分可见面色潮红,或苍白,或萎黄,依据其具体症状而定。

【辨证】

主症 多无自觉症状,可在妊娠后期通过产前检查发现。

气血虚弱:神疲乏力,少气懒言,心悸气短,食少便溏,舌淡,苔薄白,脉滑无力。

气机郁滞:情志抑郁,烦躁易怒,胸胁胀满,嗳气,苔薄白,脉弦滑。

【治疗】

基本治疗

治法 调整胎位。以足太阳经之井穴为主。

主穴　至阴。

配穴　气血虚弱配足三里、脾俞；气机郁滞配肝俞、行间、足三里。

方义　至阴是足太阳经之井穴，与足少阴经相连，具有疏通经络、调整阴阳、纠正胎位的功能，为转胎之经验效穴。

操作　用灸法；配穴按虚补实泻针刺法，不宜强刺激。

【考核】

1. 针刺法

配穴按虚补实泻针刺法，不宜强刺激。

（1）按照本手册，阐述本病概述，演示接诊与诊查，作出辨证描述，选取治法、主穴与配穴，按照疾病的操作要求，演示治疗过程。

（2）参照第十一章的《毫针刺法测试表》，演示三种进针方法、三种行针方法；说出三种针刺意外的原因和临床表现，掌握晕针的处理方法。

2. 灸法

至阴、足三里、脾俞。参照《艾灸疗法测试表》操作。

3. 耳针法

取卵巢、屏尖、神门、脑、下脚端、心、肝、脾、肾等穴，每次酌选3～4穴，中等刺激。参照《耳穴压籽法测试表》操作。

【按语】

（1）艾灸至阴，矫正胎位的成功率较高，一般超过自然恢复率。针灸矫正胎位，简便、安全，对孕妇、胎儿均无不良影响。在治疗期间，孕妇配合膝胸卧位，每日2次，每次15分钟，效果更佳。

（2）一般要注意"多灸少针"的原则。妊娠28～32周是转胎最佳时机。

（3）治疗前要做相应检查，排除其他病因，因子宫畸形、骨盆狭窄、肿瘤，或胎儿本身因素引起的胎位不正，或习惯性早产、妊娠毒血症，不宜采用针灸治疗。

（4）中医认为，胎位不正是由孕妇气血虚弱或气血失和导致的。妇人以血为本，气为血之帅，血为气之母，气血不足导致气滞血瘀，胞脉受阻，胎儿转动不利，则引起胎位不正。

（5）至阴为足太阳膀胱经之井穴，五行属金，足太阳膀胱经经气由此交入足少阴肾经，能助肾水、调肾气。针刺至阴可调理气血，使气行则血行、血行则气畅，气血通畅而胎位自然转正，其为矫正胎位之经验效穴。

【临床案例】

陈×，女，26岁，工人。第一胎妊娠33周，B超和产前检查为臀位胎位，曾做膝胸卧位等治疗，疗效不佳。灸至阴，连灸3天，在治疗过程中，患者腹部胎儿活动剧烈，经B超确诊其胎位已正。后足月顺产一儿。

小儿遗尿

【概述】

遗尿是指5岁以上儿童，在睡中小便自遗，醒后方觉的一种病证。其发生常与禀赋不足、久病体虚、习惯不良等因素有关。病位在膀胱，与任脉及肾、肺、脾、肝关系密切。基本病机是膀胱和肾的气化功能失调，膀胱约束无权。另外，肝经热郁化火，也可迫注膀胱而致遗尿。

在西医学中，遗尿多见于神经发育尚未成熟，大脑皮质或皮质下中枢功能失调，也可见于泌尿系统异常、感染等疾病。偶因疲劳或睡前多饮而遗尿者，不作病态。

【接诊与诊查】

1. 问主症

睡中小便自遗，醒后方觉。数夜或每夜1次，甚至一夜数次。

2. 问伴随症状

肾气不足伴神疲乏力，面色苍白，肢凉怕冷；脾肺气虚则疲劳后遗尿加重，少气懒言，食欲不振，大便溏薄；肝经郁热则尿量少色黄味臊，性情急躁，面赤唇红，或夜间磨齿。

3. 问诱发或加重因素

常与禀赋不足、久病体虚、习惯不良等因素有关。

4. 望、闻并查

大部分患儿与常人无异，部分患儿可见发育迟缓、神情呆滞、体格瘦小等。

【辨证】

主症 睡中小便自遗，醒后方觉，数夜或每夜一次，甚至一夜数次。

肾气不足：神疲乏力，面色苍白，肢凉怕冷，白天小便亦多，舌淡，苔薄白，脉沉细无力。

脾肺气虚：疲劳后遗尿加重，少气懒言，食欲不振，大便溏薄，自汗出，舌淡，苔薄，脉细无力。

肝经郁热：尿量少、色黄、味臊，性情急躁，面赤唇红，舌红，苔黄，脉弦滑数。

【治疗】

基本治疗

治法　调理膀胱，温肾健脾。以任脉穴及膀胱之背俞穴、募穴为主。

主穴　关元、肾俞、中极、膀胱俞、三阴交。

配穴　肾气不足配命门、太溪；脾肺气虚配肺俞、气海、足三里；肝经郁热配蠡沟、太冲。夜梦多配百会、神门。

方义　关元为任脉与足三阴经之交会穴，配肾俞可培补元气，固摄下元；中极、膀胱俞合用，为膀胱之俞募配穴，可振奋膀胱气化功能；三阴交为足三阴经之交会穴，可通调肝、脾、肾三经经气，健脾益气，益肾固本而止遗尿。

操作　毫针补法，多灸。下腹部穴位，针尖向下斜刺，以针感达到前阴部为佳。

【考核】

1. 针刺法

（1）按照本手册，阐述本病概述，演示接诊与诊查，作出辨证描述，选取治法、主穴与配穴，按照疾病的操作要求，演示治疗过程。

（2）参照第十一章的《毫针刺法测试表》，演示三种进针方法、三种行针方法；说出三种针刺意外的原因和临床表现，掌握晕针的处理方法。

2. 灸法

关元、中极、膀胱俞、肾俞、三阴交。参照《艾灸疗法测试表》操作。

【按语】

（1）针灸治疗遗尿效果较好，可选择在下午治疗，或睡前用灸法治疗。

（2）消除患儿心理负担和紧张情绪，培养患儿按时排尿、睡前排尿的良好习惯，晚间适当控制患儿进水量，避免过度疲劳。

（3）关于小儿遗尿之病因病机，不仅可从肾气未充、膀胱气化失司、固摄水液功能失调方面考虑，临床更多见的是心肾不交，肾不上达于心，心神失养而致遗尿。

（4）针刺治疗小儿遗尿的取穴主要是三阴交、关元、中极、肾俞、膀胱俞等，归经主要是以任脉、足太阳膀胱经为主，并有循经取穴、使用特定穴、取用奇穴、远近结合的特点。

【临床案例】

××，女，5岁。其母代诉：自幼遗尿，数年来多方求治，曾予中西药物口服及针灸、拔罐等各种疗法，但效果不显，近来因感冒而加重。患儿近1周平均每日遗尿2~3次，不能自行醒来，需久唤方可苏醒，但神志亦处于朦胧状态，昼夜如是，多动、多言、少静，活动后易神疲乏力，面色无华，双目无神，舌淡，苔薄，脉沉细弱。治则：以关元、通里、大钟、百会、神庭、三阴交为主穴，并温灸关元15分钟。二诊时，得知患儿可被唤醒如厕；继续治疗5次后，患儿可自行醒来如厕，未有遗尿。3个月后随访，未见复发。

小儿惊风

【概述】

小儿惊风是以四肢抽搐、口噤不开、角弓反张，甚则神志不清为主症的病证，又称"惊厥"。本病来势凶险，变化迅速，为儿科危急重症之一，以1~5岁的小儿最为多见。根据其临床表现，分为急惊风与慢惊风两类。急惊风多由外感时邪、痰热内蕴、暴受惊恐引起，慢惊风则多由先天禀赋不足或久病正虚所致。病位主要在心、肝、脑，慢惊风还与脾、肾关系密切。基本病机为热极生风或肝风内动。

在西医学中，小儿惊风可见于高热、脑膜炎、脑炎、脑发育不全、癫痫等疾病。

【接诊与诊查】

1. 问主症

四肢抽搐、口噤不开、角弓反张，甚则神志不清。

2. 问伴随症状

有无高热、呕吐、腹泻等症状。

3. 问诱发或加重因素

急惊风多由外感时邪、痰热内蕴、暴受惊恐引起；慢惊风则多由先天禀赋不足或久病正虚所致。

4. 望、闻并查

有无全身肌肉强直性或阵发性痉挛，甚则神志不清；或起病缓慢，抽动无力，时发时止。

【辨证】

（1）急惊风。

主症　发病急骤，全身肌肉强直性或阵发性痉挛，伴高热，甚则神志不清。

外感惊风：发热头痛，咳嗽咽红，鼻塞流涕，烦躁不安，继而神昏，四肢抽搐或颤动，舌苔薄白或薄黄，脉浮数。

痰热惊风：壮热面赤兼烦躁不宁，摇头弄舌，呼吸急促，舌苔微黄，脉浮数或弦滑。

惊恐惊风：暴受惊恐后惊惕不安，身体战栗，喜投母怀，夜间惊啼，甚者惊厥抽风，神志不清，大便色青，脉律不齐，指纹紫滞。

（2）慢惊风。

主症　起病缓慢，抽动无力，时发时止。

脾肾阳虚：面黄肌瘦，形神疲惫，囟门低陷，昏睡露睛，时有抽搐，大便稀薄，舌淡，苔薄，脉沉迟无力。

肝肾阴虚：神倦虚烦，面色潮红，手足心热，舌红，少苔，脉沉细而数。

【治疗】

基本治疗

（1）急惊风。

治法　开窍醒神，息风镇惊。以督脉穴及手阳明经、足厥阴经穴为主。

主穴　水沟、印堂、合谷、太冲。

配穴　外感惊风配大椎、十宣或十二井穴；痰热惊风配丰隆、中脘；惊恐惊风配神门、内关。壮热配大椎、曲池；口噤配颊车。

方义　水沟、印堂为督脉穴，有醒脑开窍、醒神镇惊之功；合谷、太冲相配，可息风镇惊、开窍止痉，为治疗惊厥的常用效穴。

操作　毫针常规刺，用泻法。大椎、十宣或十二井穴点刺出血。

（2）慢惊风。

治法　健脾益肾，镇惊息风。以督脉穴、任脉穴及足阳明经、足厥阴经穴为主。

主穴　百会、印堂、气海、足三里、太冲。

配穴　脾肾阳虚配神阙、脾俞、关元；肝肾阴虚配肾俞、肝俞、太溪。

方义　百会、印堂为督脉穴，有醒神定惊之功，印堂尤为止痉要穴；气海可益气培元；足三里可健脾和胃、补益气血；太冲可平肝息风。

操作　毫针刺法，用平补平泻法或补法，可加灸。

【考核】

1. 针刺法

（1）按照本手册，阐述本病概述，演示接诊与诊查，作出辨证描述，选取治法、主穴与配穴，按照疾病的操作要求，演示治疗过程。

（2）参照第十一章的《毫针刺法测试表》，演示三种进针方法、三种行针方法；说出三种针刺意外的原因和临床表现，掌握晕针的处理方法。

2. 灸法

用于慢惊风虚证。参照《艾灸疗法测试表》操作。

3. 三棱针法

取大椎、十宣或十二井穴，用三棱针点刺出血。参照《三棱针刺法测试表》操作。

【按语】

（1）针刺法对惊风有较好的缓解作用。惊风发作时，应立即让患儿平卧，使其头偏向一侧，解开其衣领，将压舌板缠上多层纱布，塞入患儿上、下臼齿之间，防止其咬伤舌头。保持呼吸道通畅，有条件的，随时吸出呼吸道痰涎和分泌物。

（2）针刺法配以药物治疗小儿惊风，既克服了单纯用药或单纯针刺而易复发的缺点，又能够在复发时重复多次使用，避免了重复使用镇静剂而出现抑制呼吸和积蓄中毒的弊端，使用安全、有效。

（3）小儿脏腑娇嫩，外邪入内化热，蕴久生火生痰，闭阻清窍，引动肝风，导致惊厥发作。发作时可引起脑细胞缺氧，甚至产生脑水肿，呼吸衰竭而危及生命。惊厥发生的次数越多，继发癫痫及智力低下等严重后果的可能性就越大，因此在临床上，迅速控制惊厥是抢救的关键。

【临床案例】

黄×，男，3岁。面色淡白，神靡气促，四肢厥冷，瞑目易惊，鼻出气冷，喉中有痰声，无潮热，小便清白，大便溏薄，日泻3～4次，每餐只食少量半流质食物，脉细，舌苔白滑。此患儿禀赋薄弱，病延日久，元气不复。中医诊断：慢惊风。治则：调理脾胃、敛肠止泻，兼以息风止惊。取穴：取印堂，留针捻转1分钟，针后加麦粒大小的艾炷灸5壮，再用黄豆大小的艾炷灸中脘、关元、神阙、天枢各5壮。连灸一周，症状逐渐好转，脉细，舌苔薄白，四肢转温，泄泻止。

明代医家万全的《幼科发挥》曰："蕲水沙坂徐淑道，一子患惊风，先求医张姓者治之，数日不效。请予往，痰喘正急，惊搐频发。予先治其痰，次治其搐，以次而定，唯身热犹炽。张姓欲用解毒药竹叶汤、小柴胡汤。予皆不可，谓之曰：小儿肝常有余，脾常不足，病发于肝，风木太旺，脾土受伤，此乃虚热，勿用寒凉，致损中气也。乃用四君子汤加炙黄芪、炒黑干姜，一服而安。"

小儿食积

【概述】

小儿食积是指小儿以不思饮食、食而不化、腹部胀满、大便不调为主症的病证。其发生常与素体虚弱、饮食不节、喂养不当等因素有关。病位在脾胃。基本病机是脾胃运化失调，气机升降失常。

在西医学中，小儿食积多见于胃肠消化不良等疾病。

【接诊与诊查】

1. 问主症

不思饮食、食而不化、腹部胀满、大便不调。

2. 问伴随症状

是否有烦躁不安、夜间哭闹、呕吐等症状。

3. 问诱发或加重因素

常与素体虚弱、饮食不节、喂养不当等因素有关。

4. 望、闻并查

不思饮食，胃脘胀满或疼痛，呕吐酸馊乳食，大便酸臭，或溏薄，或秘结。

【辨证】

主症 不思饮食，胃脘胀满或疼痛，呕吐酸馊乳食，大便酸臭，或溏薄，或秘结。

乳食内积：腹痛胀满，拒按，烦躁多啼，夜卧不安，小便短黄如米泔，低热，手足心热，舌红，苔白厚或黄腻，脉滑数，指纹紫滞。

脾胃虚弱：面色萎黄，形体较瘦，困倦乏力，夜卧不安，腹胀满，喜按，大便稀溏，夹有乳食残渣，唇舌淡红，苔白腻，脉细滑。

【治疗】

基本治疗

治法 健脾和胃，消食化积。以胃之募穴和下合穴，以及大肠之募穴和下合穴为主。

主穴 中脘、天枢、足三里、上巨虚。

配穴 乳食内积配梁门、建里；脾胃虚弱配脾俞、胃俞。呕吐配内关。

方义 本病为胃肠运化失常，故取胃之募穴中脘、大肠之募穴天枢，以疏通脘腹部气机，为局部选穴；取胃之下合穴足三里与大肠之下合穴上巨虚相配，属于远端选穴，可调理胃肠。

操作 常规针刺法。

【考核】

针刺法

以本病为例，常规针刺，演示针刺法治疗全过程。

（1）按照本手册，阐述本病概述，演示接诊与诊查，作出辨证描述，选取治法、主穴与配穴，按照疾病的操作要求，演示治疗过程。

（2）参照第十一章的《毫针刺法测试表》，演示三种进针方法、三种行针方法；说出三种针刺意外的原因和临床表现，掌握晕针的处理方法。

【按语】

（1）针灸对小儿食积治疗效果良好，见效快速，方法简便，可节省时间与费用。单纯应用针灸治疗，并纠正错误的喂养方法，即可治好小儿食积，再配以灸法、饮食疗法及药物疗法，则疗效更好。

（2）饮食调节是预防小儿食积发生的重要环节，故小儿饮食须定时定量，应选择新鲜、清洁、易消化、富有营养的食物，不宜过饱、过饥、偏食，勿过食肥甘油腻、生冷之品。要掌握小儿的饮食规律，随小儿年龄增长，逐步增加与小儿生长相适应的食物。

（3）针灸疗法产生疗效的机制与巴甫洛夫关于高级神经活动的学说是一致的，即通过对神经的弱刺激，以调节大脑皮层的机能活动，从而加强机体的反应性、抵抗力及防御机能。

（4）中医学认为，由于小儿脾胃薄弱，饮食不知自节，食物聚积于肠腑，从而导致腹痛。同时由于小儿特殊的生理特点，为稚阴稚阳之体，脏腑娇嫩，形气未充，加上小儿无知，不能自调冷暖，若家长照顾不当，小儿容易感受外邪，或进食生冷食物，造成经络不畅，从而引起腹痛。

【临床案例】

刘×，女，5岁。其母代诉：患儿3月1日因感受风寒后出现阵发性腹痛，痛时拒按，浑身出汗，口唇发青，伴有呕吐，20分钟即停。现症见：患儿精神不振，食欲减退，面色发白，四肢不温，脉沉而弦。取穴：中脘、关元、足三里、公孙。针后，取中脘、神阙、关元拔火罐2分钟。初次针后，患儿自觉疼痛减轻，腹痛发作时间缩短。共治3次，病愈。

［附］疳证

【概述】

疳证是以面黄肌瘦、毛发稀疏、腹部膨隆、精神萎靡为主症的病证。可由多种慢性疾病引起，一般多见于5岁以下的婴幼儿。其发生常与喂养不当、病后失调、禀赋不足、感染虫疾等因素有关。病位主要在脾、胃，可涉及心、肝、肺、肾。基本病机是脾胃受损，气血津液亏耗。

在西医学中，疳证多见于小儿严重营养不良、佝偻病以及慢性腹泻、肠道寄生虫病等。

【接诊与诊查】

1. 问主症

面黄肌瘦、毛发稀疏、腹部膨隆、精神萎靡、不思饮食。

2. 问伴随症状

疳气伴便质不调，性急易怒；疳积则伴嗜食或异，肚腹鼓胀，甚至青筋暴露，时有腹痛，睡中磨牙；干疳见极度消瘦，皮肤干瘪，大肉已脱，毛发干枯，啼哭无力，腹凹如舟。

3. 问诱发或加重因素

常与喂养不当、病后失调、禀赋不足、感染虫疾等因素有关。

4. 望、闻并查

神疲，羸瘦，面色萎黄，毛发稀疏或干枯。疳气者唇舌色淡；疳积见肚腹鼓胀，甚则青筋暴露；干疳见极度消瘦，皮肤干瘪，大肉已脱，毛发干枯，啼哭无力，腹凹如舟。

5. 望舌

舌淡居多，干疳者苔少。

6. 切脉

多脉细，疳气者脉细而无力，疳积者脉细弦，干疳者脉细弱。

【辨证】

主症 精神疲惫，形体羸瘦，面色萎黄，毛发稀疏或干枯。

疳气（脾胃失和）：大便干稀不调，性急易怒，不思饮食，唇舌色淡，脉细无力。

疳积（脾胃虚损或虫毒为患）：食欲不振，或嗜食无度，或喜食异物，肚腹鼓胀，甚则青筋暴露，时有腹痛，睡中磨牙，舌淡，脉细弦。

干疳（重症疳积）：形体极度消瘦，皮肤干瘪，大肉已脱，毛发干枯，啼哭无力，腹凹如舟，舌淡嫩，苔少，脉细弱。

【治疗】

基本治疗

治法 健脾益胃，化滞消疳。以胃之募穴、下合穴为主。

主穴 中脘、足三里、四缝。

配穴 疳气配太冲、章门、胃俞；疳积配天枢、下脘、三阴交；干疳配神阙、气海、膏肓。大便下虫配百虫窝。

方义 脾胃乃后天之本，若脾胃功能旺盛，则生化之源可复。胃之募穴、腑之会穴为中脘，可和胃理肠，足阳明经之合穴、胃之下合穴为足三里，可扶土而补中气；四缝为奇穴，是治疗疳积的经验穴。

操作 四缝用三棱针点刺，出针后轻轻挤出液体，并用无菌干棉球擦干。一般采取速刺，不留针。

【考核】

1. 针刺法

以本病为例，演示针刺法治疗全过程。

（1）按照本手册，阐述本病概述，演示接诊与诊查，作出辨证描述，选取治法、主穴与配穴，按照疾病的操作要求，演示治疗过程。

（2）参照第十一章的《毫针刺法测试表》，演示三种进针方法、三种行针方法；说出三种针刺意外的原因和临床表现，掌握晕针的处理方法。

2. 三棱针法

三棱针点刺四缝，出针后轻轻挤出液体，并用无菌干棉球擦干。参照《三棱针刺法测试表》操作。

【按语】

（1）针刺法治疗疳证有较好的效果。其他疾病如肠寄生虫病等引起的疳证，要先根治原发病。

（2）提倡母乳喂养，乳食须定时定量，不宜过饱，勿过食肥甘油腻、生冷之品。

五软、五迟（小儿脑性瘫痪）

【概述】

本病属中医学五软、五迟、胎弱、胎怯等范畴。西医与小儿脑性瘫痪相当，简称"脑瘫"，是指不同原因引起的非进行性中枢性运动功能障碍，可伴有智力低下、惊厥、听觉与视觉障碍及学习困难等，是多种原因引起脑损伤而致的后遗症。其发生与先天不足、产伤、后天失养、病后失调等因素有关。病位在脑，与五脏皆密切相关。基本病机是脑髓失充，五脏不足。

【接诊与诊查】

1. 问主症

智力低下，发育迟缓，四肢运动障碍。

2. 问伴随症状

肝肾不足者发育迟缓，喜卧；心脾两虚者语言发育迟缓，食少，便溏；痰瘀阻络者手足较伴肢麻。

3. 问诱发或加重因素

常与先天不足、产伤、后天失养、病后失调等因素有关。

4. 望、闻并查

肝肾不足见筋骨痿弱，发育迟缓，站立、行走或长齿迟缓，目无神采，面色不华、疲倦喜卧；心脾两虚者语迟，流涎；痰瘀阻络者失语，痴呆，手足软而不用，肢体麻木。

【辨证】

主症 智力低下，发育迟缓，四肢运动障碍。

肝肾不足：筋骨痿弱，发育迟缓，站立、行走或长齿迟缓，目无神采，面色不华，疲倦喜卧，舌质淡嫩，脉细弱。

心脾两虚：语言发育迟缓，流涎不禁，食少，便溏，舌淡，苔白，脉细弱。

痰瘀阻络：失语，痴呆，手足软而不用，肢体麻木，舌淡紫或边有瘀点，苔黄腻，脉弦滑或涩。

【治疗】

基本治疗

治法 健脑益智，化瘀通络。以督脉、足少阳经、手阳明经、足阳明经及夹脊为主。

主穴 百会、四神聪、夹脊、悬钟、足三里、合谷。

配穴 肝肾不足配肝俞、肾俞；心脾两虚配心俞、脾俞；痰瘀阻络配膈俞、血海、丰隆。语言障碍配通里、廉泉、金津、玉液；颈软配天柱；上肢瘫软配肩髃、曲池；下肢瘫软配环跳、阳陵泉；腰部瘫软配腰阳关。

方义 百会为督脉穴，督脉入络脑，故能健脑、调神、开窍；四神聪为经外奇穴，有健脑益智之功；夹脊可通阳、活络、强脊；悬钟为髓会，可益髓补脑、强壮筋骨；足三里可培补后天之本，化生气血，滋养筋骨、脑髓；合谷可调理气血、化瘀通络。

操作 主穴可分为两组，即夹脊为一组，其余穴为一组，隔日交替使用。每日1次，每次留针30分钟；或用速刺法，不留针。

【考核】

针刺法

以本病为例，演示针刺法治疗全过程。

（1）按照本手册，阐述本病概述，演示接诊与诊查，作出辨证描述，选取治法、主穴与配穴，按照疾病的操作要求，演示治疗过程。

（2）参照第十一章的《毫针刺法测试表》，演示三种进针方法、三种行针方法；说出三种针刺意外的原因和临床表现，掌握晕针的处理方法。

【按语】

（1）针灸治疗本病有一定效果，可配合功能训练和智力培训。提倡早期治疗。目前常用的治疗方法有物理疗法、康复训练、药物治疗和手术治疗等，以降低痉挛肌肉的肌张力、改善运动功能为主。

（2）予头皮刺激，可改善脑部血流速率，加快血液循环，连通各器官与脑部，利于营养物质供给及代谢产物排出，改善神经系统的代偿能力，兴奋相应部位神经元，促进脑部神经元发育，也可改善脑组织循环状态，促进受损细胞修复。

（3）本病注意与佝偻病相鉴别。

（4）脑性瘫痪主要的致病机制为脑低氧，缺血脑组织发生再灌注，生成大量氧自由基，破坏血脑屏障，加重脑水肿。脑髓鞘发育不良，中枢神经系统畸形，脑室周围白质软化，也会导致脑性瘫痪的发生。

【临床案例】

张×，男，2岁4个月。其母代诉患儿早产，出生时体重2.2千克，因黄疸3周住院治疗，有蛛网膜下腔出血病史，不会言语，可以行走，不能跳跃。脑电图结果显示异常。舌质淡，苔少，脉细沉，指纹淡。中医诊断：五迟、五软。辨证：心肾阴亏型。治则：滋阴清热、养血安神。取穴：管氏舌针（心、脾、肝、肾、中矩、舌柱、金津、玉液），管氏益脑十六穴，体针双侧（尺泽、曲泽、内关、神门、足三里、三阴交、太冲）。每周针刺2次，30次为1个疗程。患儿经针灸及中药治疗3个疗程，现已会简单称呼，行走较前自如，不能跳跃。

第三节 皮外伤科病证

蛇串疮

【概述】

蛇串疮是以皮肤突发簇集状疱疹，呈带状分布，并伴强烈痛感为主症的病证。因其疱疹常累如串珠，分布于腰、胁部，状如蛇形，故名"蛇串疮"，又称为"蛇丹""缠腰火丹"等。其发生常与情志不畅、过食辛辣厚味、感受火热时毒等因素有关。病位在皮部，主要与肝、脾相关。基本病机是火毒湿热蕴蒸于肌肤、经络。

本病相当于西医学的带状疱疹，是水痘–带状疱疹病毒所致的急性疱疹性皮肤病。

【接诊与诊查】

1. 问主症

春秋季节高发，成人多见。患部初起时皮肤灼热、刺痛、发红，继则出现簇集性如粟粒大小的丘状疱疹，多呈带状排列，多发生于身体一侧，以腰、胁部最为常见；疱疹消失后，部分患者可遗留疼痛，可持续数月或更久。

2. 问伴随症状

可伴有发热、乏力、烦躁易怒、局部淋巴结肿痛等全身症状，一般有低热、倦怠无力、全身不适、食欲不振，以及局部皮肤瘙痒、灼热感等前驱症状。

3. 问诱发或加重因素

遗传因素、感染因素、代谢障碍、免疫功能紊乱、精神因素。

4. 望、闻并查

皮疹多沿某一周围神经分布，以肋间神经、颈部神经、三叉神经及腰骶部神经支配区皮肤多见，多发生于身体一侧，不超过中线，累及双侧者极少；多以红斑起病，很快于红斑之上或正常皮肤上出现水疱，呈簇集性，基底及其周围发红，疱液起初澄清，之后可变为浑浊或呈出血性，顿挫型蛇串疮者可仅有红斑、丘疹；在出现皮疹之前或之后，亦可同时出现局部神经疼痛，多呈阵发性剧痛。

【辨证】

肝经火毒　皮损色鲜红，灼热疼痛，水疱饱满，疱壁紧张，口苦咽干，烦躁易怒，苔黄，脉弦滑数。

脾经湿热　皮损色淡红，疱壁松弛，常有糜烂性渗出液，起黄白水疱，脘腹痞闷，苔黄腻，脉滑数。

瘀血阻络　皮疹消退后，遗留顽固性疼痛，皮肤色暗。

【治疗】

1. 基本治疗

治法　泻火解毒，通络止痛。以局部阿是穴、病变相应节段夹脊及手少阳经、足少阳经穴为主。

主穴　阿是穴、夹脊、支沟、阳陵泉、行间。

配穴　肝经火毒配侠溪、太冲；脾经湿热配阴陵泉、血海；瘀血阻络配合谷、血海。便秘配天枢；心烦配神门。

方义　在阿是穴，即皮损局部围刺及刺络拔罐，可活血通络、祛瘀泻毒；选取病变相应节段夹脊，可调畅患部气血；支沟、阳陵泉可清泻少阳之邪热；行间为足厥阴肝经之荥穴，具有疏肝泻热之功。诸穴合用，能够清热泻火、通络止痛。

操作　在皮损局部围针、浅刺，在疱疹带的头、尾各刺一针，两旁则根据疱疹带的大小选取数点，向疱疹带中央沿皮平刺。或用三棱针点刺疱疹及其周围，加拔火罐，令每罐出血3～5毫升。夹脊向脊柱方向斜刺1.5寸，行捻转泻法，可用电针治疗。

2. 其他治疗

（1）火针法：以碘伏消毒，在疱疹起止的两端及中间选定治疗部位，根据疱疹带的大小确定所刺针数，以疱疹带数量的1/3～1/2为宜。进针深度以针尖刺破疱疹，达到其基底部为度。对于较大的脓疱或血疱（直径大于0.5厘米者），用粗火针点刺。刺后加拔火罐。患者就诊前3天每日治疗1次，之后隔日1次。适用于疱疹期。

（2）艾灸法：取疱疹患处阿是穴，用艾条回旋灸，以热引热，外透毒邪，每个部位施灸3～5分钟。或用铺棉灸，将药棉撕成薄薄的一片，面积同疱疹大小，覆盖于疱疹之上，从一边点燃。注意药棉片要足够薄，不要灼伤局部皮肤。

（3）灯火灸法：用灯心草蘸麻油，点燃后对准水疱中央点灼，发出清脆"啪"声即可。水疱破处，可涂碘伏消毒。

【考核】

1. 针刺法

以本病为例，演示针刺法治疗全过程。

（1）按照本手册，阐述本病概述，演示接诊与诊查，作出辨证描述，选取治法、主穴与配穴，按照疾病的操作要求，演示治疗过程。

（2）参照第十一章的《毫针刺法测试表》，演示三种进针方法、三种行针方法，说出三种针刺意外的原因和临床表现，掌握晕针的处理方法。

2. 电针法

参照《毫针刺法测试表》完成进针得气后，使用电针仪，予电针法，务必在人文沟通的基础上选取合适的刺激量。

3. 火针法

以碘伏消毒，用火针点刺疱疹。

4. 灸法

用艾条回旋灸法灸阿是穴。参照《艾灸疗法测试表》操作。

【按语】

（1）针灸治疗本病，特别是肝经郁热型蛇串疮，具有很好的效果，可止痛，促进疱疹吸收和结痂，缩短病程，减少后遗症。

（2）注意休息，加强营养，治疗期间不宜食肥甘辛辣之品，饮食宜清淡，并忌食海鲜发物，注意保暖，勿受寒凉。保持疱疹区的皮肤卫生。

（3）现代研究表明，针灸治疗带状疱疹与抑制炎症反应、促进炎症吸收、调节免疫功能有关，而针灸在增强免疫、抗炎、提高机体痛阈等方面有明显作用。因此，运用针灸疗法治疗本病具有疗程短、效果好的优点，同时避免了药物可能带来的副作用，能够迅速减轻患者的痛苦。

（4）针灸选穴的处方特点为以皮损处或皮损周围（阿是穴）以及皮损部位相对应的夹脊为主，这也是《黄帝内经》中"以痛为输""随而调之"等选穴原则的应用，直达病所，使湿热邪毒外泻、气血调和、经络疏通、扶正祛邪。

【临床案例】

张×，女，62岁。因左侧头面部疼痛1月余，加重伴右下肢肿胀1周余就诊。现症见：左侧头面部可见大小不等的色素沉着斑、结痂块，伴针刺样、烧灼样疼痛，手轻微触碰头部，则疼痛加重，右下肢水肿，无头晕、恶心等症；纳眠差，二便调。中医诊断：蛇串疮。辨证：心肾不交型。治则：交通心肾、补脾温肾。治法：脏腑推拿+温针灸。脏腑推拿：任脉、脾经、肾经；温针灸：神阙、中脘、气海、关元、天枢、四满、足三里、太溪、太冲、涌泉。治疗1次后，患者自觉全身轻松，手触碰头部，疼痛减轻，右下肢肿减轻。隔日治疗1次，共治疗4次后患者头面部疼痛消失，右下肢无水肿。

孙思邈《千金要方·卷二十五》曰："凡蠼螋虫尿人影着处，便令人病疮，其状身中忽有处疼痛如芒刺，亦如刺虫所螫后，起细瘰疬，作聚如茱萸子状，四边赤，中央有白脓如黍粟。亦令人皮肉急，举身恶寒壮热，剧者连起竟腰胁胸。"

踝关节扭伤

【概述】

踝关节扭伤是指踝关节部位韧带、肌腱、关节囊等软组织损伤引起的以踝关节肿胀、疼痛，甚至活动受限为主要表现的一种疾病。临床根据损伤部位，分为内翻型和外翻型两种；根据损伤程度，分韧带扭伤、部分撕裂和完全断裂三型。若急性韧带损伤修复不佳，韧带松弛，易致复发性损伤。中医称本病为"踝缝伤筋"。其发生与足部运动用力过猛或用力不当等因素有关。病位在踝部筋络。基本病机是经气运行受阻、气血壅滞。

【接诊与诊查】

1. 问主症

踝关节于扭伤之后骤然出现疼痛、活动受限，或可见局部明显肿胀，活动踝关节，则疼痛加重，一般2~3日内可现皮下紫瘀血斑。

2. 问伴随症状

活动时踝关节疼痛加重：踝关节扭伤过后，患部周围组织肿胀，受损韧带影响踝关节正常功能。

3. 问诱发或加重因素

体育活动、道路不平、穿高跟鞋等。

4. 望、闻并查

在踝关节内翻损伤时，可见外踝下方肿胀，外踝压痛明显，做足部内翻动作时，则外踝前下方剧痛。在踝关节外翻损伤时，可见内踝下方肿胀，内踝压痛明显，做足部外翻动作时疼痛加剧，注意查体时有无骨擦感。

【辨证】

足少阳经筋及阳跷脉证 足外踝周围肿胀疼痛或压痛明显（多见于踝关节外侧副韧带损伤），足内翻疼痛加剧。

足太阴经筋及阴跷脉证 足内踝周围肿胀疼痛或压痛明显（多见于踝关节内侧副韧带损伤），足外翻疼痛加剧。

【治疗】

1. **基本治疗**

（1）急性期（扭伤24小时以内）。

治法 疏调经筋，缓急止痛。以局部穴及相应同名经腕关节部穴为主。

主穴 阿是穴、阳池（或太渊）。

配穴 足少阳经筋及阳跷脉证配悬钟、丘墟、申脉；足太阴经筋及阴跷脉证配三阴交、商丘、照海。

方义 阿是穴可疏导局部气血、疏调经筋；足少阳经筋证，选同名经手少阳经腕关节部位的阳池；足太阴经筋证，选同名经手太阴经腕关节部位的太渊，属同名经配穴及上、下肢关节部位对应配穴，针刺法既可缓急止痛，又可疏调足少阳经、足太阴经气血，同名经同气相求，以达"通则不痛"。

操作 先针刺上肢远端穴位，行较强的捻转提插泻法，持续运针1～3分钟，同时嘱患者慢慢活动踝关节；然后针刺局部穴位，刺激手法宜轻柔，不宜过重。

（2）恢复期（扭伤24小时后）。

治法 舒筋活络，消肿止痛。以局部穴为主。

主穴 阿是穴。

配穴 足少阳经筋及阳跷脉证配丘墟、足临泣、申脉；足太阴经筋及阴跷脉证配商丘、照海、水泉。

方义 局部取穴，以疏通经络之瘀滞，恢复气血之流畅，发挥舒筋活络、消肿止痛之功，加速受伤经筋络脉的修复，恢复踝关节的功能。

操作 毫针刺用泻法，或在肿胀局部阿是穴行围刺法；可用温针灸、电针。

2. **其他治疗**

（1）刺络拔罐法：以皮肤针重叩压痛点至微出血，或以三棱针刺5～6针，加拔火罐，适用于恢复期且局部血肿明显者。

（2）穴位注射法：局部压痛点，用当归注射液，每穴注入0.5毫升，适用于恢复期。

（3）艾灸法：踝关节局部行悬灸法，适用于恢复期。

【考核】

1. 针刺法

以本病为例，演示针刺治疗全过程。

（1）按照本手册，阐述本病概述，演示接诊与诊查，作出辨证描述，选取治法、主穴与配穴，按照疾病的操作要求，演示治疗过程。

（2）参照第十一章的《毫针刺法测试表》，演示三种进针方法、三种行针方法，说出三种针刺意外的原因和临床表现，掌握晕针的处理方法。

2. 电针法

参照《毫针刺法测试表》完成进针得气后，使用电针仪，予电针法，务必在人文沟通的基础上选取合适的刺激量。

3. 艾灸法

踝关节局部行悬灸法。参照《艾灸疗法测试表》操作。

4. 刺络拔罐法

皮肤针重叩压痛点至微出血，或三棱针刺5～6针，加拔火罐。适用于恢复期，局部血肿明显者。参照《刺络拔罐法测试表》施行刺络拔罐；三棱针点刺后拔罐，隔日1次。

5. 穴位注射法

局部压痛点，用当归注射液，每穴注入0.5毫升。

【按语】

（1）针灸治疗踝关节扭伤，主要针对韧带扭伤及不完全损伤。当踝关节扭伤发生时，其周围的软组织往往同时受到损害，从而在一定程度上影响踝周韧带的功能，迁延日久，可能会使得踝关节的稳定性下降。

（2）急性期不宜勉强活动患部，24小时内配合冷敷，可以在极短的时间内收缩损伤的小血管，改善小血管的出血和渗出现象，并缓解局部炎症，减少肿胀和血瘀，减轻疼痛感。24小时后可予热敷。

（3）病程较长者要注意局部护理，注意患部保暖，避免风寒湿邪的侵袭。

吴×，男，19岁，大学生。因右踝关节疼痛肿胀2个月，加重1日就诊。自诉2个月前打篮球时右侧踝关节扭伤，足部肿胀、疼痛，行走困难，自搽红花油可缓解。每遇运动则疼痛加重。查体：右侧外踝至足背明显肿胀伴瘀斑，压痛（＋），踝屈伸痛（＋＋），活动受限。X线显示：未见骨折。诊断：踝关节软组织损伤。取穴：丘墟、昆仑、阿是穴、阳陵泉、足三里。治疗2个疗程后痊愈。

神经性皮炎

【概述】

神经性皮炎是以皮肤肥厚变硬、皮沟加深、苔藓样改变和阵发性剧烈瘙痒为特征的皮肤病，为皮肤神经功能失调所致，又称"慢性单纯性苔藓"。病变范围多局限，少有全身发病，多见于成年人。精神因素被认为是主要诱因，情绪紧张、焦虑都可促使皮损发生或复发。神经性皮炎属于中医学牛皮癣、顽癣、摄领疮范畴。其发生多与情志不遂、风热侵袭、过食辛辣等因素有关。病位在肌肤腠理和络脉，与肺、肝关系密切。基本病机是风热外袭或郁火外窜肌肤，化燥生风，使肌肤失养。

【接诊与诊查】

1. 问主症

初起时颈项后、肘膝关节、腰骶或会阴等部位瘙痒，但无皮疹；随后皮肤出现正常皮色或淡红色、如粟米至米粒大小、扁平、有光泽的皮疹，呈圆形或多角形，密集成群；日久皮损逐渐融合，扩大成片，皮肤增厚、皮粗糙，呈皮革样、苔藓样改变，搔抓后有脱屑，阵发性剧痒。

2. 问伴随症状

由于许多患者会用手抓挠患处，常会合并继发性感染，导致病变部位的周围毛囊、淋巴结发炎。

3. 问诱发或加重因素

情绪波动过大，总是处在烦躁易怒、高度紧张等不良情绪中，会导致自主神经功能失调，大脑皮层兴奋和抑制功能失衡，从而诱发神经性皮炎。

4. 望、闻并查

神经性皮炎分为局限型和泛发型两种类型，如果是局限型神经性皮炎，一般会在颈部、会阴、手肘、四肢、骶尾部患病，大多是单侧发病；如果是泛发型神经性皮炎，四肢和腰部是高发部位，皮疹数量较多，一般呈对称性分布。

【辨证】

风热侵袭　发病初期，皮肤瘙痒，丘疹呈正常皮色或红色，食辛辣食物后加重，舌淡红，苔薄黄，脉濡或浮数。

肝郁化火　因情志不畅而诱发或加重，心烦易怒，口苦咽干，舌红，脉弦。

血虚风燥　病久皮肤增厚，干燥粗糙，有色素沉着，舌淡，苔薄，脉细。

【治疗】

1. 基本治疗

治法　疏风止痒，清热润燥。以病变局部阿是穴及手阳明经、足太阴经穴为主。

主穴　阿是穴、曲池、血海、膈俞。

配穴　风热侵袭配外关、风池；肝郁化火配肝俞、行间；血虚风燥配肝俞、足三里、三阴交。

方义　阿是穴，既可宣散局部的风热郁火，又能疏通患部的经络气血，使患部肌肤得以濡养；曲池可祛风、清热、止痒；血海、膈俞可调和营血。

操作　患部阿是穴围刺；并可艾灸，局部可选用铺棉灸或隔姜灸。

2. 其他治疗

（1）皮肤针法：患部阿是穴。由外向内呈螺旋式叩刺，以少量出血为度，每3日1次，同时可配合拔罐或艾条灸。

（2）耳针法：肺、肝、神门、相应病变部位。行毫针刺法或压丸法。

【考核】

1. 针刺法

以本病为例，演示针刺法治疗全过程。

（1）按照本手册，阐述本病概述，演示接诊与诊查，作出辨证描述，选取治法、主穴与配穴，按照疾病的操作要求，演示治疗过程。

（2）参照第十一章的《毫针刺法测试表》，演示三种进针方法、三种行针方法；说出三种针刺意外的原因和临床表现，掌握晕针的处理方法。

2. 皮肤针法

取患部阿是穴，由外向内呈螺旋式叩刺。

3. 耳针法

肺、肝、神门。参照《耳穴压籽法测试表》操作。

【按语】

（1）针灸对本病有一定疗效，但病程缠绵，较难痊愈，且易复发，需坚持治疗。

（2）本病应与慢性湿疹相鉴别。

（3）尽早治疗是提高本病疗效的关键；同时还应重视对患者的心理治疗，引导患者保持心理健康、心情愉快，戒除不良嗜好，忌烟酒及辛辣刺激性食物，避免穿化纤衣物等。

【临床案例】

陈×，男，36岁，公司职员。因左侧腰部皮肤有红斑、丘疹，伴瘙痒7年就诊。自诉曾外用多种药物及口服抗过敏药物，效果欠佳。每遇工作紧张、情绪不佳、疲劳及季节变化时，皮损加重，瘙痒加剧。查体：左侧腰部有约3厘米×4厘米大小苔藓样斑块，表面干燥鳞屑，抓痕结痂。诊断：神经性皮炎。予火针配合刺络拔罐治疗1次后，瘙痒症状消失；治疗1个疗程后，皮损消退。随访1年，未见复发。

项 痹

【概述】

项痹是以头颈部疼痛、活动不利，甚至肩背疼痛，或肢体一（两）侧麻木疼痛，或头晕目眩，或下肢无力、步态不稳，甚至肌肉萎缩等为主症的病证。本病归属中医学痹证、痿证、项强、颈肩痛等范畴。其发生与年老体衰、长期劳损、感受外邪或跌仆损伤等因素有关。病位在颈项部，涉及督脉、足太阳经、手太阳经和手阳明经经脉及其经筋。基本病机是颈部寒湿痹阻，气滞血瘀或肝肾不足，筋骨肌肉失养。

本病相当于西医学的颈椎病。根据临床表现，可分为颈型、神经根型、椎动脉型、脊髓型、交感型及混合型。

【接诊与诊查】

1. 问主症

头枕、颈项、肩背、上肢等部位疼痛，以及进行性肢体感觉和运动功能障碍。

2. 问伴随症状

有时可向颈部和整个上肢放射。

3. 问诱发或加重因素

常因感受风寒、天气变化及劳累而诱发或加重。

4. 望、闻并查

按压同侧相应的颈椎间隙，或叩击头顶，疼痛加剧。将颈部向健侧极度旋转，患侧上肢外展90°，且尽量后伸时，患肢放射痛显著加剧。腱反射减退或消失。

【辨证】

1. 辨经络

督脉、足太阳经证　颈项、后枕部疼痛，项部僵紧不舒。

手太阳经证　颈项部不舒，压痛明显，疼痛可沿前臂尺侧放射，无名指、小指麻木。

手阳明经证　颈、肩、上臂外侧和前臂桡侧发生放射性疼痛、麻木，可伴有拇指、食指和中指麻木。

2. 辨证候

风寒痹阻　久卧湿地或夜寐露肩而致项强脊痛，肩臂酸楚，颈部活动受限，甚则手臂麻木、冷痛，遇寒加重，舌淡，苔白，脉弦紧。

劳伤血瘀　外伤后出现颈项、肩臂疼痛，手指麻木，劳累后加重，项部僵直或肿胀，活动不利，肩胛冈上、下窝及肩峰有压痛，舌质紫暗、有瘀点，脉涩。

肝肾亏虚　颈项、肩臂疼痛，四肢麻木、乏力，头晕耳鸣，腰膝酸软，遗精或月经不调，舌红，少苔，脉细弱。

【治疗】

1. 基本治疗

治法　舒筋骨，通经络。取局部穴及手太阳经、足太阳经穴。

主穴　颈夹脊、阿是穴、天柱、后溪、申脉。

配穴　督脉、足太阳经证配风府、昆仑；手太阳经证配小海、少泽；手阳明经证配肩髃、曲池、合谷。风寒痹阻配风门、大椎；劳伤血瘀配膈俞、合谷；肝肾亏虚配肝俞、肾俞。头晕头痛配百会、风池；恶心、呕吐配中脘、内关；耳鸣、耳聋配听宫、外关。

方义 颈夹脊、阿是穴、天柱为局部选穴，可疏调颈部气血，舒筋骨，通经络；后溪、申脉分属手太阳经、足太阳经，且为八脉之交会穴，后溪通督脉，申脉通阳跷脉，两穴上下相配，功在疏导颈项、肩胛部气血。

操作 用毫针泻法或平补平泻法。针刺颈夹脊时，以针感传至患侧肩背、前臂为佳。

2. 其他治疗

（1）穴位注射法：阿是穴。用利多卡因，或维生素B_{12}注射液、当归注射液，每次每穴注射1毫升。

（2）刺络拔罐法：大椎、颈夹脊、天柱、肩井、阿是穴。皮肤针叩刺，使皮肤发红并有少量出血，然后加拔火罐。

【考核】

1. 针刺法

以本病为例，演示针刺法治疗全过程。

（1）按照本手册，阐述本病概述，演示接诊与诊查，作出辨证描述，选取治法、主穴与配穴，按照疾病的操作要求，演示治疗过程。

（2）参照第十一章的《毫针刺法测试表》，演示三种进针方法、三种行针方法，说出三种针刺意外的原因和临床表现，掌握晕针的处理方法。

2. 穴位注射法

取阿是穴，用当归注射液，每次每穴注射1毫升。

3. 刺络拔罐法

大椎、天柱、肩井。参照《刺络拔罐法测试表》，在大椎施行刺络拔罐：三棱针点刺后拔罐。

【按语】

（1）针灸治疗本病，可明显改善症状，尤其对颈型、神经根型、椎动脉型颈椎病有较好的效果；对其他类型颈椎病的症状也有一定的改善作用，宜配合牵引、按摩、外敷治疗。颈项部疼痛不适较甚者，配合颈夹脊行针刀、埋线疗法可增强疗效。

（2）长期伏案或低头工作者要注意颈部保健，避免长时间屈颈斜枕、半躺看书等；工作1小时后要活动颈部，或自我按摩局部，放松颈部肌肉。平时应注意正确睡眠姿势，应使头颈部处于一条直线，枕头长度要超过肩宽，枕头高为握拳高度（平卧后），枕头的颈部稍高于头部，避免颈部悬空，同时注意颈部保暖，避免风寒之邪侵袭。

（3）应坚持做耸肩、扩胸、项臂争力、"米字操"等锻炼，各种锻炼动作要缓慢，以不引起疼痛和疲劳为度，要持之以恒、循序渐进、量力而行。

（4）现代研究表明，针灸治疗颈椎病，与促进局部微循环、改善椎动脉供血、协调椎间盘周围肌肉和韧带的运动、调节神经功能有关。

【临床案例】

张×，男，59岁。因项背强痛伴右肩酸胀10余年就诊。现症见：项背部抵抗感明显，俯仰不利，右肩胛内侧感到疼痛，右肩酸胀，受风或受寒后疼痛、酸胀感加重，无汗出，口稍干而不多饮，胃纳一般，二便无殊。查体：颈部肌肉僵硬，前屈、后仰受限，侧屈、旋转尚可，右肩胛内侧角压痛（+），右手摸背试验（+），双手握力 V 级，深反射正常；体格强健，肩背部肌肉厚实；舌淡，苔薄白，脉弦紧有力。中医诊断：项痹。辨证：风寒痹阻型。治则：疏风散寒，舒筋通络。取穴：百会、风池、天柱、风府、夹脊、颈百劳、大杼、风门、肩外俞、曲垣、合谷、外关、后溪。治疗1周后复诊，患者项背僵硬、疼痛较前好转，受风或受寒后疼痛较明显，活动后稍有汗出，感到腹部胀满，予针灸1次，取穴在上次基础上加大椎、至阳，予温针灸。1周后电话随访，患者诉项背部已无拘急不适感，活动如常，无腹部胀满。

王肯堂《证治准绳·杂病》曰："人多有挫闪，及久坐并失枕，而致项强不可转移者，皆由肾虚不能升肝，肝虚无以养筋，故机关不利。"

［附］落枕

【概述】

落枕是以颈项突然发生疼痛、活动受限为主症的病证，又称"失枕""失颈"。其发生常与睡眠姿势不正、枕头高低不当、颈部负重过度、寒邪侵袭等因素有关。病位在颈项部经筋，与督脉、手太阳经、手少阳经、足太阳经及足少阳经密切相关。基本病机是经筋受损，筋络拘急，气血阻滞不通。

西医学认为，本病是各种原因导致的颈部肌肉痉挛。

【治疗】

1. 基本治疗

治法　调气活血，舒筋通络。以局部阿是穴为主，配合远端取穴。

主穴　天柱、阿是穴、外劳宫。

配穴　督脉、太阳经病证配后溪、昆仑；少阳经病证配肩井、外关；肩痛配肩髃；背痛配天宗。

方义　天柱、阿是穴可疏导颈项部气血；外劳宫又称落枕穴，是治疗本病的经验穴。局部与远端穴位相配，可以舒筋、通络、止痛。

操作　先刺远端穴外劳宫，持续捻转行针，同时嘱患者慢慢活动颈项，疼痛一般即可缓解；再针局部腧穴。若有感受风寒史，颈部穴位可加艾灸；若为颈项部过度扭转所致，可点刺出血，加拔罐。

2. 其他治疗

（1）拔罐法：疼痛轻者直接在患侧项背部行闪罐法，顺着肌肉走向进行拔罐。疼痛较重者可先在局部用皮肤针叩刺出血，再拔火罐；也可行走罐法。

（2）耳针法：颈、颈椎、肩、枕、神门。每次选2～3穴，毫针刺法，中等刺激，持续行针时嘱患者徐徐活动颈项部；或用压丸法。

【考核】

1. 针刺法

以本病为例，演示针刺法治疗全过程。

（1）按照本手册，阐述本病概述，演示接诊与诊查，作出辨证描述，选取治法、主穴与配穴，按照疾病的操作要求，演示治疗过程。

（2）参照第十一章的《毫针刺法测试表》，演示三种进针方法、三种行针方法；说出三种针刺意外的原因和临床表现，掌握晕针的处理方法。

2. 拔罐法

患侧项背部行闪罐法。参照《拔罐疗法——闪罐法测试表》操作。

3. 耳针法

颈、枕、神门。参照《耳穴压籽法测试表》操作。

【按语】

（1）针灸治疗本病效果显著，常可立即起效，针后可配合推拿和热敷。

（2）睡眠时应注意枕头的高度要适中，避免外受风寒。反复出现落枕时，应考虑颈椎病。

【临床案例】

清代医家钱秀昌《伤科补要》曰："夫人之筋，赖气血充养，寒则筋挛，热则筋纵，筋失营养，伸舒不便，感冒风寒，以患失颈。"

肩　痹

【概述】

肩痹是以肩部持续疼痛及活动受限为主症的病证。由于风寒是本病的重要诱因，故又称为"漏肩风"。多发于50岁左右的成人，故俗称"五十肩"。因患肩局部常畏寒怕冷，尤其后期常出现肩关节炎症粘连和肌肉萎缩，肩部活动明显受限，故又称"肩凝症""冻结肩"等。其发生与体虚、劳损、风寒侵袭肩部等因素有关。病位在肩部筋肉，与手三阳经、手太阴经关系密切。基本病机是肩部经络阻滞不通，或筋肉失于濡养。

本病相当于西医学的肩关节周围炎，是一种软组织退行性、炎症性病变。

【接诊与诊查】

1. 问主症

肩部疼痛、酸重，呈静止痛，日轻夜重。

2. 问伴随症状

有时可向颈部和整个上肢放射。

3. 问诱发或加重因素

常因感受风寒、天气变化及劳累而诱发或加重。

4. 望、闻并查

肩前、后及外侧均有压痛；主动和被动外展、后伸、上举等功能明显受限。患者在急性期主动或被动活动肩部，一般都疼痛剧烈难忍。病情迁延日久，可出现肩部肌肉萎缩。

【辨证】

手阳明经证　以肩前区疼痛为主，后伸时疼痛加剧。

手少阳经证 以肩外侧疼痛为主，外展时疼痛加剧。

手太阳经证 以肩后侧疼痛为主，肩内收时疼痛加剧。

手太阴经证 以肩前区近腋部疼痛为主，且压痛明显。

【治疗】

1. 基本治疗

治法 通经活络，舒筋止痛。以局部穴为主，配合循经，远端取穴。

主穴 肩前、肩髃、肩髎、肩贞、阿是穴、曲池、阳陵泉。

配穴 手阳明经证配合谷；手少阳经证配外关；手太阳经证配后溪；手太阴经证配列缺。

方义 肩髃、肩髎、肩贞，分别为手阳明经、手少阳经、手太阳经之经穴，加奇穴肩前和阿是穴，均为局部选穴，配远端曲池、阳陵泉，属于远近配穴，可疏通肩部经络气血，行气活血而止痛。

操作 先刺远端穴，行针后鼓励患者活动肩关节；肩部穴位要求有强烈的针感，可加灸法、电针治疗。

2. 其他治疗

（1）火针法：阿是穴。常规消毒后，将火针置酒精灯上烧红，迅速点刺阿是穴2～3次，出针后用干棉球轻轻揉按针眼。疼痛剧烈者可每日治疗1次，慢性疼痛者可每3～5日治疗1次。

（2）刺络拔罐法：阿是穴。以皮肤针叩刺，使皮肤少量出血，加拔罐。

（3）穴位注射法：阿是穴。用利多卡因，或维生素B_{12}注射液、当归注射液，每次每穴注射1毫升，隔日1次。

（4）针刀疗法：阿是穴。选用4号针刀在各穴位点刺，以常规针刀松解，每周1次。

【考核】

1. 针刺法

以本病为例，演示针刺法治疗全过程。

（1）按照本手册，阐述本病概述，演示接诊与诊查，作出辨证描述，选取治法、主穴与配穴，按照疾病的操作要求，演示治疗过程。

（2）参照第十一章的《毫针刺法测试表》，演示三种进针方法、三种行针方法；说出三种针刺意外的原因和临床表现，掌握晕针的处理方法。

2. 电针法

参照《毫针刺法测试表》完成进针得气后，使用电针仪，予电针法，务必在人文沟通的基础上选取合适的刺激量。

3. 火针法

取阿是穴，常规消毒后，将火针置于酒精灯上烧红，迅速点刺阿是穴2～3次，出针后用干棉球轻轻揉按针眼。若疼痛剧烈，可每日治疗1次；慢性疼痛3～5日治疗1次。

4. 刺络拔罐法

取阿是穴，以皮肤针叩刺，使皮肤少量出血，加拔罐。参照《刺络拔罐法测试表》，在大椎施行刺络拔罐：三棱针点刺后拔罐。

5. 穴位注射法

取阿是穴，用当归注射液，每穴注射1毫升。

6. 针刀疗法

取阿是穴，选用4号针刀在各穴位点刺。常规针刀松解，每日1次。

【按语】

（1）针灸治疗本病有较好的效果，治疗越早，效果越好。但必须明确诊断，排除肩关节结核、肿瘤、骨折、脱臼等疾病，并与颈椎病、内脏病引起的牵涉痛相鉴别。

（2）对组织粘连、肌肉萎缩者，应结合推拿治疗，以提高疗效。引导患者平时进行适当的肩部功能练习，注意肩部保暖，避免风寒侵袭。

（3）本病的一个重要特点是易致肩部功能障碍，故治疗过程中尤其应重视针灸、推拿、外治和运动疗法的联合运用，以确保在有效治疗疾病的同时，使肩部功能得以改善。

（4）现代研究表明，针灸通过局部刺激可减弱或拮抗痛觉感受器对痛觉的传导，提高痛阈，达到止痛的目的。针灸还可以促进肩关节局部微循环及营养代谢，从而有利于炎症水肿的吸收和局部堆积代谢产物的输送及排出，缓解肌肉痉挛，松解粘连，改善肩关节功能。

【临床案例】

张×，男，47岁。因右肩关节疼痛1年，伴活动受限1周就诊。现症见：肩关节附近压痛广泛，举臂至头困难，不能自主完成梳头、穿衣等动作，因痛失眠，饮食尚可，二便尚调，舌淡，苔薄白，脉浮。肩关节MRI提示：右侧盂肱关节及肩锁关节退变；右肩关节部分骨局部骨质信号异常；右肩冈上及冈下肌腱部分变性或Ⅱ～Ⅲ度损伤，并有旋转间隙软组织局部轻微肿胀的可能；右肩周围部分滑囊有少许积液；右肩肱二头肌长头肌腱鞘少许积液。查体：右肩部前屈30°、后伸15°、外展30°、外旋15°、内旋45°、上举120°。中医诊断：肩痹。辨证：经脉亏虚型。治则：温经通脉。取穴：肩髃、肩髎、天宗、肩贞、阿是穴。留针后，用肩关节艾灸箱对患者肩部进行透灸，灸40分钟，令其有热感向深处透达至肩关节内部。拔针后，嘱患者活动肩关节，患者当即诉肩关节疼痛减轻。治疗后查体：右肩部前屈40°、后伸20°、外展30°、外旋15°、内旋50°、上举120°。针灸1周后，患者诉肩关节已无疼痛感，活动基本无受限。

臂丛神经痛

【概述】

臂丛神经痛是以锁骨上窝、肩、腋、前臂尺侧等部位出现强烈的放射性烧灼样或针刺样疼痛为主症的疾病，可伴有肢体运动障碍、感觉障碍和肌肉萎缩。临床上可分原发性（特发性）和继发性两类。原发性臂丛神经痛病因不明，可能是一种变态反应性疾病，可见于轻度外伤、注射、疫苗接种或轻度系统性感染后。继发性臂丛神经痛多由臂丛邻近组织病变压迫引起。臂丛神经痛属中医学痹证、肩臂痛、腋痛等范畴，其发生常与风寒湿热侵袭、跌打损伤有关，与手太阳经、手少阴经、手阳明经关系密切。基本病机是经络气血阻滞不通。

【接诊与诊查】

1. 问主症

锁骨上窝、肩、腋、前臂尺侧等部位出现强烈的放射性，甚至呈刀割样、撕裂样、烧灼样或针刺样疼痛。

2. 问伴随症状

可能会伴随局部麻木、肌肉无力、肩膀部位疼痛等现象，随时间延长，还会出现认知功能障碍、自主神经功能障碍等现象。

3. 问诱发或加重因素

常因感冒、手术或金刃损伤而诱发或加重。

4. 望、闻并查

臂丛神经支配区内有感觉障碍、肌肉萎缩和自主神经功能障碍。

【辨证】

1. 辨经络

手太阳经证　以肩后部痛为主，疼痛和麻木可由患侧肩胛区向臂外尺侧放射。

手少阴经证　以肩部腋下痛为主，疼痛和麻木可向臂内侧手掌尺侧放射。

手阳明经证　以肩前部痛为主，疼痛和麻木可由患侧肩胛区向臂外桡侧放射。

2. 辨证候

外邪侵袭　发病前有恶寒、发热等外感症状，或有局部受凉史。

瘀血阻滞　有肩臂腋部损伤或劳损史，局部压痛明显，舌暗或可见瘀斑，脉涩。

【治疗】

1. 基本治疗

治法　疏通经络，活血止痛。以局部穴为主。

主穴　颈5至胸1夹脊、颈臂、肩贞、肩髃、阿是穴。

配穴　手太阳经证配支正、后溪；手少阴经证配极泉、少海、通里；手阳明经证配曲池、合谷。外邪侵袭配风池、合谷；瘀血阻滞配内关、膈俞。

方义　臂丛由颈5至胸1的神经根组成，故取颈5至胸1夹脊，配合局部选取肩髃、肩贞、阿是穴，以疏通局部经络气血，行气活血而止痛；颈臂为奇穴，是治疗上肢痹痛的经验效穴。

操作　颈臂直刺0.5～0.8寸，提插手法，使针感向上肢、手指放射；肩部穴位可加灸法，亦可用电针治疗。

2. 其他治疗

（1）刺络拔罐法：肩髃、肩贞、阿是穴。以三棱针点刺出血，加拔火罐；或以皮肤针叩刺出血，加拔火罐。

（2）穴位注射法：颈5至胸1夹脊、阿是穴。用利多卡因，或维生素B_{12}注射液、当归注射液，每次每穴注射0.5～1毫升，隔日1次。

【考核】

1. 针刺法

以本病为例，演示针刺法治疗全过程。

（1）按照本手册，阐述本病概述，演示接诊与诊查，作出辨证描述，选取治法、主穴与配穴，按照疾病的操作要求，演示治疗过程。

（2）参照第十一章的《毫针刺法测试表》，演示三种进针方法、三种行针方法，说出三种针刺意外的原因和临床表现，掌握晕针的处理方法。

2. 电针法

参照《毫针刺法测试表》完成进针得气后，使用电针仪，予电针法，务必在人文沟通的基础上选取合适的刺激量。

3. 刺络拔罐法

取肩髃、肩贞、阿是穴，以三棱针点刺出血，加拔火罐。参照《刺络拔罐法测试表》施行刺络拔罐。

4. 穴位注射法

取阿是穴，用当归注射液，每次每穴注射0.5～1毫升。

【按语】

（1）针灸对本病有较好的疗效，可明显缓解疼痛。对于继发性臂丛神经痛，要针对原发病治疗，解除致病因素。

（2）急性期患者要注意休息，避免提重物；平时要注意保暖，避免风寒侵袭。

（3）现代医学研究表明，引起臂丛神经痛常见的病因有颈、胸椎、骨关节病（骨质增生、椎间盘突出症、肿瘤、结核及颈椎综合征、前斜角肌综合征）、脊髓病变（炎症、肿瘤、空洞等）、心脏病变（缺血、梗死）及臂丛神经本身炎症等。

【临床案例】

郑×，男，34岁。因半个月前连续跑车后出现左侧前臂与上臂肌肉酸痛，病情逐渐加重，尤以夜间为甚而彻夜不能眠，遂前来就诊。入院见其左臂吊于胸前，表情痛苦，且不能承受颈椎牵引。X线片显示结果正常，查病位无红、肿、痛，只感其左侧颈部及斜方肌僵硬。辨其病情，为局部劳损并感受风寒，寒凝气滞，络脉不通所致，故采用散寒通络之法。取穴：左侧风池、天柱、天宗、肩井、曲池、手三里、外关、合谷，并对风池、肩井、曲池等穴进行温针灸，拔针后对僵硬肌群行走罐，以梳理经络。治疗1次症减，继续治疗1周后，诸症全消。

肘 劳

【概述】

肘劳是以肘部局限性慢性疼痛为主症的病证，属中医学伤筋、痹证等范畴。多为前臂旋转和屈伸肘腕关节时用力不当所致，多见于木工、钳工、水电工、矿工及网球运动员等。其发生常与慢性劳损有关，前臂长期反复做拧、拉、旋转等动作时，可使肘部经筋出现慢性损伤。病位在肘部手三阳经筋。基本病机是筋脉不通，气血痹阻。本病可见于西医学的肱骨外上髁炎（俗称"网球肘"）、肱骨内上髁炎（俗称"高尔夫球肘"）和尺骨鹰嘴滑囊炎（俗称"学生肘"或"矿工肘"）等。

【接诊与诊查】

1. 问主症

肘关节活动时疼痛，有时可向前臂、腕部和上臂放射，局部肿胀不明显，有明显而固定的压痛点，肘关节活动不受限。

2. 问伴随症状

严重时，疼痛可向前臂或肩臂部放射。

3. 问诱发或加重因素

常因过度运动、感受风寒、天气变化及劳累而诱发或加重。

4. 望、闻并查

起病缓慢，肘关节外侧逐渐出现疼痛，握物无力，用力握拳及做前臂旋转动作如拧毛巾时疼痛加剧，严重时可向前臂或肩臂部放射。肘关节活动正常，局部红肿不明显，在肘关节外侧、肱骨外上髁、肱桡关节或桡骨头前缘等处可找到一个局限而敏感的压痛点；在腕关节背伸时，于手背加压可引起疼痛。

【辨证】

手阳明经筋证　肘关节外上方（肱骨外上髁周围）有明显的压痛点。

手少阳经筋证　肘关节外部（尺骨鹰嘴处）有明显的压痛点。

手太阳经筋证　肘关节内下方（肱骨内上髁周围）有明显的压痛点。

【治疗】

1. 基本治疗

治法 舒筋通络，活血止痛。以局部阿是穴为主。

主穴 阿是穴。

配穴 手阳明经筋证配肘髎、合谷；手少阳经筋证配外关、天井；手太阳经筋证配阳谷。

方义 阿是穴，可疏通局部筋脉气血，活血止痛。

操作 在局部压痛点采用多向透刺，或做多针齐刺，得气后留针。局部可加温和灸、隔姜灸或天灸。亦可取阿是穴和配穴，用电针治疗。

2. 其他治疗

（1）刺络拔罐法：阿是穴。以皮肤针叩刺或三棱针点刺出血后，加拔罐，每3~5日治疗1次。

（2）火针法：阿是穴。常规消毒后，将火针置于酒精灯上烧红，迅速点刺，每3~5日治疗1次。

（3）穴位注射法：阿是穴。用当归注射液，注入穴位1毫升，隔日1次。

（4）针刀疗法：用针刀松解肱骨外上髁、肱骨内上髁部位肌腱附着点的粘连。

【考核】

1. 针刺法

以本病为例，演示针刺法治疗全过程。

（1）按照本手册，阐述本病概述，演示接诊与诊查，作出辨证描述，选取治法、主穴与配穴，按照疾病的操作要求，演示治疗过程。

（2）参照第十一章的《毫针刺法测试表》，演示三种进针方法、三种行针方法，说出三种针刺意外的原因和临床表现，掌握晕针的处理方法。

2. 电针法

参照《毫针刺法测试表》完成进针得气后，使用电针仪，予电针法，务必在人文沟通的基础上选取合适的刺激量。

3. 刺络拔罐法

取阿是穴，以皮肤针叩刺或三棱针点刺出血后，加拔罐。参照《刺络拔罐法测试表》施行刺络拔罐。

4. 火针法

取阿是穴。

5. 穴位注射法

取阿是穴，用当归注射液，注入穴位1毫升。

6. 针刀疗法

用1%利多卡因局部麻醉后，选用4号针刀，常规针刀松解肱骨外上髁、肱骨内上髁部位肌腱附着点的粘连，每周1次。

【按语】

（1）针灸治疗本病有较好的效果，在治疗方法上要注重灸法的应用。

（2）大多数研究认为，肘劳是由于桡侧腕伸肌腱起点处过度紧张，造成慢性劳损或撕裂伤，引起局部无菌性炎症。

（3）治疗期间应避免肘部过度用力，同时注意局部保暖，免受风寒侵袭。

【临床案例】

王×，女，48岁。因右肘关节疼痛2周后逐渐加重就诊。查体：右肱骨外上髁处压痛明显，前臂伸肌群紧张试验阳性，舌淡，苔白腻，脉沉紧。中医诊断：肘劳。治法：在患肢对侧的阳陵泉寻找压痛点并行针刺法，针刺后嘱患者最大范围地活动肘关节，分别做前臂的旋内、旋外、屈伸动作，并对肱骨外上髁附近的疼痛点做火针治疗。治疗1次后，患者自觉患处温热舒适；治疗3次后疼痛大减；治疗5次后自觉疼痛消失，肘部活动正常。嘱患者回家后注意休息并保暖，半年后随访，未见复发。

腰　痛

【概述】

腰痛是以自觉腰部疼痛为主症的病证，又称"腰脊痛"。其发生常与感受外邪、跌仆损伤、年老体衰、劳欲过度等因素有关。腰为肾之府，肾经贯脊属肾，膀胱经夹脊络肾，督脉并于脊里，故本病与肾及足太阳膀胱经、督脉等关系密切。基本病机是经络气血阻滞，或精血亏虚，经络失于温煦、濡养。

本病可见于西医学的腰肌劳损、棘间韧带损伤、肌肉风湿、腰椎及椎间盘病变等；肾脏病变及妇女的盆腔疾病等常可累及腰部，引起腰痛。

【接诊与诊查】

1. 问主症

腰部疼痛、酸重，周围放射痛，局部肿胀，活动受限。

2. 问伴随症状

有时可向整个下肢放射。

3. 问诱发或加重因素

常因感受风寒、天气变化及劳累而诱发或加重。

4. 望、闻并查

腰部和脊柱两侧的肌肉弹性降低，僵硬，甚至痉挛，并出现肌肉疼痛。有的患者可以出现腰部活动受限，腰椎间盘突出症患者还可以出现患侧肢体疼痛或者麻木，或者是下肢放射性痛。

【辨证】

1. 辨经络

督脉证 疼痛位于腰脊中线部，并有明显压痛。

足太阳经证 疼痛位于腰脊两侧，并有明显压痛。

2. 辨证候

寒湿腰痛 腰部有受寒史，遇阴雨风冷时加重，腰部冷痛重着、酸麻，或拘挛而不可俯仰，或痛连臀腿，舌苔白腻，脉沉。

瘀血腰痛 腰部有扭挫史或陈伤史，劳累、晨起、久坐加重，腰部两侧肌肉触之有僵硬感，痛处固定不移，舌暗，脉细涩。

肾虚腰痛 起病缓慢，隐隐作痛，或酸多痛少，乏力易倦，脉细。

【治疗】

1. 基本治疗

治法 舒筋活络，通经止痛。以局部阿是穴及足太阳经穴为主。

主穴 肾俞、大肠俞、阿是穴、委中。

配穴 督脉证配命门、后溪，足太阳经证配昆仑；寒湿腰痛配腰阳关，瘀血腰痛配膈俞。肾虚腰痛配志室、太溪；腰骶疼痛配次髎、腰俞，腰眼部疼痛明显配腰眼。

方义 "腰为肾之府"，肾俞可益肾壮腰；大肠俞、阿是穴属近部选穴，可疏调局部筋脉气血、通经止痛；"腰背委中求"，取委中，可疏利膀胱经气，祛除经络之瘀滞。

操作　寒湿腰痛加灸法；瘀血腰痛局部加拔火罐；委中刺络放血。

2. 其他治疗

（1）皮肤针法：腰部疼痛部位。以皮肤针叩刺出血，加拔火罐。适用于寒湿腰痛和瘀血腰痛。

（2）针刀疗法：腰部痛点。行针刀治疗，每周1次。适用于第三腰椎横突综合征。

（3）穴位注射法：腰部痛点。用地塞米松5毫升和利多卡因2毫升混合液，消毒后刺入痛点，无回血后再推药液，每痛点注射0.5～1毫升。

【考核】

1. 针刺法

以本病为例，演示针刺法治疗全过程。

（1）按照本手册，阐述本病概述，演示接诊与诊查，作出辨证描述，选取治法、主穴与配穴，按照疾病的操作要求，演示治疗过程。

（2）参照第十一章的《毫针刺法测试表》，演示三种进针方法、三种行针方法，说出三种针刺意外的原因和临床表现，掌握晕针的处理方法。

2. 电针法

辨证选穴。参照《毫针刺法测试表》完成进针得气后，使用电针仪，予电针法，务必在人文沟通的基础上选取合适的刺激量。

3. 皮肤针法

取腰部疼痛部位，以皮肤针叩刺出血，加拔火罐。

4. 针刀疗法

取腰部痛点。

5. 穴位注射法

取腰部痛点，用地塞米松5毫升和利多卡因2毫升混合液，每痛点注射0.5～1毫升。

【按语】

（1）现代研究表明，针灸可以促进局部血液循环，通过神经-肌肉反射，缓解腰肌痉挛，止痛，从而改善腰痛症状。

（2）针灸的疗效与病因相关，对腰肌劳损及肌肉风湿疗效最好，对腰椎关节病疗效较好，而对韧带撕裂的疗效较差。

（3）由妇女盆腔疾病及肾脏疾病引起的腰痛，应以治疗原发病为主；脊柱结核、肿瘤等引起的腰痛，不属针灸治疗范畴。

【临床案例】

张×，男，50岁。因腰痛反复发作2年，加重伴活动受限3日就诊。现症见：腰部疼痛，伴酸胀、困重感，活动受限，不能挺腰行走，一手扶腰，疼痛向左下肢后侧放射至小腿。查体：精神差，痛苦面容，腰部左侧弯曲活动受限，两侧腰部肌肉紧张，触及有压痛；舌暗淡，脉沉涩。腰椎MRI提示：腰椎间盘变性，L4～L5椎间盘向后膨出，L5～S1椎间盘突出。中医诊断：腰痛。辨证：瘀血腰痛。治则：祛瘀通络、解痉止痛。采用针刺疗法。取穴：肾俞、大肠俞、腰阳关、阿是穴、环跳、阳陵泉、委中、昆仑、天枢、气海、关元、腹直肌激痛点，并行腹部推拿。治疗结束后，患者疼痛明显缓解，深呼吸、咳嗽时不再疼痛，能挺腰行走。治疗10次后查体，疼痛消失，腰部及腹部肌肉紧张痉挛基本消失，屈伸等活动功能正常。3个月后回访，患者病情稳定，未见复发。

［附］急性腰扭伤

【概述】

急性腰扭伤是指由于腰部软组织过度牵拉，致肌肉、筋膜、韧带等急性损伤，并以腰部疼痛、活动受限为主要表现的疾病。本病属于中医学腰部伤筋范畴，又称"闪腰""岔气"。其发生常与剧烈运动、用力不当、跌仆损伤等因素有关。病位在腰部经筋，与足太阳膀胱经、督脉等经脉关系密切。基本病机是腰部经络气血壅滞，不通则痛。

【治疗】

1. 基本治疗

治法　行气止痛，舒筋活血。以局部穴及上肢奇穴为主。

主穴　腰痛点、阿是穴、委中、后溪。

配穴　督脉证配水沟，足太阳经证配昆仑。

方义　局部阿是穴可祛瘀通络、舒筋活血；远端选手背腰痛点，为经验用穴；委中为足太阳膀胱经之经穴，可疏调腰背部膀胱经之气血；后溪为手太阳小肠经之输穴，手、足太阳同名经脉气相通，后溪又为八脉交会穴之一，通督脉，故针刺法该穴可行气血而通经络，使受损组织功能恢复正常。

操作　首先选奇穴腰痛点和后溪，行较强的捻转提插泻法1～3分钟，同时嘱患者慢慢活动腰部；再让患者取俯卧位，在其腰骶部寻找压痛点，施以毫针泻法，并加拔火罐。

2. 其他治疗

（1）刺络拔罐法：阿是穴。以皮肤针重叩至微出血，或以三棱针点刺出血，加拔火罐。

（2）艾灸法：阿是穴、肾俞、次髎。用艾条悬灸或隔姜灸，灸至皮肤潮红为度，每次15～20分钟，常在扭伤后24小时以后施灸。适用于素体虚弱的患者。

（3）电针法：委中、腰阳关、大肠俞、腰痛点、阿是穴。每次选穴2对，针刺得气后，用低频电刺激10～20分钟，强度以患者感到舒适为度，每日1次。

【考核】

1. 针刺法

以本病为例，演示针刺法治疗全过程。

（1）按照本手册，阐述本病概述，演示接诊与诊查，作出辨证描述，选取治法、主穴与配穴，按照疾病的操作要求，演示治疗过程。

（2）参照第十一章的《毫针刺法测试表》，演示三种进针方法、三种行针方法，说出三种针刺意外的原因和临床表现，掌握晕针的处理方法。

2. 电针法

辨证选穴。参照《毫针刺法测试表》完成进针得气后，使用电针仪，予电针法，务必在人文沟通的基础上选取合适的刺激量。

3. 刺络拔罐法

取阿是穴，以三棱针点刺出血，加拔火罐。参照《刺络拔罐法测试表》施行刺络拔罐。

4. 艾灸法

取阿是穴、肾俞、次髎。参照《艾灸疗法测试表》操作。

【按语】

（1）针灸治疗急性腰扭伤有较好效果，一般治疗后，可立即见效。但必须排除骨折、脱位、韧带断裂、椎间盘突出症、脊髓损伤或肿瘤等情况。

（2）可配合推拿、药物熏洗等疗法。如果急性腰扭伤未得到及时有效的治疗，未彻底治愈，可转变成慢性腰痛，因此患者应积极配合治疗。

（3）加强腰部养护和锻炼，搬运重物时宜采取正确的姿势，不宜用力过猛。

（4）若急性腰扭伤治疗不及时，容易发展为慢性顽固性腰痛，严重影响患者的身体健康和生活质量。

坐骨神经痛

【概述】

坐骨神经痛是指沿坐骨神经通路（腰部、臀部、大腿后侧、小腿后外侧及足外侧），以疼痛为主要表现的综合征。按发病原因分为原发性坐骨神经痛和继发性坐骨神经痛，其中继发性坐骨神经痛按病变部位分为根性和干性，以前者为多见。根性坐骨神经痛常由椎管内疾病及脊柱疾病引起，以腰椎间盘突出引起者最为多见；干性坐骨神经痛的病变部位在椎管外沿坐骨神经分布区，常见于梨状肌综合征、髋关节炎、骶髂关节炎、臀部损伤、盆腔炎及肿瘤等疾病。本病属中医学痹证、腰腿痛等范畴。其发生与腰部闪挫、劳损、外伤、感受外邪等因素有关。病位主要在足太阳经、足少阳经。基本病机是经络不通、气血瘀滞。

【接诊与诊查】

1. 问主症

腰部或臀部、大腿后侧、小腿后外侧及足外侧放射样、电击样、烧灼样疼痛。

2. 问伴随症状

可出现坐骨神经支配区域皮肤感觉异常，其所支配肌群无力，出现跛行等。

3. 问诱发或加重因素

吸烟、肥胖和长期不良的职业习惯，如久坐、不加保护的重体力劳动等。

4. 问病史

长期的腰痛史也是坐骨神经痛的诱发因素之一。

5. 望、闻并查

坐骨神经及其支配区域疼痛，为阵发性或持续性，通常可由咳嗽、打喷嚏、弯腰、拉伸、下蹲、排便等动作引发。疼痛有明显的区域性，主要位于臀部、大腿后侧、小腿后外侧及足外侧。疼痛性质多呈钝痛，亦可呈烧灼样或针刺样疼痛，可伴有麻木感。疼痛多呈放射性，沿臀部向下放射至小腿。

【辨证】

1. 辨经络

足太阳经证　疼痛沿腰部或臀部、大腿后侧、小腿后侧及足外侧放射。

足少阳经证　疼痛沿臀部、大腿、小腿外侧及足外侧放射。

2. 辨证候

寒湿证　腰腿冷痛、重痛，遇冷加重，得温则减，舌质淡，苔白滑，脉沉迟。

血瘀证　腰腿疼痛剧烈，痛如针刺，痛处固定不移，夜间加重，或伴有外伤史，舌质紫暗，脉涩。

气血不足证　痛势隐隐，喜揉喜按，劳则加重，舌淡，脉细。

【治疗】

1. 基本治疗

治法　通经止痛。以足太阳经、足少阳经穴为主。

主穴

足太阳经证：腰夹脊、阿是穴、秩边、殷门、委中、承山、昆仑。

足少阳经证：腰夹脊、阿是穴、环跳、阳陵泉、悬钟、丘墟。

配穴　寒湿证配命门、腰阳关；血瘀证配血海、三阴交；气血不足证配足三里、三阴交。

方义　腰夹脊为治疗腰腿疾病的要穴，与阿是穴合用，可疏通局部气血；由于本病病位在足太阳经、足少阳经，故循经取足太阳经和足少阳经穴，可以疏导两经闭阻不通之气血，达到"通则不痛"的目的。

操作　腰臀部腧穴可适当深刺，以使针感沿足太阳经或足少阳经产生向下放射感为度，不宜多次重复操作。寒湿证可加用灸法。

2. 其他治疗

（1）穴位注射法：阿是穴。用利多卡因，或维生素B_1注射液，或维生素B_{12}注射液，或当归注射液等，每次每穴注射1~2毫升，每日或隔日1次。

（2）电针法：根性坐骨神经痛取L4~L5夹脊、阳陵泉或委中；干性坐骨神经痛取秩边或环跳、阳陵泉或委中。针刺后通电，用密波或疏密波，刺激量逐渐由中度增加到强度。

（3）刺络拔罐法：腰骶部阿是穴。用皮肤针叩刺，或用三棱针在压痛点点刺出血，并加拔火罐。适用于根性坐骨神经痛。

【考核】

1. 针刺法

以本病为例，演示针刺法治疗全过程。

（1）按照本手册，阐述本病概述，演示接诊与诊查，作出辨证描述，选取治法、主穴与配穴，按照疾病的操作要求，演示治疗过程。

（2）参照第十一章的《毫针刺法测试表》，演示三种进针方法、三种行针方法，说出三种针刺意外的原因和临床表现，掌握晕针的处理方法。

2. 电针法

辨证选穴。参照《毫针刺法测试表》完成进针得气后，使用电针仪，予电针法，务必在人文沟通的基础上选取合适的刺激量。

3. 穴位注射法

取阿是穴，用当归注射液，每次每穴注射1～2毫升。

4. 刺络拔罐法

取腰骶部阿是穴，用皮肤针叩刺，并加拔火罐。参照《刺络拔罐法测试表》施行刺络拔罐。

5. 灸法

寒湿证可加用灸法。参照《艾灸疗法测试表》操作。

【按语】

（1）针灸治疗坐骨神经痛效果较好。但应注意根性与干性之分，椎间盘突出症所致根性坐骨神经痛者，可于腰部配合针刀疗法；梨状肌综合征所致干性坐骨神经痛者，于居髎用芒针透刺到秩边，可增强疗效。

（2）急性期患者应卧床休息，注意保暖；腰椎间盘突出症患者应卧硬板床。

（3）有研究显示，坐骨神经痛是坐骨神经局部组织对坐骨神经形成压迫刺激导致的，少数为坐骨神经炎原发性病变；而神经影像学研究证实，85%坐骨神经痛患者的发病与椎间盘疾病相关。

（4）现代研究表明，针灸可缓解或解除相关肌肉痉挛，缓解神经根压迫，改善血液循环，以促进神经根水肿和周围炎症的吸收，促进神经元的新陈代谢，从而治疗坐骨神经痛。

【临床案例】

陶×，男，49岁。因反复右下肢疼痛，伴麻胀2年余，再发加重1月余就诊。现症见：右下肢疼痛、麻胀，寐差，舌质暗，苔薄白，脉弦涩。自诉平素身体状况良好，无基础疾病，无手术外伤史。腰椎CT示：L4/5椎间盘突出。中医诊断：痹症。辨证：风寒痹阻证型。治法：祛风散寒、温经通络止痛。取穴：环跳、秩边、臀中、阳陵泉、委中、承山、昆仑，针刺得气后行温针灸。治疗1次结束后，患者诉右下肢疼痛、麻胀感较前明显减轻，连续治疗3次后可正常行走。1个疗程结束后，患者基本痊愈。

第四节　五官科病证

近　视

【概述】

近视是以视近物清晰，视远物模糊为主症的眼病，古称"能近怯远症"。其发生常与禀赋不足、劳心伤神和不良的用眼习惯相关。病位在眼，肝经连目系，心经系目系，肾为先天之本，脾为气血生化之源，故本病与心、肝、脾、肾关系密切。基本病机是目络瘀阻、目失所养。

在西医学中，调节性近视、功能性（假性）近视和器质性（真性）近视可参照本病治疗。

【接诊与诊查】

1. 问主症

视近物正常，视远物模糊不清。

2. 问伴随症状

视物遮挡、视物变形、重影、色觉异常、光觉异常、对比敏感度下降、飞蚊症等。

3. 问诱发或加重因素

用眼习惯不良、遗传因素、电子产品使用过度、营养不良、休息不足、熬夜等。

4. 望、闻并查

患者不自觉地眯眼、皱眉，经常揉眼，易流泪；部分重度近视患者可出现明显的眼球突出、斜视等。

【辨证】

肝肾不足　失眠健忘，腰酸，目干涩，舌红，脉细。

心脾两虚　神疲乏力，纳呆便溏，头晕心悸，面色不华或苍白，舌淡，脉细。

【治疗】

1. 基本治疗

治法　通络活血，养肝明目。以局部穴及手太阳经、足太阳经、足少阳经穴为主。

主穴　风池、承泣、睛明、太阳、光明、养老。

配穴　肝肾不足配肝俞、肾俞、太溪、照海；心脾两虚配心俞、脾俞、神门、足三里。

方义　风池可疏导头面气血，加强眼区穴位的疏通经络作用；承泣、睛明、太阳为局部选穴，可疏通眼部经络；光明为足少阳经之络穴，可养肝明目；养老为手太阳经之经穴，有养血明目的作用。

操作　承泣、睛明选用30号以上细针，将眼球固定，轻缓刺入，忌提插捻转，出针时须长时间按压以防出血；风池、光明用平补平泻法，或用补法；养老用补法或温灸法。风池针感宜扩散至颞及前额，或至眼区。太阳等配穴均用补法。

2. 其他治疗

（1）耳针法：眼、肝、目1、目2。毫针刺法，每次2～3穴，留针20～60分钟，间歇运针；亦可用埋针法或压丸法，每3～5日更换1次，双耳交替，嘱患者每日自行按压数次。

（2）头针法：枕上旁线、枕上正中线。按头针常规操作，每日1次。

【考核】

1. 针刺法

以本病为例，演示针刺法治疗全过程。

（1）按照本手册，阐述本病概述，演示接诊与诊查，作出辨证描述，选取治法、主穴与配穴，按照疾病的操作要求，演示治疗过程。

（2）参照第十一章的《毫针刺法测试表》，演示三种进针方法、三种行针方法，说出三种针刺意外的原因和临床表现，掌握晕针的处理方法。

2. 头针法

枕上旁线、枕上正中线。

3. 耳针法

眼、肝、目1、目2。参照《耳穴压籽法测试表》操作。

【按语】

（1）针刺法治疗本病有一定效果，尤以治疗功能性近视的效果为佳。如为先天异常所致，则非针刺法所宜。

（2）要注重科学用眼，注意家庭照明亮度及用眼卫生，坚持做眼保健操。

（3）研究表明，针灸治疗青少年近视效果显著，可以提高屈光度、眼轴长度，矫正青少年的视力，值得推广。

（4）针刺肾俞穴可以通过改善肾阳虚体质来延缓近视发展，为未来中西医结合治疗偏颇体质者的近视提供了理论基础和实践基础。

【临床案例】

丁×，男，18岁。因视物模糊，能近怯远（近视）2年余，加重1个月就诊。自诉2年来用眼疲劳而致视物模糊，近1个月来症状加重，多看书则目糊而痛。查体：视力检查示左眼0.3、右眼0.3；舌淡，苔薄，脉细弱。中医诊断：能近怯远。治则：通络、明目、止痛。取穴：养老、光明。施术后嘱患者回家自行按摩睛明、攒竹、阳白、承泣、四白等眼周穴位，并嘱患者注意用眼卫生，多眺望远处景物，避免用眼疲劳。治疗1个疗程后，视力恢复到右眼0.8、左眼0.8；治疗2个疗程，双眼视力均恢复到1.2；后坚持治疗1个月，双眼视力均恢复到1.5。随访3个月，症状无复发。

［附］视神经萎缩

【概述】

视神经萎缩是由多种原因造成的视神经纤维退行性病变和传导功能障碍，临床表现为视力下降、视野缩小和眼底的视神经乳头苍白。常见病因有颅内眶内肿瘤、血管疾病、炎症、外伤和营养不良等，少数为原发性，或与遗传因素有关。

本病归属于中医学青盲范畴。病位在脑和眼部。基本病机是肝肾不足、肝郁气滞和脉络瘀阻，导致目窍郁闭而发病。

【治疗】

治法 补益肝肾，行气活血，疏通眼络。以局部穴、足少阳经穴为主。

主穴 睛明、球后、翳明、风池、光明、合谷。

配穴 肝肾不足配太溪、肝俞、肾俞；气滞血瘀配太冲、膈俞。

方义 睛明、球后可通调眼周气血、明目开窍；风池、光明、合谷可通调阳明经、少阳经经气，通络、开窍、明目；翳明为治疗眼病的特效穴。

操作 眼区穴用30～32号针轻缓刺入，轻微捻转，不提插；四肢与躯干穴根据证候，施以毫针补泻法，留针20分钟，每日治疗1次。

【考核】

针刺法

以本病为例，演示针刺法治疗全过程。

（1）按照本手册，阐述本病概述，演示接诊与诊查，作出辨证描述，选取治法、主穴与配穴，按照疾病的操作要求，演示治疗过程。

（2）参照第十一章的《毫针刺法测试表》，演示三种进针方法、三种行针方法，说出三种针刺意外的原因和临床表现，掌握晕针的处理方法。

【按语】

（1）针灸治疗本病有一定效果，但应注意针刺眼部腧穴的手法要轻缓，掌握好深度、角度，出针后须长时间按压局部腧穴，防止皮下出血。

（2）视神经萎缩属于眼科难治疾病，是眼病的晚期表现之一，首先要明确病因，积极治疗原发病。本病治疗需要较长时间，一般不应少于3个月。

（3）针刺法治疗的同时，应嘱患者注意调节情志，注意劳逸结合。

麦粒肿

【概述】

麦粒肿是指胞睑生形似麦粒的小疖肿，易于成脓溃破的眼病，又称"针眼""眼丹""土疳"等。因脾胃蕴热，或心火上炎，复外感风热，积热与外风相搏，气血瘀阻，火热结聚，以致眼睑红肿，甚则腐熟，化为脓液，发为本病。

西医学中的内麦粒肿、外麦粒肿可参照本病治疗。

【接诊与诊查】

1. 问主症

病起始则睑缘局限性红肿硬结、疼痛和触痛，继则红肿逐渐扩大，数日后硬结顶端出现黄色脓点，破溃后脓自流出。

2. 问伴随症状

附近淋巴结肿大、结膜水肿、结膜炎等。

3. 问诱发或加重因素

以不洁手触碰眼睛、眼部卫生欠佳、长时间使用眼妆而未卸妆、免疫力下降。

4. 问病史

糖尿病、高脂血症等。

5. 望、闻并查

睑缘局限性红肿硬结、部分硬结顶端出现黄色脓液。

【辨证】

外感风热　局部微肿痒痛，伴头痛发热、全身不舒，苔薄白，脉浮数。
脾胃蕴热　局部红肿灼痛，伴有口渴口臭、便秘，苔黄，脉数。

【治疗】

1. 基本治疗

治法　疏风清热，解毒散结。以局部穴及足太阳经、手阳明经、足阳明经穴为主。

主穴　太阳、攒竹、二间、内庭。

配穴　外感风热配大椎、风池、丝竹空、曲池、合谷；脾胃蕴热配四白、头维、三阴交。

方义　太阳点刺出血，可清热解毒、活血散结；攒竹为足太阳经的经穴，可疏调眼部气血；二间、内庭可泻阳明邪热。

操作　用毫针泻法。太阳点刺出血。

2. 其他治疗

（1）耳针法：眼、肝、脾。毫针刺法，留针20分钟，间歇运针。亦可仅在耳尖和耳后静脉点刺放血数滴。

（2）三棱针法：在两肩胛间，第1～7胸椎两侧，探寻淡红色疹点。用三棱针点刺，挤出少量血液，可反复挤3～5次。

【考核】

1. 针刺法

以本病为例，演示针刺法治疗全过程。

（1）按照本手册，阐述本病概述，演示接诊与诊查，作出辨证描述，选取治法、主穴与配穴，按照疾病的操作要求，演示治疗过程。

（2）参照第十一章的《毫针刺法测试表》，演示三种进针方法、三种行针方法，说出三种针刺意外的原因和临床表现，掌握晕针的处理方法。

2. 三棱针法

以三棱针点刺淡红色疹点。参照《三棱针刺法测试表》操作。

3. 耳穴

取眼、肝、脾。参照《耳穴压籽法测试表》操作。

【按语】

（1）本病初起至化脓期间切忌挤压，以免病菌进入血液，使炎症扩散，造成严重后果。

（2）针灸适用于红肿硬结，可促其消退；如已成脓，应至眼科处理。

（3）研究表明，体液回流针法配合耳尖放血，能够改善早期麦粒肿患者的临床症状，减轻疼痛，缩小肿块，提高临床疗效。

（4）针刺臂臑对麦粒肿患者疗效显著，臂臑乃手阳明经、手太阳经、足太阳经、阳维脉的交会穴，四条阳经皆通于目。可见，臂臑与眼部关系密切，故泻其穴能通阳泻热而明目，治疗眼疾。

【临床案例】

张×，男，40岁。自诉晨起偶感右眼痒痛不适、红肿，按揉时自觉眼睑发硬，疼痛加剧，下午则痒痛加剧，并发现下眼睑有一白色米粒样突起物，质硬，眼球有少量红色血丝。中医诊断：麦粒肿。治则：消炎止痛。取穴：太阳、灵骨，以采血针轻刺3～5下，小罐吸拔出血2毫升，取罐后以碘伏消毒。患者自述放血后即感眼睛痒痛大减，针刺后痒痛感顿失。查看眼部血丝消退，即红肿亦见消退过半，不适感基本消失。

耳鸣、耳聋

【概述】

耳鸣以耳内鸣响，如蝉如潮，妨碍听觉为主症；耳聋以听力不同程度地减退或失听为主症，轻者称"重听"。临床上，耳鸣、耳聋既可单独出现，亦可先后发生或同时并见。其发生常与外感风邪、肝胆火旺、肾精亏虚等因素有关。病位在耳，与肝、胆、肾关系密切。实证多因外感风邪或肝胆郁火循经上扰清窍；虚证多因肾精亏虚，致耳窍失养。基本病机是邪扰耳窍或耳窍失养。

耳鸣、耳聋可见于西医学的多种疾病，包括耳科疾病、脑血管疾病、高血压、动脉硬化、贫血等。

【接诊与诊查】

1. 问主症

耳鸣、耳聋。

2. 问伴随症状

听觉过敏、幻听、头晕、头痛、恶心、呕吐、失眠、焦虑、易怒等。

3. 问诱发或加重因素

遗传因素、神经系统感染、用药不慎、自身免疫疾病、中枢神经系统病变等。

4. 望、闻并查

患者外观与常人无明显异常；部分患者与他人交谈时会用特定的耳朵倾听。

【辨证】

外感风邪 继发于感冒，猝发耳鸣、耳聋、耳闷胀，伴头痛恶风、发热口干，舌质红，苔薄白或薄黄，脉浮数。

肝胆火旺 耳鸣、耳聋每于郁怒之后突发或加重，兼有耳胀、耳痛，伴头痛面赤、口苦咽干、心烦易怒、大便秘结，舌红，苔黄，脉弦数。

肾精亏虚 久病耳聋或耳鸣，时作时止，声细调低，按之鸣声减弱，劳累后加剧，伴头晕、腰酸、遗精，舌红，苔少，脉细。

【治疗】

1. 基本治疗

（1）实证。

治法 疏风泻火，通络开窍。以局部穴及手少阳经、足少阳经穴为主。

主穴 听会、翳风、中渚、侠溪。

配穴 外感风邪配风池、外关；肝胆火旺配行间、丘墟。

方义 手少阳经、足少阳经脉均绕行于耳之前后，并入耳中，听会属足少阳经，翳风属手少阳经，两穴均居耳周，可疏导少阳经气，主治耳疾；循经远取侠溪、中渚，可通上达下、疏导少阳经气、宣通耳窍。

操作 听会、翳风的针感宜向耳内或耳周传导为佳；余穴予常规针刺法，用泻法。

（2）虚证。

治法 补肾养窍。以局部穴及足少阴经穴为主。

主穴 听宫、翳风、太溪、肾俞。

方义 听宫为手太阳经与手少阳经、足少阳经之交会穴，气通耳内，具有聪耳启闭之功，为治耳疾之要穴，配手少阳经局部的翳风穴，可疏导少阳经气、宣通耳窍。太溪、肾俞能补肾填精、上荣耳窍。诸穴合用，可治肾精亏虚之耳鸣、耳聋。

操作 听宫、翳风的针感宜向耳内或耳周传导为佳；太溪、肾俞用针刺法补法，肾俞可加灸或用温针灸。

2. 其他治疗

（1）头针法：两侧颞后线。毫针刺法，间歇运针，留针20分钟，每日或隔日1次。

（2）穴位注射法：听宫、翳风、完骨等。用甲钴胺注射液，每次两侧各选1穴，每次每穴注射0.5毫升，每日或隔日1次。

（3）耳针法：心、肝、肾、内耳、皮质下。暴聋者，予毫针强刺激；一般耳鸣、耳聋者用中等刺激量，亦可埋针。

【考核】

1. 针刺法

以本病为例，演示针刺法治疗全过程。

（1）按照本手册，阐述本病概述，演示接诊与诊查，作出辨证描述，选取治法、主穴与配穴，按照疾病的操作要求，演示治疗过程。

（2）参照第十一章的《毫针刺法测试表》，演示三种进针方法、三种行针方法，说出三种针刺意外的原因和临床表现，掌握晕针的处理方法。

2. 头针法

两侧颞后线。

3. 穴位注射法

取听宫、翳风、完骨，用甲钴胺注射液，每次两侧各选1穴，每次每穴注射0.5毫升。

4. 耳针法

心、肝、肾、内耳、皮质下。参照《耳穴压籽法测试表》操作。

【按语】

（1）耳鸣与耳聋发生的病因很多，针灸对治疗神经性耳鸣、耳聋效果较好。

（2）耳鸣、耳聋宜尽早诊治，针灸介入越早，疗效越好；病程越长，疗效越差。

（3）晕听区在大脑皮层的颞上回中部，这一理论由焦顺发教授提出，与大脑皮层听觉功能头皮定位相对应。针刺此区可以刺激听觉中枢，改善耳部循环，达到减轻耳鸣和提高听力的效果。

（4）耳鸣、耳聋是一种比较常见的耳神经学症状，其诱发因素比较多。从发病机制上讲，多数耳聋、耳鸣患者与情绪不佳、睡眠障碍、神经紊乱、精神紧张等因素有关，致使内耳神经功能调节失调，导致血管功能紊乱，内耳神经、大脑皮层听觉中枢出现异常神经信号，听觉传导通路的某一环节出现异常。

【临床案例】

乔×，男，31岁。自诉冒寒外出，忽觉寒风猛然吹过左耳，耳中"嗡"然一声，随即噪鸣不已。言语时耳中鸣响更甚，且觉有气自左耳中出。经诊治，为风寒入于少阳经，闭阻经气而成。治当疏解少阳以达其邪，即以毫针刺左侧听宫及两手中渚，以捻转法泻之。针尚未出，耳中鸣声已消失。

鼻 渊

【概述】

鼻渊是以鼻流腥臭浊涕、鼻塞、嗅觉减退为主症的一种病证，重者又称"鼻漏"。其发生常与外邪侵袭、胆腑郁热、脾胃湿热等因素有关。病位在鼻，肺开窍于鼻，足阳明胃经起于鼻，"胆移热于脑，则辛頞鼻渊"（《素问·气厥论》），故本病与肺、脾、胃、胆关系密切。基本病机是邪壅鼻窍。

鼻渊多见于西医学的急慢性鼻炎、急慢性鼻窦炎和鼻旁窦炎等疾病。

【接诊与诊查】

1. 问主症

鼻流浊涕，色黄腥秽，鼻塞而不闻香臭。

2. 问伴随症状

畏寒、发热、食欲不振、呕吐、腹泻、咳嗽；易疲劳、记忆力减退、睡眠障碍、溢泪等。

3. 问诱发或加重因素

免疫力下降、受化学物质刺激、烟酒过度、反复吸入粉尘、湿度或温度急剧变化等。

4. 望、闻并查

患者鼻涕不止，鼻音重，鼻周红肿。

【辨证】

肺经风热 病变初发，黄涕量多，或伴头痛、发热、咳嗽，舌红，苔黄，脉浮数。

胆腑郁热 涕下黏稠如脓，鼻塞较重，伴头痛、口苦咽干、心烦易怒，小便赤黄，舌红，苔黄，脉弦数。

湿热阻窍 经久不愈，反复发作者，兼见头晕，眉额胀痛，思绪分散，记忆力衰退，舌红，苔腻。

【治疗】

1. 基本治疗

治法 清热宣肺，通利鼻窍。以局部穴及手太阴经、手阳明经穴为主。

主穴 印堂、迎香、合谷、列缺、通天。

配穴　肺经风热配尺泽、少商；胆腑郁热配阳陵泉、侠溪；湿热阻窍配曲池、阴陵泉。

方义　印堂位于鼻上，迎香夹鼻旁，近取二穴，散鼻部之郁热而通利鼻窍；迎香、合谷同属大肠经，两穴远近结合，以清泻大肠经之热邪；合谷与列缺又为表里经配穴，可清泻肺热；通天善通鼻窍。

操作　常规针刺法，少商点刺出血，余穴均以毫针泻法。

2. 其他治疗

（1）穴位注射法：合谷、迎香。用复合B族维生素注射液，每次每穴0.2～0.5毫升，每次选1个穴位，隔日1次。

（2）耳针法：内耳、下屏尖、额、肺。毫针刺法，间歇捻转，或埋针1周。

【考核】

1. 针刺法

以本病为例，演示针刺法治疗全过程。

（1）按照本手册，阐述本病概述，演示接诊与诊查，作出辨证描述，选取治法、主穴与配穴，按照疾病的操作要求，演示治疗过程。

（2）参照第十一章的《毫针刺法测试表》，演示三种进针方法、三种行针方法，说出三种针刺意外的原因和临床表现，掌握晕针的处理方法。

2. 穴位注射法

取合谷、迎香，用复合B族维生素注射液，每次每穴0.2～0.5毫升。

3. 耳针法

内耳、下屏尖、额、肺。参照《耳穴压籽法测试表》操作。

【按语】

（1）针刺法对鼻窦炎有一定疗效，对改善鼻道的通气功能起效较为迅速，可作为辅助治疗。

（2）研究表明，温针灸可以改善鼻局部微循环，缓解鼻窦炎的症状，增强局部免疫及防御功能，具有消炎和缓解疼痛的作用。

（3）印堂主治头痛、失眠、鼻渊等症，有疏风通鼻、清热安神等功效；迎香乃手阳明经、足阳明经的交会穴，主治鼻塞、鼻衄不利等症。针刺印堂、迎香，可改善鼻腔血管、黏膜腺体功能，促进分泌物吸收，使免疫功能增强、疼痛症状缓解，从而提高患者生活质量。

【临床案例】

王×，女，18岁。自诉患鼻渊病，流涕不止，右鼻孔有息肉一块，致闭塞，一气不通，迁延数月之久。施针内庭、风池、通天、神庭、上星、迎香，先后诊治3次而愈。

鼻 衄

【概述】

鼻衄是以鼻出血为主症的病证。出血量大者称"鼻洪"，妇女经期鼻出血称"倒经"。其发生常与外感风热、过食辛辣、情志不畅等因素有关。病位在鼻窍，与肺、胃、肝、心等关系密切。基本病机是火热气逆，迫血妄行；或阴虚火旺，气不摄血。

西医学各种鼻腔疾病及循环系统、血液系统和内分泌系统等疾病引起的鼻出血，均可参照本病治疗。

【接诊与诊查】

1. 问主症

鼻出血或涕中带血。

2. 问伴随症状

头痛、头晕、乏力、食欲不振、咽干咽痒、烦躁、手足心热、失眠等。

3. 问病史、诱发或加重因素

鼻部损伤、鼻中隔偏曲、鼻部炎症感染、鼻咽肿瘤、鼻腔异物、凝血功能障碍、心血管疾病、高血压、风湿热等。

4. 望、闻并查

患者鼻部流血不止，长期流鼻血者可见面色苍白或萎黄等贫血貌。

【辨证】

肺经风热　鼻燥咽干，或身热咳嗽，舌红，苔薄黄，脉浮数。

胃经实热　血色鲜红，烦渴引饮，胸闷烦躁，口臭便秘，舌红，苔黄，脉洪数。

肝火上逆　头痛眩晕，目赤口苦，烦躁易怒，舌红，苔黄，脉弦数。

心火亢盛　身热口渴，尿赤，口舌赤烂，舌红，苔黄，脉数。

阴虚火旺　口燥咽干，五心烦热，舌红，少苔，脉细数。

脾失统血　面色少华，神疲倦怠，夜寐不宁，心悸怔忡，食少便溏，舌淡，苔白，脉缓弱。

【治疗】

1. 基本治疗

治法　清热泻火，凉血止血。以局部穴、督脉穴及手太阴经穴为主。

主穴　迎香、上星、天府、孔最。

配穴　肺经风热配鱼际、少商；胃经实热配内庭、二间；肝火上逆配行间；心火亢盛配少府；阴虚火旺配太溪、涌泉；脾失统血配隐白、足三里。

方义　迎香为局部取穴，可疏通局部气机；上星属督脉，可清泻阳经之热；天府为手太阴经之经穴，是治疗鼻衄的经验效穴；孔最为手太阴经之郄穴，阴经郄穴主治血证，肺开窍于鼻，故孔最尤善治疗鼻衄。

操作　天府、孔最均双侧同取，行提插捻转泻法，以局部酸胀或针感向上走窜为度。配穴中，少商可点刺放血，隐白用灸法。

2. 其他治疗

（1）穴位贴敷法：将大蒜捣烂，或用吴茱萸粉调成糊状，敷于同侧涌泉上，有引火下行的作用，以协助止血。

（2）耳针法：内鼻、肺、胃、肾上腺、额、肝、肾等穴。毫针刺法，或用埋针法、压丸法。

【考核】

1. 针刺法

以本病为例，演示针刺法治疗全过程。

（1）按照本手册，阐述本病概述，演示接诊与诊查，作出辨证描述，选取治法、主穴与配穴，按照疾病的操作要求，演示治疗过程。

（2）参照第十一章的《毫针刺法测试表》，演示三种进针方法、三种行针方法，说出三种针刺意外的原因和临床表现，掌握晕针的处理方法。

2. 穴位贴敷法

取涌泉。糊状药饼敷于穴位上，用胶布固定。贴30～90分钟后取掉，以局部红晕微痛为度。若起疱，消毒，保持局部干燥，防止感染。一般常在三伏天贴敷，即所谓"冬病夏治"。

3. 耳针法

内鼻、肺、胃、肾上腺等。参照《耳穴压籽法测试表》操作。

【按语】

（1）针刺治疗单纯性鼻衄，效果显著。止血后应查明病因，积极治疗原发病。

（2）出血量大时，应配合局部填塞止血的方法，以防止出血过多，造成不良后果。

（3）治疗期间忌接触芳香辛散之品。

（4）本病儿童、青少年发病率较高，可能是因其机体免疫功能相对较差，呼吸系统等内源性致病因素比成年人多。

（5）上星居于目、鼻之上，行"鼻通天气""目比日月"之功，对于鼻衄、鼻渊等鼻部疾病有显著疗效。现代研究表明，针刺上星，可通过调节患者体内Th1细胞因子和Th2细胞因子的表达，纠正失衡的Th1/Th2细胞因子网络，从而对变应性鼻炎产生一定的治疗作用。

【临床案例】

孙×，女，36岁，农民。平素情志不畅，久有气郁之症，当此肝旺之季，化热尤甚。现症见：急躁易怒，耳鸣目赤，头晕且痛，口苦咽干，小便黄赤，舌边红，苔色黄，脉弦数。今晨鼻血不止。此乃肝火迫血妄行，急当清泻。中医诊断：鼻衄。治则：疏肝邪热。取穴：太冲、侠溪、大敦，其中大敦以三棱针点刺出血。针刺后10分钟后，急躁减轻；守原方又针1次，出血未再发生，余症皆失。

牙 痛

【概述】

牙痛是以牙齿疼痛为主症的病证。又称"牙宣""牙槽风"等。其发生常与外感风火邪毒、过食膏粱厚味、体弱过劳等因素有关。病位在齿。肾主骨，齿为骨之余，手阳明经、足阳明经分别入下齿、上齿，故本病与胃、肾关系密切。基本病机是风火、胃火或虚火上炎。

在西医学中，牙痛多见于龋齿、牙髓炎、牙周炎、牙槽或牙周脓肿、冠周炎及牙本质过敏等疾病。

【接诊与诊查】

1. 问主症

牙齿疼痛。

2. 问伴随症状

牙龈肿胀出血、咀嚼困难、食欲不振、口渴口臭、面颊肿痛等。

3. 问诱发或加重因素

口腔卫生不佳、刷牙习惯不正确、智齿生长、牙周感染、维生素缺乏等。

4. 望、闻并查

患者自发捂住口腮，面容痛苦；部分患者可见腮部肿胀拒按。

【辨证】

阳明火盛之胃火牙痛　牙痛甚烈，兼有口臭、口渴、便秘，脉洪。

风火牙痛　痛甚而龈肿，兼形寒身热，脉浮数。

肾虚牙痛　隐隐作痛，时作时止，或齿浮动，口不臭，脉细。

【治疗】

1. 基本治疗

治法　祛风泻火，通络止痛。以手阳明经、足阳明经穴为主。

主穴　颊车、下关、合谷。

配穴　胃火牙痛配内庭、二间；风火牙痛配外关、风池；肾虚牙痛配太溪、行间。

方义　颊车、下关为近部选穴，可疏通经气而止痛；合谷为远部取穴，可疏通阳明经气，兼有祛风作用，可通络止痛，为治疗牙痛之要穴。

操作　主穴用泻法，合谷可左右交叉针刺，持续行针1～3分钟。配穴中，太溪用补法，余穴均用泻法。痛甚时，可延长留针时间至1个小时。

2. 其他治疗

耳针法：上颌、下颌、神门、上屏尖、牙痛点。每次取2～3穴，毫针刺法，强刺激。

【考核】

1. 针刺法

以本病为例，演示针刺法治疗全过程。

（1）按照本手册，阐述本病概述，演示接诊与诊查，作出辨证描述，选取治法、主穴与配穴，按照疾病的操作要求，演示治疗过程。

（2）参照第十一章的《毫针刺法测试表》，演示三种进针方法、三种行针方法；说出三种针刺意外的原因和临床表现，掌握晕针的处理方法。

2．耳针法

上颌、下颌、神门等。参照《耳穴压籽法测试表》操作。

【按语】

（1）针刺法对一般牙痛疗效良好，但对龋齿，只能暂时止痛。

（2）临床应与三叉神经痛相鉴别。

（3）平时注意口腔卫生。

（4）中医学认为，手阳明大肠经"贯颊，入下齿中"，足阳明胃经"下循鼻外，入上齿中"，肾在体和骨，"齿为骨之余"，齿与骨关系密切；因此，在治疗牙痛时，多选择手阳明大肠经、足阳明胃经和足少阴肾经上的腧穴。合谷为手阳明大肠经的原穴，具有通调大肠经气、疏通气血、清热邪等功效，可用于治疗牙痛、头痛、周围性面瘫和鼻炎等疾病。

【临床案例】

张×，女，54岁。因牙痛3天，左轻右重，尤以进食、吸气时加剧就诊。检查可见龋洞，有叩击痛，齿龈红肿，并见少许溢脓；口臭，舌尖赤红，苔薄白，脉弦。中医诊断：牙痛。予针刺太阳，当针进至1寸深时，针感传至痛牙处，其痛立止。3日后复查，痛无复发，炎症消除。

第五节 急 症

晕 厥

【概述】

晕厥是以突发而短暂的意识丧失、四肢厥冷为主症的病证。又称"暴厥""卒厥""尸厥"等。其发生与暴怒惊恐、跌仆损伤、气血不足等因素有关。病位在脑，涉及五脏六腑，与心、肝关系尤为密切。基本病机是气机逆乱，神窍受扰；或气血不足，脑窍失养。

晕厥可见于西医学的短暂性脑缺血发作、脑血管痉挛、体位性低血压、低血糖昏迷、癔症性昏迷等疾病。

【接诊与诊查】

1. 问主症

突然昏仆，不省人事，四肢厥冷。

2. 问病史、伴随症状

虚证者素体虚弱，可因疲劳惊怒而致昏仆；实证者素体健壮，偶因外伤、恼怒等致突然昏仆。

3. 问诱发或加重因素

常与暴怒惊恐、跌仆创伤、气血不足等因素有关。

4. 望、闻并查

虚证兼面白唇淡，目陷口张，四肢厥冷，息微汗出；实证见呼吸急促，牙关紧闭。

【辨证】

主症 突然昏仆，不省人事，四肢厥冷。轻者昏厥时间较短，数秒至数分钟后恢复清醒；重者昏厥时间较长，苏醒后无明显后遗症。

（1）实证：素体健壮，偶因外伤、恼怒等致突然昏仆，兼呼吸急促、牙关紧闭，舌淡，苔薄白，脉沉弦。

（2）虚证：素体虚弱，疲劳惊恐而致昏仆，兼面白唇淡，目陷口张，四肢厥冷，息微汗出，舌淡，苔薄白，脉细缓无力。

【治疗】

基本治疗

治法 苏厥醒神。以督脉穴及手厥阴经穴为主。

主穴 水沟、内关、涌泉。

配穴 实证配合谷、太冲；虚证配气海、关元。

方义 水沟属督脉穴，督脉入络脑，取之有开窍醒神之功；内关可调心气、苏心神；涌泉可激发肾经之气，最能醒神开窍，多用于昏厥之重症。

操作 水沟、内关用泻法，涌泉用平补平泻法。

【考核】

针刺法

以本病为例，演示针刺法治疗全过程。

（1）按照本手册，阐述本病概述，演示接诊与诊查，作出辨证描述，选取治法、主穴与配穴，按照疾病的操作要求，演示治疗过程。

（2）参照第十一章的《毫针刺法测试表》，演示三种进针方法、三种行针方法；说出三种针刺意外的原因和临床表现，掌握晕针的处理方法。

【按语】

（1）针灸对情绪激动、外伤疼痛引起的晕厥，效果良好，可作为首选治疗方法。颅脑损伤累及双侧大脑半球或网状激活系统，均可以导致昏迷、晕厥，促醒是临床治疗的重点。

（2）晕厥主要是脑功能受到高度抑制而出现的一种较为严重的意识障碍，具体是由于脑部缺血缺氧、代谢异常，从而造成弥漫性双侧大脑皮质层损害，或者造成中部脑桥以上的脑干网状激活系统功能损害，致使脑活动功能减退而出现晕厥。

（3）中医学认为，脑为元神之府，头为诸阳之首，统领和支配全身生理功能活动。有研究表明，在针灸治疗昏迷患者的过程中，偶见针刺部位轻微出血、滞针，没有出现严重的不良反应，表明针刺法对于昏迷患者是相对安全的。

【临床案例】

张×，男，4个月大婴儿。青霉素皮试（－），后注射青霉素10分钟，患儿出现晕厥、疼痛，刺激消失（手捻耳垂无反应）。当即使用毫针强刺激其水沟、中冲，约2分钟，患儿恢复哭声。

虚 脱

【概述】

虚脱是以突然面色苍白、肢冷汗出、表情淡漠或烦躁不安，甚则昏迷、二便失禁、脉微欲绝为特征的危重证候。其发生常与大汗、大吐、大泻、大失血、情志内伤、外感六淫邪毒等因素有关。病位在五脏。基本病机是脏腑阴阳失调，阴不敛阳，阳不固阴，阴阳欲离欲绝，甚者可导致阴阳衰竭，出现亡阴亡阳的危候。

虚脱可见于西医学中各种原因引起的休克。

【接诊与诊查】

1. 问主症

面色苍白，神志淡漠，反应迟钝或昏迷。

2. 问伴随症状

突然面色苍白、肢冷汗出、表情淡漠或烦躁不安，甚则昏迷、二便失禁、脉微欲绝。

3. 问诱发或加重因素

常与大汗、大吐、大泻、大失血、情志内伤、外感六淫邪毒等因素有关。

4. 望、闻并查

面色苍白，神志淡漠，反应迟钝或昏迷，或烦躁不安，尿少或二便失禁，张口自汗，肢冷肤凉，血压下降，脉微细或芤大无力。

【辨证】

主症 面色苍白，神志淡漠，反应迟钝或昏迷，或烦躁不安，尿少或二便失禁，张口自汗，肢冷肤凉，血压下降，脉微细或芤大无力。

亡阳：呼吸微弱，嘴唇发紫，舌质胖，脉细无力。

亡阴：口渴，烦躁不安，唇舌干红，脉细数无力。

若病情恶化，可导致阴阳俱脱之危候。

【治疗】

1. 基本治疗

治法　回阳固脱，苏厥救逆。以督脉穴、任脉穴及手厥阴经穴为主。

主穴　素髎、百会、神阙、关元、内关。

配穴　亡阳配气海、足三里；亡阴配太溪、涌泉。神志昏迷者配中冲、涌泉。

方义　督脉为阳脉之海，入络脑，督脉之素髎、百会能醒脑开窍、升阳救逆；脐下为元气所聚之处，任脉为阴脉之海，任脉之神阙、关元均位于脐部，重灸可大补元气、敛阴固脱、回阳救逆；内关为手厥阴心包经之络穴，又是八脉交会穴，通于阴维脉，可维系、调节诸阴经之气，有通心络、益心气、强心醒神之功。

操作　素髎以毫针强刺激；百会、神阙、关元用灸法。

2. 其他治疗

（1）耳针法：肾上腺、皮质下、心。毫针刺法，中等刺激强度。

（2）艾灸法：百会、膻中、神阙、关元、气海。艾炷直接灸，每次选2～3穴，灸至脉复汗收为止。

【考核】

1. 针刺法

以本病为例，演示针刺法治疗全过程。

（1）按照本手册，阐述本病概述，演示接诊与诊查，作出辨证描述，选取治法、主穴与配穴，按照疾病的操作要求，演示治疗过程。

（2）参照第十一章的《毫针刺法测试表》，演示三种进针方法、三种行针方法；说出三种针刺意外的原因和临床表现，掌握晕针的处理方法。

2. 艾灸法

百会、膻中、神阙等。参照《艾灸疗法测试表》操作。

3. 耳针法

肾上腺、皮质下、心。参照《耳穴压籽法测试表》操作。

【按语】

（1）虚脱可由多种原因引起，发病突然，病情复杂，须针对病因采取不同的治疗方法。针灸可作为抢救措施之一，对轻、中度休克有较好的治疗作用。

（2）临床常使用参麦注射液进行中药注射抢救。现代药理研究证明，人参中所含的人参总皂苷具有"适应原样"作用，能显著提高机体应激阈值，积极参与机体能量代谢，可充分提高环磷酸皂苷的水平；麦冬中所含的麦冬黄酮、麦冬皂苷，具有强心利尿、扩张外周血管及提高机体耐缺氧能力等作用。

（3）高热患者应用药物降温，是通过全身大量出汗而达到降温效果的，应缓慢进行，不宜太快、太强，以防出汗过多而引起虚脱和血压下降。尤其是老年患者，心功能较差时更应注意。若出汗过多，发生虚脱情况，轻者可饮用淡盐水或糖水，重者应立即输液，补充电解质，以维持体液平衡。

（4）虚脱由虚弱引起，长期劳累、睡眠不足、有基础心脏病患者剧烈运动、糖尿病患者低血糖，均是诱发老年人休克的常见原因。

【临床案例】

张×，男，32岁。自诉咽喉肿痛，声音嘶哑15天，加重5天。因声音嘶哑，注射5%葡萄糖5毫升+地塞米松10毫克，毕约1分钟，突感腹部疼痛难忍，继之出现大汗淋漓，面色苍白，血压降至84/58毫米汞柱，脉搏112次/分。立即将患者平卧，予掐水沟，针刺内关、足三里、涌泉。15分钟后，患者感疼痛缓解，面色恢复红润，血压回升至120/86毫米汞柱，脉搏86次/分，呼吸18次/分，门诊观察2个小时，未见异常。

高　热

【概述】

高热是体温超过39℃的急性症状，中医称"壮热""实热""日晡潮热"等。外感发热常与感受风热、暑热或温邪疫毒等因素有关；内伤发热则由脏腑功能失调致郁遏化热引起。病在卫、气、营、血。基本病机是正邪相争，或体内阳热之气过盛。

在西医学中，高热常见于急性感染、急性传染病、寄生虫病，以及中暑、风湿热、结核、恶性肿瘤等疾病。

【接诊与诊查】

1. 问主症

体温超过39℃。

2. 问伴随症状

肺卫热盛伴头痛，咳嗽，痰黄而稠；气分热盛伴烦渴引饮；热入营血则可见吐血、便血或衄血，心烦。

3. 问诱发或加重因素

外感发热常与感受风热、暑热或温邪疫毒等因素有关；内伤发热则由脏腑功能失调致郁遏化热引起。

4. 望、闻并查

测体温一般超过39℃。肺卫热盛咯痰黄而稠；热入营血则可见斑疹隐隐，甚则出现神昏谵语，抽搐。

【辨证】

主症 体温升高，超过39℃。

肺卫热盛：高热恶寒，头痛，咳嗽，痰黄而稠，舌红，苔薄黄，脉浮数。

气分热盛：高热汗出，烦渴引饮，舌红而燥，脉洪数。

热入营血：高热夜甚，斑疹隐隐，吐血、便血或衄血，舌绛心烦，甚则出现神昏谵语、抽搐。

【治疗】

基本治疗

治法 清泻热邪。以督脉穴、手阳明经穴及井穴为主。

主穴 大椎、合谷、曲池、十二井穴或十宣。

配穴 肺卫热盛配尺泽、鱼际、外关；气分热盛配支沟、内庭；热入营血配内关、血海。抽搐配太冲、阳陵泉；神昏配水沟、内关。

方义 大椎属督脉，为诸阳之会，总督一身之阳，可宣散全身阳热之气；合谷、曲池可清泻肺热；十二井穴、十宣皆在四末，为阴阳经交接之处，以三棱针点刺出血，具有明显的退热作用。

操作 大椎刺络拔罐，十二井穴、十宣点刺出血。

【考核】

1. 针刺法

以本病为例，演示针刺法治疗全过程。

（1）按照本手册，阐述本病概述，演示接诊与诊查，作出辨证描述，选取治法、主穴与配穴，按照疾病的操作要求，演示治疗过程。

（2）参照第十一章的《毫针刺法测试表》，演示三种进针方法、三种行针方法；说出三种针刺意外的原因和临床表现，掌握晕针的处理方法。

2. 刺络拔罐法

大椎。参照《刺络拔罐法测试表》施行刺络拔罐，三棱针点刺后拔罐。

【按语】

（1）针灸退热有很好的效果。针灸推拿治疗高热，主要是通过人体经络腧穴的作用，调动人体的抗病因子，如提高单核-巨噬细胞系统的功能、激发产生补体及增强补体功能等，从而发挥退热效果。

（2）现代研究证明，针刺足三里可提高机体免疫功能。配合十宣，可使邪毒得以外解，不致闭门留寇。针药并用，可增强清热解毒、排毒外出之效。

（3）发热是许多疾病共有的症状。人的产热与散热动态平衡被打破，散热小于产热，或产热大于散热，则出现发热。外感发热多与致热原作用于体温调节中枢有关。

【临床案例】

赵×，男，17岁。因发热、身痛2日就诊，诊见面红目赤，烦渴，喜冷饮，身痛，舌质红，苔黄，脉洪大。体温39.5℃。中医诊断：春温。即予三棱针点刺十宣放血，每日1次。在针刺的同时予抗病毒及液体疗法。针刺法治疗1次后，体温降至38.5℃。治疗2次后，体温降至37℃。治疗2周后，患者各项指标恢复正常而获痊愈。

痉　证

【概述】

痉证是以四肢不随意的肌肉抽动，或兼有颈项强直、角弓反张、口噤不开等为主症的病证。又称"瘛疭"。其发生常与感受六淫疫毒、暴怒、头部外伤、药物中毒、失血伤津等因素有关。病位在脑，累及肝。基本病机是热极生风或虚风内动，致筋脉失养。

痉证可见于西医学的小儿高热惊厥、颅内感染、颅脑外伤、高血压脑病、癫痫、破伤风等疾病。

【接诊与诊查】

1. 问主症

不随意的四肢肌肉抽动，或兼有颈项强直、角弓反张、口噤不开。

2. 问伴随症状

有无恶寒发热、头痛、意识不清等症状。

3. 问诱发或加重因素

常与感受六淫疫毒、暴怒、头部外伤、药物中毒、失血伤津等因素有关。

4. 望、闻并查

四肢抽搐，或伴见口噤不开、项脊强直、角弓反张，甚者意识丧失。

【辨证】

主症　四肢抽搐，或伴见口噤不开、项脊强直、角弓反张，甚者意识丧失。

热极生风：见表证，起病急骤，有汗或无汗，头痛神昏。

痰热化风：壮热烦躁，昏迷痉厥，喉间痰鸣，牙关紧闭。

血虚生风：无发热，伴有手足抽搐、露睛、纳呆，脉细无力。

【治疗】

基本治疗

治法　息风止痉，清热开窍。取督脉、手厥阴经、足厥阴经穴为主。

主穴　水沟、内关、合谷、太冲、阳陵泉。

配穴　热极生风配曲池、大椎；痰热化风配风池、丰隆；血虚生风配血海、足三里。神昏配十宣、涌泉。

方义　督脉为病，脊强反折，水沟属督脉，可醒脑开窍、息风止痉，为止抽搐之要穴；内关为手厥阴心包经之络穴，可调理心气；合谷、太冲相配，可息风定惊；阳陵泉为筋会，可镇肝息风、缓解痉挛。

操作　水沟向上斜刺0.5寸，用雀啄法捣刺；大椎刺络拔罐；十宣可点刺出血。

【考核】

1. 针刺法

以本病为例，演示针刺法治疗全过程。

（1）按照本手册，阐述本病概述，演示接诊与诊查，作出辨证描述，选取治法、主穴与配穴，按照疾病的操作要求，演示治疗过程。

（2）参照第十一章的《毫针刺法测试表》，演示三种进针方法、三种行针方法；说出三种针刺意外的原因和临床表现，掌握晕针的处理方法。

2. 刺络拔罐法

大椎。三棱针点刺后拔罐。参照《刺络拔罐法测试表》施行刺络拔罐操作。

3. 三棱针法

十宣可点刺出血。用三棱针点刺出血数滴。参照《三棱针刺法测试表》操作。

【按语】

（1）针灸治疗抽搐有一定效果，可镇惊止痉，以救其急。全身经脉在体表循行均有一定的路线，督脉入络于脑，其通过脑腑调节机体阴阳平衡，循着督脉取穴天枢、正营、百会进行针灸，发挥舒筋活络、矫正姿势的作用。

（2）痉止之后必须查明病因，如血容量低、末梢血管收缩加快、肌肉血液匮乏等现象，最终引起肌肉痉挛症状；血压持续下降、透析液的钠离子浓度小于135毫摩/升都会引发肌肉痉挛和抽搐。

（3）患者在抽搐时针刺或针刺中出现抽搐，应注意防止滞针、弯针、断针现象发生。

（4）在临床应用中，以单纯针刺法或灸法为主要治疗手段的研究比较少见。在运用针灸治疗的同时，常结合现代康复训练、传统中草药、推拿、电疗以及西药等多种治疗手段。

【临床案例】

张×，男，54岁，农民。因腹肌痉挛性抽搐2日就诊。查体：面色灰暗，意识清晰，呼吸平稳，血压135/98毫米汞柱。腹肌痉挛性抽搐每分钟3～5次，每次抽搐时头和胸部抬起。选用手针双侧胸痛点、脊柱点、颈项点，并行透刺：不容透商曲、梁门透阴都和太乙透幽门。治疗后2个小时患者腹肌痉挛次数明显减少到每小时1～2次。第2天治疗后，腹肌痉挛完全消失。

内脏绞痛

【概述】

内脏绞痛泛指内脏不同部位出现的剧烈疼痛。现对几种临床常见的内脏急性绞痛进行扼要叙述如下。

（一）心绞痛

心绞痛是以胸骨后或心前区突然发生压榨性疼痛，伴心悸、胸闷、气短、汗出为特征的临床综合征。由冠状动脉供血不足，心肌急剧、短暂的缺血、缺氧所致。常反复发作，一般持续数秒至10余分钟，休息或用药后可缓解。可由冠心病、心脏神经症、急性冠脉综合征、特纳综合征、风湿热、冠状动脉炎、肥厚型心肌病等引起。心绞痛属中医学胸痹、心痛、厥心痛、真心痛等范畴。其发生常与寒邪内侵、情志失调、饮食不当、年老体虚等因素有关。病位在心，与肝、肾、脾、胃关系密切。基本病机是脏腑内伤，心脉不通；或心脉失养，心络不畅。

【接诊与诊查】

1. 问主症

胸骨后或心前区突然发生压榨性疼痛。

2. 问伴随症状

伴心悸、胸闷、气短、汗出。

3. 问诱发或加重因素

常与寒邪内侵、情志失调、饮食不当、年老体虚等因素有关。

4. 望、闻并查

突发胸闷及胸骨后或心前区压榨性或窒息性疼痛，或心痛如绞，心痛彻背，伴心悸、胸闷、气短、出汗、面色苍白、焦虑或恐惧感。

【辨证】

主症 突发胸闷及胸骨后或心前区压榨性或窒息性疼痛，或心痛如绞，心痛彻背，伴心悸、胸闷、气短、出汗、面色苍白、焦虑或恐惧感。

气滞血瘀：由七情诱发，胸闷及心前区压榨性疼痛，烦躁不宁，舌质紫暗或有瘀斑，脉弦紧。

寒邪凝滞：遇寒诱发，唇甲青紫，心痛如刺，心痛彻背，舌质瘀暗。

痰浊阻络：胸中痞闷而痛，痛彻肩背，喘不得卧，喉中痰鸣，舌胖，苔腻，脉滑。

阳气虚衰：面色苍白或表情淡漠，甚至心痛彻背，大汗淋漓，气促息微，四肢厥冷，唇甲青紫或淡白，舌淡，苔薄白，脉沉细微。

【治疗】

基本治疗

治法　通阳行气，活血止痛。以手厥阴经、手少阴经穴为主。

主穴　内关、膻中、郄门、阴郄。

配穴　气滞血瘀配太冲、血海；寒邪凝滞配神阙、至阳；痰浊阻络配丰隆、中脘；阳气虚衰配心俞、至阳。

方义　内关为手厥阴经之络穴，又是八脉交会穴之一，通阴维脉，"阴维为病苦心痛"，故胸痹心痛不论寒热虚实，皆可用之；膻中为心包之募穴，又为气会，可疏调气机、化瘀止痛；郄门、阴郄分别为手厥阴经和手少阴经之郄穴，善治心系急症。

操作　膻中向下平刺，以有麻胀感为度。寒邪凝滞、阳气虚衰宜用灸法。

（二）胆绞痛

胆绞痛以右上腹胁肋区绞痛，阵发性加剧或痛无休止为主要表现。常见于多种胆道疾病，如胆囊炎、胆管炎、胆石症、胆道蛔虫病等。胆绞痛属中医学胁痛范畴。其发生常与情志不遂、饮食不节、结石、蛔虫阻滞等因素有关，多为实证。病位在胆，与肝关系密切。基本病机是胆腑气机壅阻，不通则痛。

【接诊与诊查】

1. 问主症

右上腹胁肋区绞痛，阵发性加剧或痛无休止。

2. 问伴随症状

有无恶心呕吐、胸闷、目睛发黄等。

3. 问诱发或加重因素

常与情志不遂、饮食不节、结石、蛔虫阻滞等因素有关。

4. 望、闻并查

突发性右上腹剧痛，呈持续性绞痛，阵发性加剧，疼痛部位拒按，可向右肩背部放射。

【辨证】

主症　突发性右上腹剧痛，呈持续性绞痛，阵发性加剧，疼痛部位拒按，可向右肩背部放射。

肝胆湿热：兼见寒战高热，恶心呕吐，口苦咽干，黄疸，便干溲黄，舌红，苔黄腻，脉滑数。

肝胆气滞：常因情志变动而诱发，胁肋胀痛，走窜不定，兼见性情急躁、胸闷不舒，舌淡红，苔薄白，脉弦。

蛔虫妄动：右上腹及剑突下阵发性钻顶样剧痛，拒按，恶心呕吐或吐蛔，舌淡，苔白，脉弦紧。

【治疗】

基本治疗

治法　疏肝利胆、行气止痛。以胆之输穴、募穴、下合穴为主。

主穴　胆囊、阳陵泉、胆俞、日月。

配穴　肝胆湿热配行间、阴陵泉；肝胆气滞配太冲、丘墟；蛔虫妄动配迎香透四白。发热寒战配大椎、曲池；恶心呕吐配内关、足三里；黄疸配至阳。

方义　经外奇穴胆囊为治疗胆腑疾病的经验效穴；阳陵泉为胆之下合穴，可调理胆腑气机；胆俞、日月同用，俞募相配，可以利胆止痛。

操作　常规针刺法，久留针；间歇行针以保持较强的针感；或用电针。

（三）肾绞痛

肾绞痛以阵发性剧烈腰部或侧腹部绞痛，并沿输尿管向髂窝、会阴、阴囊及下肢内侧放射，伴不同程度的尿痛、尿血为主要表现。多见于泌尿系结石病，有肾结石、输尿管结石、膀胱结石、尿道结石之分。肾绞痛属于中医学腰痛、石淋、血淋等范畴。其发生常与湿热之邪相关。病位在肾、膀胱，与三焦、脾关系密切。基本病机是结石内阻，通降失利，水道不通。

【接诊与诊查】

1. 问主症

阵发性剧烈腰部或侧腹部绞痛，并沿输尿管向髂窝、会阴、阴囊及下肢内侧放射。

2. 问伴随症状

不同程度的尿痛、尿血。

3. 问诱发或加重因素

常与湿热之邪相关。

4. 望、闻并查

小腹及茎中急胀刺痛，多呈持续性或间歇性，或腰部刺痛，向膀胱、外生殖器、大腿内侧放射，并出现血尿或脓尿，排尿困难或因有砂石而中断，变换体位后常能排尿通畅。肾区有叩击痛。

【辨证】

主症　小腹及茎中急胀刺痛，多呈持续性或间歇性，或腰部刺痛，向膀胱、外生殖器、大腿内侧放射，并出现血尿或脓尿，排尿困难或因有砂石而中断，变换体位后常能排尿通畅。肾区有叩击痛。

下焦湿热：兼见寒热往来，口苦呕恶，大便不爽或秘结，苔黄腻，脉滑数。

肾气虚弱：尿痛涩滞不显著，腰膝酸软，神疲乏力，脉弦细无力。

【治疗】

基本治疗

治法　清热利湿，通淋止痛。以相应俞募穴及足太阴经穴为主。

主穴　肾俞、京门、膀胱俞、中极、三阴交。

配穴　下焦湿热配阴陵泉、委阳；肾气虚弱配水分、关元。恶心呕吐配内关、足三里；尿中有砂石配次髎、水道；尿血配地机、血海。

方义　肾俞与京门、膀胱俞与中极分别是肾与膀胱的俞募穴，为俞募配穴法，可清利下焦湿热，助膀胱气化，通调肾与膀胱气机，行气止痛；三阴交通脾、肝、肾三经，可疏肝行气、健脾化湿、益肾利尿、化瘀通滞。

操作　常规针刺法。

【考核】

针刺法

以本病为例，演示针刺法治疗全过程。

（1）按照本手册，阐述本病概述，演示接诊与诊查，作出辨证描述，选取治法、主穴与配穴，按照疾病的操作要求，演示治疗过程。

（2）参照第十一章的《毫针刺法测试表》，演示三种进针方法、三种行针方法；说出三种针刺意外的原因和临床表现，掌握晕针的处理方法。

【按语】

（1）针灸对心绞痛有一定疗效。针刺内关、神门可有效改善患者临床症状，改善冠脉供血，减轻心肌缺血的症状，并可使GMP-140分子数明显降低，使血小板活性明显受到抑制，防止冠心病患者血液系统处于高凝状态及出现易栓倾向。

（2）有研究发现，取内关、心俞、膈俞、足三里、膻中施温通针法治疗冠心病，治疗后，患者血小板凝集功能恢复正常，微循环相关指标有显著改善。

（3）结石引起的内脏绞痛，应当明确结石的大小、位置、性质等，以及患者体质等因素。

（4）据临床报道，治疗胆绞痛的穴位多为背部的肝俞、胆俞、脾俞、胃俞，胸腹部的期门、日月、巨阙、鸠尾，以及下肢的阳陵泉、胆囊等穴。一般在针刺后15分钟内即可收效，而且显效率高。

（5）肾绞痛易反复出现。急性肾绞痛的病因以肾或输尿管部位的结石最为常见，严重时亦可造成恶心呕吐、排尿困难、血尿等症状。

（6）对于肾区疼痛，温针灸疗法能够通过置于其针柄处的艾炷，用其热照射的效应与艾灸烟雾起温通止痛之效。而揿针疗法作为一种新型皮内针技术，能够通过长时间的埋针延长对穴位的刺激时间，发挥其针刺作用的持续性，以增强临床疗效，同时还具有操作简便、安全有效、刺激量小等优点，易于被患者接受。

【临床案例】

张×，女，50岁。因突发右侧腰痛就诊。B超显示，右侧输尿管结石，大小0.5厘米×0.6厘米。取穴：右手的腰痛点穴，行强刺激捻转泻法。留针10分钟后，患者自觉疼痛消失；再次行针后留针10分钟，出针。后患者未做进一步检查。随访5年，患者未再复发类似疼痛。

Part TWO 下篇

中医适宜技术

第四章　针刺疗法

第一节　毫针针刺

毫针针刺，是指利用毫针针具，通过一定的手法刺激机体穴位，以疏通经络、调节脏腑，从而达到扶正祛邪、治疗疾病的目的。毫针技术的适应证非常广泛，能治疗内科、外科、妇科、儿科等的多种常见病、多发病。

一、基本操作方法

毫针针刺的基本操作方法包括消毒、进针、行针与得气、留针与出针等。

（一）消毒

针刺前必须做好针具、腧穴部位及医师手指的消毒（具体消毒方法可参考邱茂良主编的《针灸学》相关章节）。

（二）进针

双手进针法多用于较长的毫针。进针时，一般用双手配合。右手持针，靠拇指、食指、中指夹持针柄，左手按压针刺部位，以固定腧穴皮肤。具体进针方法，临床上常用的有以下几种。

1. 指切进针法

用左手拇指或食指的指甲掐切腧穴皮肤，右手持针，针尖紧靠左手指甲缘迅速刺入。

2. 舒张进针法

用左手拇、食二指或食、中二指将所刺腧穴部位皮肤撑开绷紧，右手持针刺入。用于皮肤松弛部位的腧穴。

3. 提捏进针法

用左手拇、食二指将欲刺腧穴两旁的皮肤捏起，右手持针，从捏起的皮肤上端将针刺入。用于皮肉浅薄部位的腧穴，如印堂等。

4. 夹持进针法

用左手拇、食二指持消毒干棉球，裹于针体下端，露出针尖，将针尖固定在所刺腧穴的皮肤表面，右手捻动针柄，两手同时用力，将针刺入腧穴。用于较长毫针的进针。

（三）行针与得气

毫针刺入后，为了使之得气、调节针感及进行补泻，要施行提插、捻转等行针手法。得气亦称"针感"，是指将针刺入腧穴后所产生的经气感应。当这种经气感应产生时，医师会感到针下有沉紧的感觉，同时患者会出现酸、麻、胀、重等感觉。得气与否以及得气快慢，直接关系到针刺的治疗效果。

常用的行针手法有以下两种。

1. 提插法

提插法是将针刺入腧穴一定部位后，使针在腧穴内进行上、下进退的操作方法。将针从浅层向下刺入深层为插，由深层向上退至浅层为提，幅度0.3～0.5寸，频率60次/分左右。

2. 捻转法

捻转法是将针刺入一定深度后，用右手拇指与食、中指夹持针柄，进行一前一后的来回旋转捻动的操作方法。

（四）留针与出针

医师可根据病情确定留针时间，一般病证可酌情留针15～30分钟。出针时，用左手拇、食指按住针孔周围皮肤，右手持针作轻微捻转，慢慢将针提至皮下，然后将针起出，用消毒干棉球按压针孔，以防出血。

二、常见疾病的毫针刺法

头痛（紧张性头痛、血管神经性头痛）

头痛是指以头部疼痛为主要临床表现的病证。脑为"髓海"，头为诸阳之会、清阳之府，五脏六腑之气皆上会于头。外邪侵袭或内伤诸疾皆可导致气血逆乱，瘀阻脑络，使脑失所养而发生头痛。本病诊断参照《中药新药临床研究指导原则》中有关标准。头痛分为外感头痛和内伤头痛两大类。本部分主要讲述内伤头痛的毫针治疗。

【治则治法】

疏经活络，行气活血止痛。

【操作步骤】

1. 方法

毫针针刺。

2. 取穴

百会、风池、头维、合谷、太冲。可随症配穴：少阳头痛加率谷、角孙；太阳头痛加天柱、太阳；阳明头痛加攒竹、印堂。

3. 腧穴定位

百会：在头部，前发际正中直上5寸，头部中线与两耳尖连线中点。（图4-1）

风池：项后枕骨下两侧凹陷处，斜方肌上部与胸锁乳突肌上端之间。（图4-2）

头维：头侧部，额角发际直上0.5寸，头正中线旁开4.5寸。（图4-3）

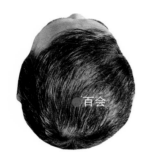 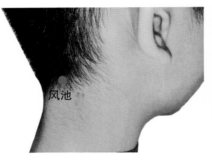 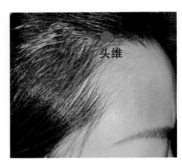

图 4-1　百会　　　　　　图 4-2　风池　　　　　　图 4-3　头维

合谷：手背，第2掌骨桡侧中点处。（图4-4）

太冲：足背，第1、2跖骨间，跖骨底接合部前方凹陷处。

率谷：头部，耳尖直上入发际1.5寸，角孙直上方。

角孙：头部，折耳廓向前，耳尖直上入发际处。

天柱：项部，哑门旁开1.3寸，斜方肌外缘凹陷处。（图4-5）

太阳：颞部，眉梢与目外眦之间，向后约1横指的凹陷处。（图4-6）

攒竹：面部，眉毛内侧端，眶上切迹处。（图4-7）

印堂：额部，两眉毛内侧端中间。

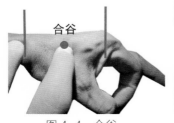 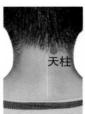 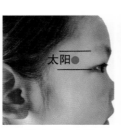 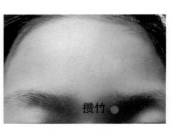

图 4-4　合谷　　　图 4-5　天柱　　　图 4-6　太阳　　　图 4-7　攒竹

4. 操作

刺法：头部穴位多予以斜刺或平刺，肢体穴位多直刺。针风池时针尖向鼻尖方向斜刺0.8～1.2寸，或平刺透风府。进针后行提插捻转手法。

5. 疗程

每次留针30分钟，每日1次，10次为1个疗程。

面瘫（面神经炎）

面瘫是以口眼向一侧歪斜为主要症状的一种疾病。其表现为一侧面部松弛，额纹消失，眼裂增大，鼻唇沟变浅，口角下垂，并被牵向健侧，不能做蹙额、皱眉、示齿、鼓颊等动作。部分患者初期有耳后疼痛，还可出现味觉减退或听觉过敏，甚至外耳道出现疱疹等。本病多由络脉空虚，风寒之邪乘虚侵袭阳明、少阳脉络，使经气阻滞，筋脉失养，筋肌纵缓不收所致。其诊断参照《中药新药临床研究指导原则》中的有关标准。

【治则治法】

活血通络、疏调经筋。

【操作步骤】

1. 方法

毫针针刺。

2. 取穴

风池、翳风、地仓、颊车、合谷。可随症配穴：鼻唇沟平坦加迎香；鼻中沟歪斜加水沟；颏唇沟歪斜加承浆；目不能合加阳白、攒竹或申脉、照海。

3. 腧穴定位

风池：项后，枕骨下，胸锁乳突肌上端与斜方肌上端之间的凹陷处。

翳风：耳垂后方，乳突与下颌角之间的凹陷处。（图4-8）

地仓：面部，口角旁开约0.4寸（指寸）。（图4-9）

颊车：面颊部，下颌角前上方约1横指（中指）凹陷处，咀嚼时咬肌隆起处。

合谷：手背，第2掌骨桡侧中点处。

迎香：面部，鼻翼外缘中点旁，鼻唇沟处。（图4-10）

水沟：面部，人中沟的上1/3与中1/3交点处。（图4-10）

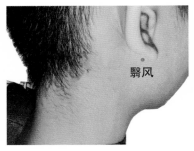

图 4-8 翳风

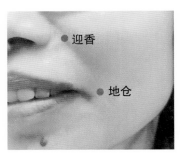

图 4-9 地仓

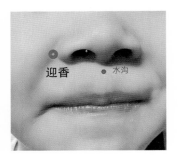

图 4-10 迎香、水沟

承浆：面部，颏唇沟的正中凹陷处。

阳白：前额，瞳孔直上，眉上1寸。

攒竹：面部，眉毛内侧端，眶上切迹处。

4. 操作

刺法：对于面部穴位，初起宜浅刺、轻刺，1周后酌予平刺透穴或斜刺。

5. 疗程

每次留针20～30分钟，每日1次，10次为1个疗程。

肩凝症（肩关节周围炎）

肩凝症是以肩部弥漫性疼痛伴活动受限为主要症状的一种疾病。其表现为肩部疼痛日轻夜重，晨起关节活动后疼痛减轻，局部可伴有广泛的压痛，手臂外旋、外展、上举、后旋等动作受限。后期病变组织发生粘连，功能障碍逐渐加重，形成"冻肩"，最后导致肩关节功能丧失。本病早期以疼痛为主，晚期以功能障碍为主。一般认为，肩部受凉、过度劳累、慢性劳损与本病的形成有关。其诊断参照《中药新药临床研究指导原则》中的有关标准。

【治则治法】

舒筋通络，行气活血。

【操作步骤】

1. 方法

毫针针刺。

2. 取穴

肩髃、肩髎、肩前、阿是穴、条口。可随症配穴：上臂痛加臂臑、曲池；肩胛痛加曲垣、天宗。

3. 腧穴定位

肩髃：在三角肌区，肩峰外侧缘前端与肱骨大结节两骨间凹陷处。简便取穴法为上肢平举，肩峰外侧缘呈现前后两个凹陷处，前下方的凹陷即是本穴。（图4-11）

肩髎：肩部，肩髃后方，上臂外展平举时，肩峰后下方凹陷处。

肩前：肩前部，腋前纹头上1寸。

条口：小腿前外侧，犊鼻下8寸，胫骨前嵴外1横指。（图4-12）

臂臑：上臂外侧，当肩髃与曲池的连线上，曲池上7寸，三角肌止点处。

曲池：屈肘，在尺泽与肱骨外上髁连线中点凹陷处。（图4-13）

曲垣：膈俞与第2胸椎棘突连线的中点处。

天宗：肩胛区，肩胛冈中点与肩胛下角连线上1/3与下2/3交点凹陷处。（图4-14）

4. 操作

针肩前要把握好针刺角度和方向，切忌向内斜刺、深刺；针条口透承山可用强刺

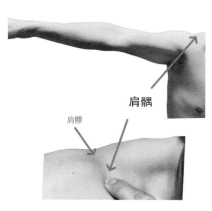

图 4-11 肩髃

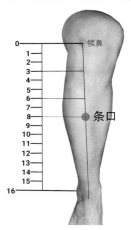

图 4-12 条口

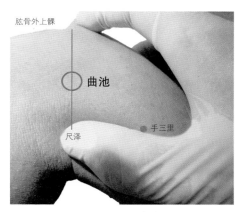

图 4-13 曲池

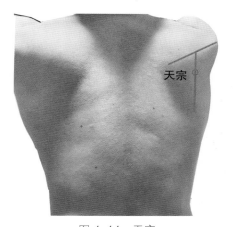

图 4-14 天宗

激；局部畏寒发凉可加灸；肩部针后，还可加拔火罐并行走罐；余穴均按常规针刺。凡在远端穴位行针时，均令患者活动肩部。

5. 疗程

每次留针20～30分钟，每日1次，10次为1个疗程。

腰痛（急性腰扭伤）

腰痛是以自觉腰部疼痛为主症的一类病证。其表现为腰部重痛、酸麻，拘急而不可俯仰，或痛连臀腿。本病的发生主要与感受外邪、跌仆损伤等有关。其诊断参照《中药新药临床研究指导原则》中的有关标准。

本病分为寒湿腰痛、瘀血腰痛和肾虚腰痛三大类。急性腰扭伤以瘀血腰痛为主。

【治则治法】

疏经通络，活血化瘀。

【操作步骤】

1. 方法

毫针针刺。

2. 取穴

肾俞、腰夹脊、委中、阿是穴。

3. 腧穴定位

肾俞：腰部，第2腰椎棘突下，旁开1.5寸。（图4-15）

腰夹脊：腰背部，第1至第5腰椎棘突下，旁开0.5寸。（图4-16）

委中：腘横纹中点，当股二头肌肌腱与半腱肌肌腱的中间。（图4-17）

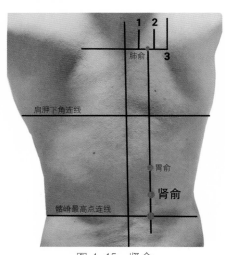

图 4-15　肾俞

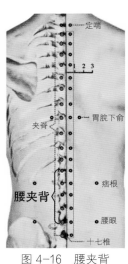

图 4-16　腰夹脊

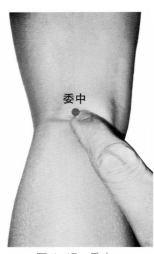

图 4-17　委中

4. 操作

肾俞直刺0.5～1寸，其余腧穴按常规操作；在远端穴位行针时，可配合腰部活动；陈旧性损伤者可在针刺的基础上加灸。

5. 疗程

每次留针20～30分钟，每日1次，10次为1个疗程。

第二节　特殊针具及特殊针刺法

一、三棱针

【概述】

三棱针法也称刺络泻血法，是用三棱针刺破血络或腧穴，放出适量血液，或挤出少量液体，或挑断皮下纤维组织，以治疗疾病的方法。其中，放出适量血液以治疗疾病的方法属刺络法或刺血法，又称放血疗法。

（一）基本操作方法

1. 针具选择

采用三棱针（图4-18）或8号注射针头（图4-19）。

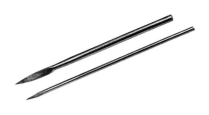
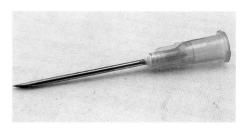

图 4-18　三棱针　　　　　　　图 4-19　8 号注射针头

2. 操作步骤

（1）施术部位的选择：根据病情选择经穴、血络、阳性反应点、病灶局部等。

（2）体位选择和消毒：选择患者感受舒适、医师操作方便的体位。针具、施术部位应严格消毒，建议选用一次性三棱针或注射针头。施术前，医师应佩戴一次性医用手套。

（3）操作方法：分别为点刺法、散刺法、刺络法、挑刺法。

①点刺法：针刺前，在针刺部位及周围推按，使血液积聚。点刺时，用拇、食、中三指（或拇、食二指）捏紧被刺部位或穴位，以另一只手持针，用拇、食二指捏住针柄，中指指腹紧靠针身下端。针尖露出3～5毫米长，对准穴位或部位，迅速刺入皮肤3～5毫米深；随即出针，并轻轻挤压针孔周围，使出血少许，然后用消毒棉球按压针孔。

②散刺法：是在病变部位及周围进行点刺的一种方法。根据病变部位大小不同，可刺10～20针。施针时，由病变外缘环形向中心点刺。针刺深浅程度应根据局部肌肉厚薄、血管深浅而定。

③刺络法：针刺前先用一根带子或橡胶管结扎在针刺部位上端（近心端），然后常规消毒。左手拇指压在被针刺部位下端，右手持针对准被针刺部位的静脉或血络，刺入皮肤2～3毫米深，并迅速出针，使其流出适量血液。出血停止后，再用消毒棉球按压针孔。

④挑刺法：用左手拇、食指按压施术部位两侧或捏起皮肤，使皮肤固定，右手持针，以15°～30°迅速刺入皮肤1～2毫米，随即将针身倾斜以挑破表皮，使之流出少量血液或黏液；也可将针刺入5毫米左右，再将针身倾斜，并使针尖轻轻挑起，挑断皮下白色纤维组织，然后出针，并在针孔上覆盖敷料。

3. 技术要点

（1）施术时要掌握好部位、角度、深度、速度，做到"稳、准、快"。

（2）掌握好出血量：三棱针技术点刺出血量与疗效相关。体格强壮、气血旺盛者出血量可多，小儿、妇女及年老体弱者则出血量应少；头面、四肢末端出血量宜少，四肢部出血量可多；阳证、实证、热证出血量可多，阴证、虚证、久病则出血量宜少。

①微量：出血量在1毫升以下，即1滴左右。主要用于较大面积的浅表疾病。

②少量：出血量在1～5毫升，即10滴左右。主要用于头面及四肢指（趾）部穴的急症、热病。

③中等量：出血量在5～10毫升，主要用于一些外科感染性疾病及部分急症。

④大量：出血量在10毫升以上，多用于一些慢性全身性疾病和部分急症、实证。

4. 适应证

三棱针治疗技术具有活血通络、开窍泻热、调和气血、消肿止痛的作用。临床常用于实证、热证、瘀血、疼痛等病证，如急性热病、抽搐、神志昏迷、中风闭证、急性吐泻、急性腰扭伤、咽喉肿痛、目赤肿痛、小儿疳积、局部肿胀、疖痈初起、顽癣、痔、腱鞘囊肿、急性面瘫、偏头痛、丹毒等。

5. 禁忌证

（1）大动脉禁刺。

（2）血友病、血小板减少性紫癜等凝血功能障碍者禁刺。

6. 注意事项

（1）饥饿、疲劳、精神高度紧张者，宜进食、休息、精神放松后施治。

（2）严格消毒，以防感染。

（3）应注意控制出血量。

（4）操作三棱针技术时，应谨防患者晕针。

（二）常见疾病的三棱针法

急喉痹（急性咽炎）

本病是以咽部疼痛、吞咽时疼痛加重为主症的一类病证。查体可见咽黏膜充血、肿胀，咽后壁或见脓点。多因肺胃蕴热，或痰热上扰，蒸灼咽喉而为病。本病依据1994年国家中医药管理局颁布的《中医耳鼻喉科病证诊断疗效标准》进行诊断。

【治则治法】

疏风清热。

【操作步骤】

1. 方法

三棱针刺血。

2. 取穴

大椎、少商、商阳。

3. 腧穴定位

大椎：背部，位于后正中线上，第7颈椎棘突下凹陷处。（图4-20）

少商：手指，位于拇指末节桡侧，指甲角侧上方0.1寸。（图4-21）

商阳：手指，位于食指末节桡侧，指甲角侧上方0.1寸。（图4-22）

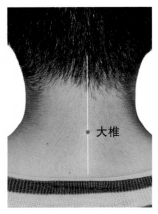

图 4-20　大椎

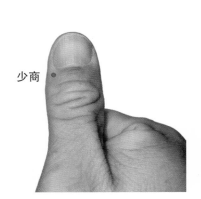

图 4-21　少商

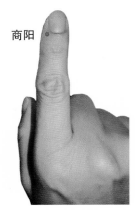

图 4-22　商阳

4. 操作

局部消毒后，用三棱针散刺大椎3～5针，予以拔罐，出血量1～5毫升，留罐10～15分钟，以局部青紫为度；点刺少商、商阳，予以挤压，出血量1～5毫升。

5. 疗程

每日1次或隔日1次，5～10次为1个疗程。

天行赤眼（急性结膜炎）

本病是以单侧或双目白睛红赤，伴点片状溢血为主症的一类病证。多因猝感疫疠之气，或肺胃积热，侵犯肝经，上攻于目而发病。本病依据1994年国家中医药管理局颁布的《中医眼科病证诊断疗效标准》进行诊断。

【治则治法】

疏风清热。

【操作步骤】

1. 方法

三棱针刺血。

2. 取穴

耳尖或太阳。

3. 腧穴定位

耳尖：耳廓上方，当折耳向前，耳廓上方的尖端处。

太阳：颞部，眉梢与目外眦之间向后约1横指的凹陷处。

4. 操作

局部消毒后，用三棱针点刺耳尖或太阳，予以挤压，出血量1～5毫升。

5. 疗程

每日1次，14次为1个疗程。

外感发热（上呼吸道感染）

外感发热时，症见发热、流涕、咳嗽等，因风寒外袭或风热之邪，郁于肌表而发病。本病按2002年《中药新药临床研究指导原则》关于感冒中医证候及西医的诊断标准进行诊断。

【治则治法】

解表散邪。

【操作步骤】

1. 方法

刺络拔罐。

2. 取穴

大椎。

3. 腧穴定位

大椎：背部，后正中线上，第7颈椎棘突下凹陷处。

4. 操作

局部消毒后，用三棱针散刺大椎3～5针，予以拔罐，出血量1～5毫升，留罐10～15分钟，以局部青紫为度。

5. 疗程

每日1次，5～10次为1个疗程。

二、皮肤针

【概述】

皮肤针法是使用皮肤针叩刺人体一定部位或腧穴，以防治疾病的方法，由古代的"毛刺""扬刺""半刺"等刺法发展而来。常用于皮肤病证和痛证等。

（一）基本操作方法

1. 针具选择

根据针柄材质不同，分为硬质针柄和软质针柄两种类型。如果针柄是硬质胶或木制品，一般是右手持针，以拇指、中指、无名指、小指握住针柄，食指则伸直，压在针柄上；如果针柄是软质塑料或牛角制品，则直接用拇指和食指捏住针柄即可（图4-23）。

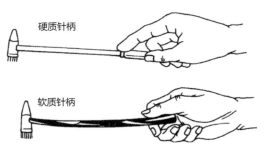

图 4-23　硬质针柄和软质针柄的持针方法

2. 操作步骤

（1）叩刺部位的选择方法：分别为循经叩刺、穴位叩刺、局部叩刺。

①循经叩刺：指沿着与疾病有关的经脉循行路线叩刺。主要用于项、背、腰、骶部的督脉和膀胱经，其次是四肢肘、膝以下的三阴经、三阳经。可治疗相应脏腑经络病变。

②穴位叩刺：指选取与疾病相关的穴位叩刺。主要用于背俞穴、夹脊、某些特定穴和阳性反应点。

③局部叩刺：指在病变局部叩刺。如治疗头面五官疾病、关节疾病、局部扭伤、顽癣等疾病，可叩刺病变局部。

（2）体位选择：以舒适、放松、便于操作为原则。

（3）消毒：针具及叩刺部位要注意消毒，以防感染。建议用一次性皮肤针。

（4）叩刺方法：以采用硬质针柄为例，以右手拇指、中指、无名指、小指握住针柄，食指伸直，按压针柄中段；针头对准皮肤叩击，运用腕力使针尖叩刺皮肤后，立即弹起。如此反复叩击，一般按由上到下、由内到外的次序叩刺。

3. 技术要点

（1）腕力的运用：当针尖叩刺皮肤后，运用腕力，立即弹起；叩击时，针尖与皮肤方向必须垂直，做到"叩刺稳准，强度均匀"。

（2）刺激强度：根据刺激部位、患者体质和病情的不同，采用轻刺、中刺、重刺三种刺激强度。

①轻刺：腕力运用较轻，针尖与皮肤接触时间短，以皮肤略见潮红为度。适用于头面部体虚弱、久病者。

②中刺：介于轻刺与重刺之间，腕力运用中等，针尖与皮肤接触时间适中，以皮肤

出现潮红、充血但不出血为度。适用于常见病证。

③重刺：腕力运用较重，针尖与皮肤接触时间长，以皮肤出现明显潮红并有微出血为度。适用于压痛点、背部、臀部、年轻体壮及病属实证、新病者。

（3）治疗时间：轻刺可每日1次，中刺隔日1次，重刺5～7日1次。

4. 适应证

（1）慢性病证：痛证、失眠、中风偏瘫、脑瘫、抑郁、高血压等。

（2）皮肤病证：斑秃、顽癣、荨麻疹、黄褐斑、痤疮、肌肤麻木等。

（3）五官病证：近视、远视、斜视、鼻炎等。

5. 禁忌证

（1）孕妇腰腹部禁刺。

（2）患者有出血倾向、凝血功能障碍。

（3）局部皮肤溃疡或损伤。

6. 注意事项

（1）针具要经常检查，注意针尖有无毛钩、针面是否平齐。

（2）叩刺时动作要轻捷，垂直、无偏斜，以免造成患者疼痛。

（3）叩刺局部和穴位，若因手法过重而出血者，应进行皮肤清洁和及时消毒，注意防止感染。

（4）叩刺后局部皮肤潮红、充血为正常现象，但注意不要在局部搔抓，以免出血感染。

（二）常见疾病的皮肤针疗法

斑秃

斑秃是指头部毛发突然发生斑状脱落的病证，重者头发可全部脱落。本病多因肝气郁结，气滞血瘀，血不养发，或肝肾不足，或脾胃虚弱，气血生化无源，发失所养而脱落。本病根据新世纪全国高等中医药院校规划教材《针灸学》（第十版）进行诊断。

【治则治法】

清热活血、养血生发。

【操作步骤】

1. 方法

皮肤针。

2. 取穴

斑秃局部、背俞穴。

3. 腧穴定位

斑秃局部（图4-24）。

膈俞：背部，第7胸椎棘突下，旁开1.5寸。（图4-25）

肝俞：背部，第9胸椎棘突下，旁开1.5寸。（图4-25）

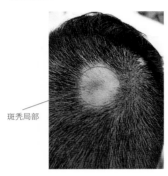

图 4-24　斑秃局部

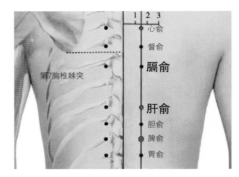

图 4-25　膈俞、肝俞

4. 操作

（1）在斑秃局部用梅花针进行叩刺，叩刺程度由轻到重，以患者能耐受为度。

（2）选取背俞穴，用梅花针行穴位叩刺，叩刺程度以局部皮肤潮红或轻微出血为度。

5. 疗程

根据刺激强度和具体病情，可每日或隔日1次，以10次为1个疗程。疗程间休息2日，治疗2～3个疗程为宜。

6. 注意事项

（1）患者生活作息应有规律性，在日常生活中尽量保持情绪稳定，忌焦躁、忧虑。同时，应保证充足睡眠，忌疲劳过度。

（2）经梅花针叩刺治疗者，尤其是经重叩刺局部有轻微出血者，应避免立即洗头，以防局部感染。

不寐（原发性失眠）

不寐是以经常不能获得正常睡眠，或见入睡困难，或睡眠不实而易醒，或早醒，甚则彻夜不眠为特征的一类病证。本病多因情志不遂或思虑劳倦，内伤心脾，心神失养；或心肾不交，心火独炽；或宿食停滞，"胃不和则卧不安"。本病依据1994年国家中医药管理局颁布的《中医病证诊断疗效标准》进行诊断。

【治则治法】

安神助眠。

【操作步骤】

1. 方法

皮肤针。

2. 取穴

背部华佗夹脊和膀胱经，重点叩刺穴位为：心俞、肝俞、脾俞、肾俞；头部安眠、神庭，四肢神门、三阴交。

3. 腧穴定位

夹脊：脊柱区，第1胸椎至第5腰椎棘突下两侧，后区中穴旁开0.5寸。

心俞：背部，第5胸椎棘突下，旁开1.5寸。（图4-26）

肝俞：背部，第9胸椎棘突下，旁开1.5寸。（图4-26）

脾俞：背部，第11胸椎棘突下，旁开1.5寸。（图4-26）

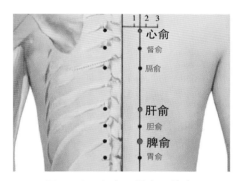

图4-26　心俞、肝俞、脾俞

肾俞：腰部，第2腰椎棘突下，旁开1.5寸。（图4-27）

安眠：项部，约在翳风与风池连线的中点处。

神庭：头部，前发际正中直上0.5寸处。（图4-28）

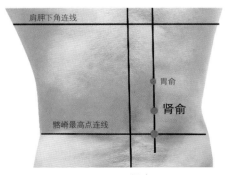

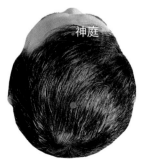

图4-27　肾俞　　　　　　　　　　图4-28　神庭

神门：腕部，腕掌侧远端横纹上1寸，尺侧腕屈肌腱的桡侧缘。（图4-29）

三阴交：小腿内侧，内踝尖上3寸，胫骨内侧面后缘。（图4-30）

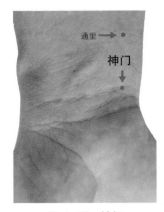
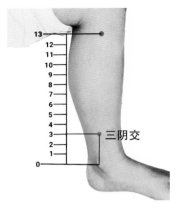

图 4-29　神门　　　　　　　　图 4-30　三阴交

4. 操作

（1）选取华佗夹脊、膀胱经循经叩刺，叩刺程度由轻到重，以局部皮肤潮红为度。

（2）心俞、肝俞、脾俞、肾俞等背俞穴应重点叩刺，叩刺手法宜重。

（3）头部安眠穴、神庭及四肢神门、三阴交行穴位叩刺，叩刺程度常为轻、中度。

5. 疗程

每日或隔日1次，以10次为1个疗程，疗程间休息2日，连续治疗2～3个疗程为宜。

头痛（原发性头痛）

本病是以头部疼痛为主要临床表现的一类病证，可由各种外感及内伤因素导致头部经络功能失常、气血失调、经络不通或脑窍失养。本病依据1994年国家中医药管理局颁布的《中医病证诊断疗效标准》进行诊断。本技术适用于原发性头痛的急性期。

【治则治法】

调神、通络、止痛。

【操作步骤】

1. 方法

皮肤针。

2. 取穴

头部、后项部督脉、膀胱经、胆经的穴位。

3. 腧穴定位

百会：在头部，前发际正中直上5寸，头部中线与两耳尖连线中点。

上星：头部，前发际正中直上1寸处。

风池：项后枕骨下端两侧凹陷处，斜方肌上部与胸锁乳突肌上端之间。

太阳：颞部，眉梢与目外眦之间，向后约1横指的凹陷处。

4. 操作

叩刺程度由轻到重，以局部皮肤微红为度，在百会、风池、太阳、上星穴位进行重点叩刺，叩刺程度宜重。

5. 疗程

每日或隔日1次，以10次为1个疗程，疗程间休息2日，连续治疗2～3个疗程为宜。

痛经（原发性痛经）

痛经指妇女在经期及其前后，出现小腹或腰部疼痛，甚至痛及腰骶。严重者可伴恶心呕吐、冷汗淋漓、手足厥冷，甚至昏厥，给工作及生活带来影响。本病多由情志不调，气滞血瘀；或外感寒湿之邪客于胞宫，气血运行不畅；或肝肾不足，精血亏虚，胞宫失养所致。本病依据1994年国家中医药管理局颁布的《中医妇科病证诊断疗效标准》进行诊断。

【治则治法】

温养冲任、通经止痛。

【操作步骤】

1. 方法

皮肤针。

2. 取穴

腰骶部膀胱经穴，腹部任脉、肾经、脾经循行部位，重点叩刺气海、关元、肝俞、肾俞、三阴交等。

3. 腧穴定位

气海：下腹部，前正中线上，脐中下1.5寸。（图4-31）

关元：下腹部，前正中线上，脐中下3寸。（图4-32）

肝俞：背部，第9胸椎棘突下，旁开1.5寸。

肾俞：腰部，第2腰椎棘突下，旁开1.5寸。

三阴交：小腿内侧，内踝尖上3寸，胫骨内侧面后缘。

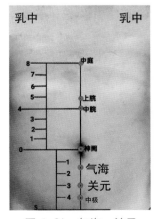

图 4-31 气海、关元

4. 操作

软柄梅花针的持针是将针柄末端固定在掌心，右手拇指在上，食指在下，其余手指呈握拳状握住针柄。手持针柄，以腕力进行弹叩，遵循先轻后重，着力均匀，由上而下，自内向外，至皮肤潮红、充血或有微量出血的原则。注意叩刺速度要均匀。

5. 疗程

梅花针治疗可每日或隔日1次，以10次为1个疗程，连续治疗2～3个月经周期为宜。

6. 注意事项

梅花针治疗痛经，应在月经来潮前10日进行，月经来潮后停止治疗。

三、头针

【概述】

头针技术是在头皮特定的部位进行针刺以防治疾病的一种针灸技术，是在我国传统针灸理论的基础上，结合解剖学、神经生理学等现代医学知识发展形成的。20世纪70年代以来，头针疗法在我国推广应用，已成为能治疗多种疾病，尤其是脑源性疾病的常用针灸技术。

（一）基本操作方法

1. 穴区定位及主治

标准头穴线均位于头皮部位，按颅骨的解剖名称分额区、顶区、颞区、枕区4个区，14条标准线（左侧、右侧、中央，共25条）。现分述如下。

（1）额区（4条线）。

①额中线。

定位　在头前部，从督脉神庭向下引一直线，长1寸。

主治　癫痫、精神失常、鼻病等。

②额旁1线。

定位　在头前部，从膀胱经眉冲向前引一直线，长1寸。

主治　冠心病、心绞痛、支气管哮喘、支气管炎、失眠等。

③额旁2线。

定位　在头前部，从胆经头临泣向前引一直线，长1寸。

主治　急慢性胃炎、胃及十二指肠溃疡、肝胆病等。

④额旁3线。

定位　在头前部，从胃经头维内侧0.75寸起向下引一直线，长1寸。

主治　功能性子宫出血、子宫脱垂、阳痿、遗精、尿频、尿急等。

（2）顶区（5条线）。

①顶中线。

定位　在头顶部，即从督脉百会至前顶之段。

主治　腰腿病证如瘫痪、麻木、疼痛，以及皮层性多尿、脱肛、小儿夜尿、高血压、头顶痛等。

②顶颞前斜线。

定位　在头顶部、侧部，从头部经外奇穴前神聪（督脉百会前1寸），至颞部胆经悬厘引一斜线。

主治　全线分5等份，上1/5治疗对侧下肢和躯干瘫痪；中2/5治疗对侧上肢瘫痪；下2/5治疗对侧中枢性面瘫、运动性失语、流涎、脑动脉粥样硬化等。

③顶颞后斜线。

定位　在头顶部、头侧部，顶颞前斜线之后1寸与其平行的线，即以督脉百会至颞部胆经曲鬓穴引一斜线。

主治　全线分5等份，上1/5治疗对侧下肢和躯干感觉异常；中2/5治疗上肢感觉异常；下2/5治疗头面部感觉异常。

④顶旁1线。

定位　在头顶部，督脉旁开1.5寸，从膀胱经通天向后引一直线，长1.5寸。

主治　腰腿病证如瘫痪、麻木、疼痛等。

⑤顶旁2线。

定位　在头顶部，督脉旁开2.25寸，从胆经正营向后引一直线至承灵，长1.5寸。

主治　头痛、偏头痛，肩、臂、手等部位的病证如瘫痪、麻木、疼痛等。

（3）颞区（2条线）。

①颞前线。

定位　在头颞部，从胆经额厌至悬厘连一直线。

主治　偏头痛、运动性失语、周围性面瘫、口腔疾病等。

②颞后线。

定位　在头颞部，从胆经率谷向下至曲鬓连一直线。

主治　偏头痛、耳鸣、耳聋、眩晕等。

（4）枕区（3条线）。

①枕上正中线。

定位 在后头部，即督脉强间至脑户穴之段。

主治 眼病、颈项强痛、癫狂等。

②枕上旁线。

定位 在后头部，由枕外粗隆的督脉脑户旁开0.5寸起，向上引一直线，长1.5寸。

主治 皮层性视力障碍、白内障、近视等。

③枕下旁线。

定位 在头枕部，为枕外粗隆下方两侧2寸长的垂直线，即自玉枕至天柱。

主治 小脑疾病引起的平衡障碍、后头痛等。

2. 操作步骤

（1）针具选择：选用直径0.3毫米、长度为40～50毫米的不锈钢针灸针。

（2）选穴原则：单侧肢体病选用对侧穴线；两侧肢体病选用双侧穴线；内脏、全身性疾病或不易区别左右的疾病，可选用双侧穴线。一般根据疾病选用相应穴线，也可选用有关穴线，配合治疗。如下肢瘫痪选用顶颞前斜线和顶旁1线。

（3）体位选择和消毒：选择患者感受舒适、医师便于操作的体位，并注意严格消毒。

（4）操作方法。

①进针角度：一般针体与皮肤呈30°左右进针。

②进针：快速将尖针刺入头皮下，当针尖抵达帽状腱膜下层时，所感针下阻力减小，然后使针与头皮平行，继续推进，直至达到要求深度。

③行针和留针：以拇指掌侧面与食指桡侧面夹持针柄，以食指掌指关节快速、连续地屈伸，使针身左右旋转达每分钟200次，捻针角度为180°～360°，持续捻转2～3分钟，留针20～30分钟，留针期间运针2～3次。

④出针：刺手夹持针柄，押手固定头穴区周围头皮，一边捻转松动针身，一边退出。当针下无紧涩感时，可快速抽拔出针。出针后，用消毒干棉球按压针孔片刻，以防止出血。

3. 技术要点

（1）取穴是否准确，关系到临床疗效。

（2）针刺手法熟练，包括进针角度、捻转速度。

4. 适应证

（1）脑源性病证，如中风、血管性痴呆、癫痫、眩晕、抑郁等。

（2）痛证，如颈痛、肩周炎、腰椎间盘突出、膝骨关节炎、胃脘痛等。

（3）其他病证，如哮喘、高血压等。

5. 禁忌证

（1）囟门和骨缝尚未完全闭合的婴幼儿。

（2）孕妇。

（3）头部颅骨缺损处或开放性脑损伤部位，头皮有严重感染、溃疡、瘢痕者。

（4）高热、严重心脏病、重度糖尿病、重度贫血、急性炎症和心力衰竭者。

（5）急性中风引起昏迷、血压过高时，暂不宜用头针治疗，须待血压和病情稳定后，方可操作。

6. 注意事项

（1）对精神紧张、过饱、过饥者应慎用，不宜采取强刺激。

（2）由于头针刺激感强、刺激时间较长，行针捻转时应注意观察，防止晕针。

（3）所刺入的毫针在头发较密部位常易被遗忘，起针时需反复检查。

（4）头皮血管丰富，注意防止出血。留针期间可嘱患者配合运动，以提高疗效。

（二）常见疾病的头针疗法

腰痛（急性腰扭伤）

腰痛是以自觉腰部疼痛为主症的一类病证，表现为腰部重痛、酸麻，拘急而不可俯仰，或痛连臀腿。本病的发生主要与感受外邪、跌仆损伤等有关。其诊断参照《中药新药临床研究指导原则》中的有关标准。

【治则治法】

舒筋、通络、止痛。

【操作步骤】

1. 方法

头针。

2. 取穴

枕下旁线、顶旁1线。

3. 腧穴（区）定位

枕下旁线：在头枕部，为枕外粗隆下方两侧2寸长的垂直线，即自玉枕至天柱。

顶旁1线：在头顶部，督脉旁开1.5寸，从膀胱经通天向后引一直线，长1.5寸。

4. 操作

选用直径0.35毫米、长40～50毫米的毫针，使针身与皮肤表面呈30°倾斜，针尖平刺入腧穴内，快速进针，深度约30毫米。在针体进入帽状腱膜下层后，行快速捻转手法，频率约90次/分，以患者能耐受为度；针后可令患者缓慢活动腰部，以助针效。留针15～30分钟。

5. 疗程

每日1次，7次为1个疗程。

四、靳三针疗法

【概述】

靳三针技术是指每次取穴3处的针刺技术。靳三针是根据临床上确实行之有效的几个穴位，给予一个固定处方而命名。临床上，广泛应用于各种疾病。

（一）基本操作方法

1. 针具选择

采用直径为0.3毫米、长度为50毫米的毫针。

2. 靳三针组穴

（1）心智类。

①智三针：神庭为第一针，左、右两本神为第二、三针。

②脑三针：脑户和左、右脑空。

③舌三针：上廉泉，上廉泉左、右各0.8寸。

④四神针：百会前、后、左、右，各旁开1.5寸。

⑤手智针：内关、神门、劳宫。

⑥足智针：涌泉为第一针，第3趾跖关节横纹至足跟后缘连线中点为第二针，平第二针向外旁开1指为第三针。

⑦痫三针：内关、申脉、照海。

（2）部位类。

①颞三针：耳尖直上发际上2寸，及前、后各1寸为三针，患侧取穴。

②手三针：合谷、曲池、外关，患侧取穴。

③足三针：足三里、三阴交、太冲。

④眼三针：眼1（在睛明上1分）、眼2（在瞳孔直下，当眶下缘与眼球之间）、眼3（目正视，瞳孔直上，当眶上缘与眼球之间），患侧取穴。

⑤鼻三针：迎香、鼻通（即上迎香，鼻骨下凹陷处，鼻唇沟上端尽处）、攒竹或印堂。

⑥耳三针：听宫、听会、完骨，患侧取穴。

⑦肩三针：肩髃及其左右旁开2寸，患侧取穴。

⑧腰三针：肾俞、大肠俞、委中。

⑨颈三针：天柱、颈百劳、大杼。

⑩膝三针：膝眼、梁丘、血海，患侧取穴。

⑪踝三针：解溪、太溪、昆仑，患侧取穴。

⑫背三针：大杼、风门、肺俞。

（3）六腑类。

①胃三针：中脘、内关、足三里。

②肠三针：天枢、关元、上巨虚。

③胆三针：日月、期门、阳陵泉。

（4）急救类。

①闭三针：十宣、涌泉、水沟。

②脱三针：百会、神阙、水沟。

（5）其他类。

①脂三针：内关、足三里、三阴交。

②尿三针：关元、中极、三阴交。

③阳三针：关元、气海、肾俞。

④阴三针：关元、归来、三阴交。

⑤晕痛针：四神针、印堂、太阳。

⑥牙痛针：合谷、内庭、阿是穴。

⑦痿三针：上肢痿取曲池、合谷、尺泽，患侧取穴；下肢痿取足三里、三阴交、太溪，患侧取穴。

3. 操作

以右手拇、食、中三指夹持针柄，将针垂直刺入穴位，然后将拇、食二指互相推前退后，捻动针柄，在捻转时适当用力下压，边压边捻边体会手下针感，得气即止。捻转时，要求医师集中精神，运用腕力和指力于针上，并注意保持针体垂直，不要弯曲，捻转角度应小于90°，以免滞针。

（二）常见疾病的靳三针疗法

中风（脑梗死）

中风是以猝然昏仆，不省人事，伴口角歪斜、语言不利、半身不遂；或仅以口僻、半身不遂、偏身麻木为主要临床表现的一种病证。

1. 中脏腑

（1）闭证。

【治则治法】

涤痰开窍，平肝息风。

【操作步骤】

①取穴。

闭三针（十宣、涌泉、水沟），加太冲、合谷、丰隆、十二井穴。

②腧穴定位。

十宣：仰掌，十指微屈，手十指尖端，距指甲游离缘约0.1寸（指寸）。每指端各1穴，两手共10穴。（图4-32）

涌泉：在足底，屈足卷趾时，约当足底第2、3趾蹼缘与足跟连线的前1/3与后2/3交点凹陷处。（图4-33）

水沟：面部，人中沟的上1/3与中1/3交点处。

太冲：足背，第1、2跖骨间，跖骨底接合部前方凹陷处。

合谷：手背，第1、2掌骨间，第2掌骨桡侧中点处。

丰隆：小腿前外侧，外踝尖上8寸，胫骨前嵴外2横指处，条口外1横指处。（图4-34）

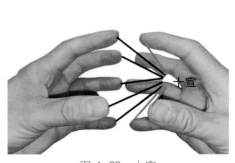

图4-32 十宣

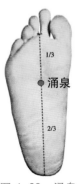

图4-33 涌泉

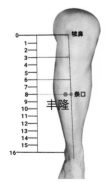

图4-34 丰隆

十二井穴：即十二经的井穴，包括少商（肺经）、中冲（心包经）、少冲（心经）、商阳（大肠经）、关冲（三焦经）、少泽（小肠经）、隐白（脾经）、大敦（肝经）、涌泉（肾经）、厉兑（胃经）、足窍阴（胆经）、至阴（膀胱经）。

③操作。

针刺行泻法。十二井穴、十宣用浅刺出血，不留针；阳闭只针不灸，阴闭可以针后加灸；太冲可透涌泉，用强刺激，行捻转泻法。

（2）脱证。

【治则治法】

扶元固脱，回阳复脉。

【操作步骤】

①取穴。

取脱三针（百会、神阙、水沟）。

②腧穴定位。

百会：在头部，前发际正中直上5寸，头部中线与两耳尖连线中点。

神阙：仰卧，肚脐正中。（图4-35）

水沟：面部，人中沟的上1/3与中1/3交点处。

③操作。

百会直刺，用补法；水沟向上斜刺，用补法；神阙用隔盐灸法。

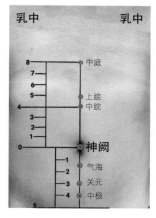

图4-35　神阙

2. 中经络

【治则治法】

调和经脉，疏通气血。

【操作步骤】

①取穴。

主穴　颞三针。

配穴　风痰瘀血、闭阻脉络者加舌三针、手三针（合谷、曲池、外关）、足三针（足三里、三阴交、太冲），风痰上扰者加肠三针（天枢、关元、上巨虚）。气虚血者加胃三针（中脘、内关、足三里）、阳三针（关元、气海、肾俞）。

②腧穴定位。

颞三针：耳尖直上发际上2寸，及前、后1寸。

舌三针：上廉泉，上廉泉左、右各0.8寸。

曲池：屈肘，在尺泽与肱骨外上髁连线中点凹陷处。

外关：伸臂俯掌，腕背侧远端横纹上2寸，尺骨与桡骨间隙中点，与内关相对。

合谷：手背，第2掌骨桡侧中点处。

足三里：小腿前外侧，犊鼻下3寸，胫骨前嵴外1横指（中指）。（图4-36）

三阴交：小腿内侧，内踝尖上3寸，胫骨内侧面后缘。

太冲：足背，第1、2跖骨间，跖骨底接合部前方凹陷处。

天枢：腹部，横平脐中，前正中线旁开2寸。（图4-37）

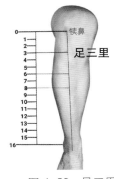

图 4-36　足三里

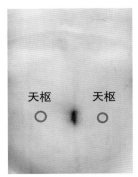

图 4-37　天枢

关元：下腹部，前正中线上，脐中下3寸。

上巨虚：小腿前外侧，犊鼻下6寸，胫骨前嵴外1横指。（图4-38）

中脘：上腹部，前正中线上，脐中上4寸。（图4-39）

内关：前臂，腕掌侧远端横纹上2寸，掌长肌腱与桡侧腕屈肌腱之间。（图4-40）

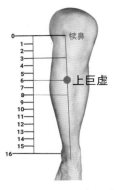

图 4-38　上巨虚

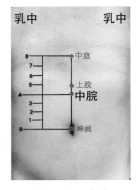

图 4-39　中脘

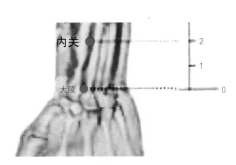

图 4-40　内关

气海：下腹部，前正中线上，脐中下1.5寸。

关元：下腹部，前正中线上，脐中下3寸。

肾俞：背部，第2腰椎棘突下，旁开1.5寸。

③操作。

颞三针：针尖向下直刺1～1.5寸，平补平泻。

舌三针：针尖刺向舌根部1～1.2寸，平补平泻。

余穴按常规刺法，进针行捻转提插、平补平泻手法。

④疗程。

每次留针30分钟，每日1次，10次为1个疗程。

项痹（颈椎病）

项痹多因劳累或外力伤害，使局部气血阻滞不通，主要表现为颈肩痛、颈部活动不利，可伴头晕，上肢及手指麻木、肢冷、上肢无力、沉重，持物易坠落等症状。

【治则治法】

通经、活络、止痛。

【操作步骤】

1. 取穴

主穴　双侧颈三针（天柱、颈百劳、大杼）。

配穴　风寒湿痹加大椎、风池、风门、肩井、外关；痰瘀阻络加曲池、脾俞、丰隆、膈俞；气滞血瘀加膈俞、肩髃、曲池；气血不足加肝俞、脾俞、足三里；肝肾不足加养老、肝俞、肾俞、太溪。

2. 腧穴定位

天柱：项部，哑门旁开1.3寸，斜方肌外缘凹陷处。

颈百劳：正坐，头微前倾或俯卧，大椎直上2寸，旁开1寸。

大杼：背部，第1胸椎棘突下，后正中线旁开1.5寸。

大椎：脊部，后正中线上，第7颈椎棘突下凹陷处。

风池：颈后，枕骨下，胸锁乳突肌上端与斜方肌上端之间的凹陷处。

风门：背部，第2胸椎棘突下，后正中线旁开1.5寸。

肩井：肩上，第7颈椎棘突与肩峰最外侧点连线的中点。（图4-41）

外关：伸臂俯掌，腕背侧远端横纹上2寸，尺骨与桡骨间隙中点，与内关相对。

曲池：屈肘成直角，当尺泽与肱骨外上髁连线的中点凹陷处。

脾俞：背部，当第11胸椎棘突下，旁开1.5寸。

丰隆：在小腿外侧，外踝尖上8寸，胫骨前嵴2横指处，条口外1横指处。

膈俞：背部，第7胸椎棘突下，后正中线旁开1.5寸。

肩髃：上肢平举，肩峰外侧缘呈现前后两个凹陷，前下方的凹陷即为本穴。

肝俞：背部，当第9胸椎棘突下，旁开1.5寸。

足三里：小腿前外侧，犊鼻下3寸，胫骨前嵴外1横指（中指）。

养老：屈肘，掌心向胸，腕背横纹上，当尺骨茎突桡侧骨缝凹陷处（图4-42）。

肾俞：腰部，第2腰椎棘突下，旁开1.5寸。

太溪：足内侧，内踝尖与跟腱后缘之间的凹陷处（图4-43）。

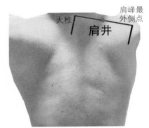

图 4-41　肩井

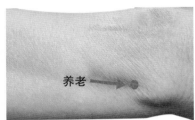

图 4-42　养老

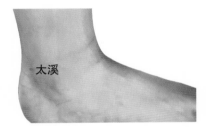

图 4-43　太溪

3．操作

患者取侧卧位，以右手拇、食、中三指挟持针柄，将针垂直刺入，进针后行提插捻转、平补平泻手法。行针时，要求医师集中精神，运手腕力和指力于针上，捻转幅度小于90°，边捻转边体会针下手感，得气后加电。

4．疗程

每次留针30分钟，每日1次，10次为1个疗程。

五、醒脑开窍疗法

【概述】

醒脑开窍疗法是根据中医理论，以采用醒脑开窍特殊配穴治疗中风为主的技术。其选穴以阴经和督脉为主，并强调针刺手法量化规律。常用于中风及其并发症、意识障碍、精神心理疾病、顽固性疼痛等。

（一）基本操作方法

1. 理论基础

醒脑开窍疗法来源于石学敏院士对历代医家关于中风论述的分析。石学敏院士认为"窍闭神匿，神不导气"是中风的总病机。中风患者平素多下焦和肝、肾等脏的阴阳失调，又受外界各种诱因影响，以致积损正衰，气血运行不畅，夹痰浊上扰清窍；或精血不足，阴虚阳亢，阳化风动，血随气逆，夹痰夹火，横窜经络，上蒙清窍。或外伤跌仆，气血逆乱，上冲巅顶，闭阻清窍，窍闭神匿，则神志惯乱，突然昏仆，不省人事；神不导气，则筋肉、肢体活动不利；日久气血涣散，筋肉失濡，故肢体痿软废用；经脉偏盛偏衰，故挛急僵硬。醒脑开窍疗法治则以醒脑开窍、滋补肝肾为主，以疏通经络为辅，是针对"窍闭神匿、神不导气"这一中风发展的最终病机而立，"醒脑"包括醒神、调神之双重含义，醒神调神为"使"，启闭开窍为"用"，滋补肝肾是针对肝肾亏损这一最常见、最重要的证型基础而设的。

2. 针灸处方

（1）大醒脑处方。

主穴　双侧内关、水沟，患侧三阴交。

副穴　患侧极泉、尺泽及委中。

配穴　吞咽障碍加风池、翳风、完骨；手指拘挛加合谷；语言不利或失语加上廉泉、金律、玉液放血；足内翻加丘墟透照海。

（2）小醒脑处方。

主穴　双侧内关，上星、百会、印堂，患侧三阴交。

副穴、配穴　同"大醒脑处方"。

处方加减　便秘加丰隆、左水道、左归来、左外水道、左外归来；尿潴留加中极、秩边、水道；共济失调加风府、哑门、颈夹脊；癫痫加水沟、大陵、鸠尾、内关、风池；肩关节痛或肩周炎加肩髃、肩贞、肩中俞、肩外俞、阿是穴；血管性痴呆加内关、水沟、百会、四神聪、风池、四白、合谷、三阴交、太冲；睡眠倒错加上星、百会、四神聪、三阴交、神门。

3. 操作步骤

（1）主穴操作。

大醒脑针法先刺双侧内关，直刺0.5～1寸，采用捻转提插结合泻法，施手法1分钟；继刺水沟，向鼻中隔方向斜刺0.3～0.5寸，用重雀啄法，以眼球湿润或流泪为度；再刺三阴交，沿胫骨内侧缘与皮肤呈45°斜刺，进针1～1.5寸，用提插补法，以使患侧下肢抽动3次为度。小醒脑针法先针内关，次针印堂，刺入皮下后使针直立，采用轻雀啄手法（泻法），以流泪或眼球湿润为度；再选3寸毫针由上星刺入，沿皮刺入百会后，针柄旋转90°，转速为20～160次/分，行手法1分钟。

（2）副穴操作。

极泉是在原穴沿经下移1寸，避开腋毛，直刺1～1.5寸，用提插泻法，以患侧上肢抽动3次为度；尺泽以屈肘呈120°，直刺1寸，用提插泻法，以使患者前臂、手指抽动3次为度；委中采用仰卧直腿抬高之势取穴，直刺0.5～1寸，施提插泻法，以使患侧下肢抽动3次为度。

4. 技术要点

（1）针灸处方规范：分大醒脑处方和小醒脑处方，主穴、副穴、配穴固定。

（2）针刺手法量化：醒脑开窍疗法对进针方向、深度、采用手法、操作时间和刺激量均作出了明确的规定和量化。

规范捻转补泻法的内涵：十二经脉以任、督二脉为中心，左右捻转时作用力的方向，向心为补，离心为泻；捻转幅度小，用力轻为补，即捻转时施行小幅度、高频率捻转，幅度小于90°，频率大于120次/分；捻转幅度大，用力重为泻，即捻转时施行大幅度、低频率捻转，幅度大于180°，频率在50～60次/分。

5. 适应证

中风及其并发症、意识障碍、精神心理疾病、顽固性疼痛等。

6. 禁忌证

（1）年老、体弱、醉酒、过饥、过饱、过劳者不宜使用。

（2）孕妇、小儿囟门未闭合者的头顶部穴位。

（3）有自发出血或损伤后出血不止者。

（4）有皮肤感染、溃疡、瘢痕或肿瘤局部者。

7. 注意事项

（1）对初次接受治疗的患者，应做好解释工作，消除其恐惧心理。

（2）对惧针患者，应注意针刺顺序，可先针刺不易被看到的穴位，后针刺容易被看到的穴位。

（3）针刺眼周穴和项部风府、哑门等穴及脊椎部的腧穴，要注意针刺角度，手法要适度，留针时间不宜过长。

（二）常见疾病的醒脑开窍针法

中风（急性脑血管病）

中风是以突然晕倒、不省人事，伴口角歪斜、语言不利、半身不遂，或不经昏仆仅以口歪、半身不遂为主症的病证。其发生与饮食不节、五志过极、年老体衰等因素有关，风、火、痰、瘀为主要病因。其病位在脑，病变涉及心、肝、脾、肾等脏腑。基本病机是脏腑阴阳失调，气血逆乱，上扰清窍，窍闭神匿，神不导气。

中风多见于西医学的急性脑血管病，包括出血性脑血管意外（脑出血、蛛网膜下腔出血）和缺血性脑血管意外（脑血栓形成、脑栓塞）等。根据病情，中风患者在急、慢性期，经评估后，均可选择使用醒脑开窍针法以解内风妄动、上冲犯脑所致的经脉闭阻、脑窍闭塞、脑络失养、神明散乱、神昏窍闭等。

临床应用大醒脑处方与小醒脑处方时的注意事项有以下几点。

（1）应用调神法之初，首选大醒脑处方，而后与小醒脑处方交替使用。

（2）中风急性期者，要求严格按照大醒脑处方操作；对于病情轻浅者，亦可用小醒脑处方针刺法操作。

（3）对于恢复期和后遗症期患者，按照小醒脑处方针刺法操作，但对病情严重者可使用大醒脑处方针刺法，亦可交替使用。

（4）对后遗症期患者长期应用针灸治疗，在应用醒脑开窍针法时，为避免患者出现疲劳感或穴位疲劳，务必减小刺激量或慎用。

（5）对针刺特别敏感者，在应用醒脑开窍针法时，为使患者能接受治疗，须掌握好刺激量，尤其是水沟的刺激量。

（6）刺激量应视病情灵活变化：针刺三阴交、极泉、尺泽、委中时，患肢抽动次数可灵活掌握。肢体肌力在Ⅲ级以内者，可使之抽动3次；肢体肌力在Ⅲ级以上时，可适当减少抽动次数。

（7）留针情况：实施针刺操作手法后，非立即留针，而是要求患者立即活动患肢。除三阴交留针外，其余各穴均出针。三阴交要求将针提至皮下，不出针，让患者主动或被动活动，留针时再将针刺入至得气深度。

【治则治法】

醒脑开窍，以滋阴补肾为主，疏通经脉为辅。

【操作步骤】

1. 取穴

水沟、内关、三阴交、极泉、委中、尺泽、合谷。

2. 腧穴定位

水沟：在人中沟的上1/3与中1/3交点处。（图4-44）

内关：在前臂，腕掌侧远端横纹上2寸，掌长肌腱与桡侧腕屈肌腱之间。（图4-45）

三阴交：在小腿内侧，内踝尖上3寸，胫骨内侧面后缘。（图4-46）

极泉：在腋区，腋窝中央，腋动脉搏动处。（图4-47）

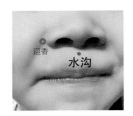 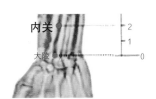 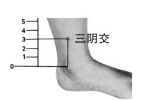 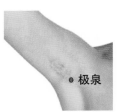

图 4-44　水沟　　　　图 4-45　内关　　　　图 4-46　三阴交　　　　图 4-47　极泉

委中：腘横纹中点，当股二头肌肌腱与半腱肌肌腱的中间。（图4-48）

尺泽：在肘区，肘横纹上，肱二头肌肌腱桡侧缘凹陷处。（图4-49）

合谷：在手背，第2掌骨桡侧的中点处。（图4-50）

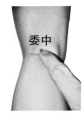 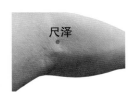 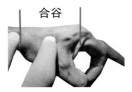

图 4-48　委中　　　　　图 4-49　尺泽　　　　　图 4-50　合谷

3. 操作

水沟：雀啄手法，以流泪或眼球湿润为度。

内关：进针1寸，捻转泻法。

三阴交：沿胫骨后缘与皮肤呈45°斜刺1寸，补法，以下肢抽动3次为度。

极泉：极泉下1寸，直刺1寸。

委中：医师以肘固定患者膝，使其腿成一条直线，进针0.5～1寸，提插泻法，以下肢抽动3次为度。

尺泽：上肢半屈，提插泻法，以腕关节抽动3次为度。

合谷：向二间方向刺入1.5寸。

4. 临床案例

××，女，56岁。因右侧肢体乏力2日，加重伴言语不利1日，于2004年4月10日入院。自诉于4月8日早突然出现右侧肢体乏力，以右下肢为甚，未行特殊处理。4月10日晨起，发现穿衣困难，右侧肢体乏力较前加重，下地行走欠稳，伴有言语不利。当时患者神志清，无头晕、头痛，无肢体抽搐等。急诊行头颅CT检查，结果未发现异常。遂收入神经外科治疗。现症见：神清，精神可，言语不利，右侧鼻唇沟变浅，右侧肢体轻瘫，纳眠可，二便调；舌暗红，苔白腻，脉弦滑。

查体示心肺未见特殊；神志清楚，构音欠清，右侧鼻唇沟浅，伸舌偏右，两侧肢体肌张力正常，右侧肢体肌力约Ⅳ级，左侧肌力正常，全身感觉未见异常，浅反射正常，右肱二、三头肌腱反射和右膝腱反射减弱，病理征未引出。脑膜刺激征阴性。

中医诊断：缺血中风（风痰瘀血，痹阻脉络）。

西医诊断：脑梗死急性期。

辨证分析：缘患者年近六旬，肥胖体弱，肝肾不足，肝风内动；脾胃受损，脾失健运，则聚湿生痰，痰湿阻络则瘀血内生，肝风挟痰挟瘀上扰，痹阻脑脉，脑髓受损，发为缺血中风。病因为肥胖体弱。病机为风痰瘀血，痹阻清窍，窍闭神匿，神不导气。

中医以补益肝肾、活血祛瘀为法，西医以低分子右旋糖酐和速碧林活血、扩容、抗凝等治疗。患者入院后右侧肢体乏力进行性加重，右侧肢肌力0级，经针灸治疗后右侧肢体乏力改善，右上肢肌力0级，右下肢肌力Ⅱ级。针刺治疗第4天，石学敏院士来推广石氏中风单元及醒脑开窍法，该患者被选中进行示范教学。石院士为其进行针灸治疗，针刺内关（双）、水沟、委中（右）、三阴交（右）、极泉（右）、尺泽（右）、合谷（右）、丘墟透照海（右）、风池（双）、完骨（双）、翳风（双）。当针刺委中、三阴交时，患者觉右下肢出现闪电样针感，右下肢分别猛烈收缩3次。出针后，嘱患者抬右下肢，患者即觉右下肢较前轻松，抬举较前有力，右下肢肌力Ⅲ+级。针刺极泉（右）、尺泽（右）后，患者觉右上肢出现闪电样针感，右上肢出现不自主收缩3次。出针后，嘱患者活动右上肢，患者右上肢肌力可达Ⅲ-级，右手指可稍活动。继续以醒脑开窍法为患者治疗约40日，每次针刺，患者都可出现明显针感。治疗后，患者右侧的肢体乏力都有所改善，手指功能逐渐恢复，对指良好。

（根据CCTV10报道《石学敏　救命银针》整理）

顽固性疼痛（三叉神经痛、带状疱疹、骨关节病变）

顽固性疼痛，可见于多种疾病，缠绵难愈。古代医家认为，疼痛为经脉气血不通，取穴多以局部为主。根据《素问·灵兰秘典论》"主不明则十二官危，使道闭塞而不通"之意，认为疼痛病机在于各种原因引起的经脉气血运行不畅，而经脉气血运行又与心和神关系密切，"神能导气，气畅则道通，通则不痛，心寂则痛微"。本病按照1994年国家中医药管理局颁布的《中医病证诊断疗效标准》进行诊断。

【治则治法】

调神理气。重用内关、水沟理气调神，"调其神，令气易行"，能收"以意通经"而镇痛之效。

【操作步骤】

1. 取穴

内关、水沟。

2. 腧穴定位

内关：在前臂，腕掌侧远端横纹上2寸，掌长肌腱与桡侧腕屈肌腱之间。（图4-51）

水沟：面部，在人中沟的上1/3与中1/3交点处。（图4-52）

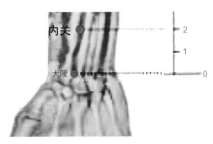
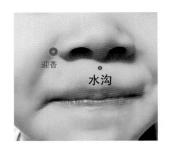

图 4-51 内关　　　　　　　　　　图 4-52 水沟

3. 操作

内关：直刺13～25毫米，采用捻转提插结合泻法，施手法1分钟。

水沟：向鼻中隔方向斜刺7～13毫米，采用重雀啄法，以眼球湿润或流泪为度。

4. 疗程

每次留针20分钟，每日1次，10次为1个疗程。

5. 注意事项

运用醒神开窍之法止痛，范围广泛，无论感冒或内伤头痛；关节疼痛，肌肉疼痛；兼或胃痉挛、胆道梗阻、泌尿系结石，甚至心绞痛等各种内脏绞痛，还是三叉神经痛、臂丛神经痛、坐骨神经痛、带状疱疹等各种神经痛，以及急性扭伤、跌打肿痛等，在常规治疗不满意时使用此法均可缓急止痛，立竿见影。

六、电针

【概述】

电针法是在毫针针刺得气的基础上，应用电针机输出脉冲电流，通过毫针作用于人体一定部位，以防治疾病的一种针刺方法。电针是毫针与电生理效应的结合，不仅可以提高毫针的治疗效果，减少操作者的持续行针操作，还扩大了针刺的治疗范围，已经成为临床上普遍使用的针刺治疗方法。

电针的适用范围和毫针刺法基本相同，临床上常用于各种痛证、痹证、痿证、中风、中风后遗症、外伤性瘫痪、脏器功能失调、心脑病证、脾胃病证和泌尿生殖系统病证，广泛应用于内、外、妇、儿、眼、耳鼻咽喉、骨伤等各科疾病，尤常用于头痛、三叉神经痛、坐骨神经痛、牙痛、痛经、面神经麻痹、多发性神经炎、癫痫、神经衰弱、视神经萎缩、肩周炎、风湿性关节炎、类风湿关节炎、腰肌劳损、骨质增生、关节扭挫伤、脑血管病后遗症、耳鸣、耳聋、子宫脱垂、遗尿、尿潴留等，也适用于针刺麻醉。

（一）基本操作方法

1. 针具和电针机选择

（1）针具选择：按毫针刺法操作，根据电针的部位和穴位，选择相应型号的一次性毫针。

（2）电针机选择：电针机的种类很多，比较通用的电针治疗仪有G6805-Ⅱ型电针治疗仪和HANS-200韩氏穴位神经刺激仪两种。

2. 操作步骤

（1）电针前准备：检查电针机工作是否正常、电线是否完整。在使用该仪器之前，首先应该逐一检查电针机各输出旋钮或按键，并调整到零位，然后将电源插头插入220伏交流电插座内。

（2）针刺：按毫针刺法操作，选择好体位和穴位，务必每穴得气。

（3）操作方法：毫针刺入穴位，行针得气后，将电针机上每对输出的2根导电线电极连接到2根针柄上。通常主穴接负极，配穴接正极。打开电针机电源开关，选择治疗所需的波形、频率，调节对应输出旋钮，从零位开始逐级、缓慢加大电流强度，调节至合适的刺激强度，避免突然加大电流强度而给患者造成突然的刺激。电流强度以患者能耐受且舒适为度。治疗结束后，关闭电针机电源，将调节刺激量旋钮调至零位，取下电线并出针。

（4）特别注意：一般将同一对输出电极连接在身体的同侧，在胸、背部的穴位上使用电针时，更不可将两个电极跨接在身体两侧，避免电流回路经过心脏，出现意外。

3. 技术要点

（1）穴位选择。

按辨证取穴原则，兼顾体位，方便电针输出电线的连接。一般同一对输出的2根导电线电极连接在同一侧躯体。一般选2~5对穴位。电针的选穴方法除了按经络辨证、脏腑辨证取穴外，通常还可根据神经干通路和肌肉神经运动点取穴。例如：

①头面部：选取听会、翳风（面神经），下关、阳白、四白、夹承浆（三叉神经）。

②上肢部：选取颈夹脊6~7、天鼎（臂丛神经），青灵、小海（尺神经），手五里、曲池（桡神经），曲泽、郄门、内关（正中神经）。

③下肢部：选取环跳、殷门（坐骨神经），委中（胫神经），阳陵泉（腓总神经），冲门（股神经）。

④腰骶部：选取气海俞（腰神经），八髎（骶神经）。

穴位的配对，若属神经功能受损，可按照神经分布特点取穴。如面神经麻痹，可取下关、翳风为主穴；皱额障碍配阳白、鱼腰；鼻唇沟变浅配水沟、迎香；口角歪斜配地仓、颊车。坐骨神经痛除取环跳、大肠俞外，也可配殷门、委中、阳陵泉等穴。

以上电针腧穴的选用仅供参考，还应根据患病部位、病情需要、腧穴间的距离等进行配对和调整。

（2）电针参数选择。

①波形：常用密波、疏波、疏密波、锯齿波。

密波　一般频率认为高于30赫兹的连续波称为密波，其能降低神经应激功能。先对感觉神经起抑制作用，接着对运动神经也产生抑制作用。常用于止痛、镇静、缓解肌肉和血管痉挛、针刺麻醉等。

疏波　一般频率认为低于30赫兹的连续波称为疏波，其能引起肌肉收缩、提高肌肉韧带的张力，对感觉和运动神经的抑制发生较迟。常用于治疗痿病及各种肌肉、关节、韧带、肌腱损伤等。

疏密波　是疏波、密波自动交替出现的一种波形。疏波、密波交替持续的时间各约1.5秒，能克服单一波形易产生耐受的缺点，动力作用较大，治疗时兴奋效应占优势。其能促进代谢，促进血液循环，改善组织营养，消除炎性水肿。常用于治疗痛证、扭挫伤、关节周围炎、面瘫、肌无力、局部冻伤等。

锯齿波　是脉冲波幅按锯齿形自动改变的起伏波，每分钟16~20次或20~25次，其频率接近人体的呼吸节律，可用于刺激膈神经（相当于天鼎）、作人工电动呼吸、抢救呼吸衰竭（心脏尚有微弱跳动）者，故又称"呼吸波"。此外，还有提高神经肌肉兴奋性、调整经络功能、改善血液循环等作用。

②波幅：指脉冲电压或电流的最大值与最小值之差。电针刺激强度大小取决于波幅的高低，一般不超过2毫安。

③波宽：指脉冲的持续时间，也与刺激强度有关。一般适合人体的输出脉冲波宽约0.4毫秒。

④频率：指每秒内出现的脉冲个数，其单位为赫兹。目前使用的电针仪设置的常用频率为1～100赫兹。

（3）电针时间：每次单次刺激的时间一般为15～60分钟，刺激长短因病、因人而异，用于镇痛时一般需30分钟以上的电针刺激时间。电针时间过短，可能尚未起效，过长则容易产生耐受。

（4）电针强度：电针的刺激强度主要取决于波幅的高低，波幅的计量单位是伏特，治疗时通常不超过20伏。

4. 禁忌证

（1）年老、体弱、醉酒、过饥、过饱、过劳患者。

（2）安装心脏起搏器患者。

（3）皮肤破损处、肿瘤局部、孕妇腹部、心脏附近，以及颈动脉窦附近。

5. 注意事项

（1）电针机使用前必须检查其性能是否良好、导线接触是否良好、强度调节旋钮是否在零位、输出是否正常。

（2）调节输出量时应缓慢，开机时输出强度应从零位开始，逐渐从小到大，切勿突然增大，以防引起肌肉强烈收缩，患者不能忍受，或造成弯针、断针、晕针等。

（3）在靠近延脑、脊髓等部位使用电针时，电流量宜小，并注意电流的回路不要横跨中枢神经系统，不可予过强刺激。

（4）禁止电流直接流过心脏，不允许左、右上肢的2个穴位同时接受同一路输出治疗。

（5）电针治疗过程中，患者出现晕针现象时，应立即关闭电源，停止电针治疗，按毫针晕针的处理方法处理。

（6）作为温针使用过的毫针可能不导电，应用时须将输出线夹在毫针的针体上，或使用新的毫针。

（7）给胸背部穴位行电针治疗时，不能将2个电板跨接在身体两侧，避免电流回路横过心脏、延髓和脊髓。

（二）常见疾病的电针疗法

项痹（颈椎病）

项痹常因督脉劳损、气血不足、感受外邪等导致经脉闭阻，以颈背疼痛、上肢无力、手指发麻、下肢乏力、行走困难、头晕、恶心、呕吐，甚至视物模糊、心动过速及吞咽困难等为主要表现。本病依据1994年国家中医药管理局颁布的《中医骨伤科病证诊断疗效标准》进行诊断。

【治则治法】

舒筋通络。

【操作步骤】

1. **方法**

电针。

2. **取穴**

主穴 颈夹脊2～7。

配穴 肩髎、风池、秉风、四神聪、曲池、合谷。

3. **腧穴定位**

颈夹脊：颈部，颈椎棘突下，旁开0.5寸。

肩髎：肩部，肩髃后方，上臂外展或平举时，肩峰后下方呈现凹陷处。

风池：项部，枕骨之下，当胸锁乳突肌上端与斜方肌上端之间的凹陷处。

秉风：肩胛部，冈上窝中央，天宗直上，举臂有凹陷处。

四神聪：头顶部，百会前、后、左、右各1寸，共4穴。

曲池：屈肘，在尺泽与肱骨外上髁连线中点凹陷处。

合谷：手背，第1、2掌骨之间，当第2掌骨桡侧中点处。

4. **操作**

主穴以50毫米毫针呈45°向脊椎方向刺入，运针至针感出现传导，配穴进针得气。平补平泻1分钟，然后接通电针机，负极接主穴，正极接配穴，选择连续波，频率120～250次/分，电流强度以患者感到舒适为宜，一般1～1.5毫安。

5. **疗程**

每日1次，7～10次为1个疗程。

6. **特别提示**

电针的电流强度不宜过大，且应密切观察患者治疗过程中的感觉。

腰痛（腰椎间盘突出症）

腰痛是以自觉腰部疼痛为主症的一类病证，表现为腰部重痛、酸麻，拘急而不可俯仰，或痛连臀腿。咳嗽、打喷嚏等均可使疼痛加剧；腰部活动障碍，向各个方向均受限，以后伸和前屈为甚。本病的发生主要与感受外邪、跌仆损伤或劳欲过度等有关。本病依据1994年国家中医药管理局颁布的《中医骨伤科病证诊断疗效标准》进行诊断。

【治则治法】

活血通络。

【操作步骤】

1. 方法

电针。

2. 取穴

主穴 肾俞、大肠俞、秩边、委中、环跳、承山或阿是穴。

配穴 寒湿加风府、腰阳关，劳损加膈俞、次髎，肾虚加命门、太溪，急性腰扭伤、闪挫伤可刺水沟、后溪等。

3. 腧穴定位

肾俞：腰部，当第2腰椎棘突下，旁开1.5寸。

大肠俞：腰部，当第4腰椎棘突下，旁开1.5寸。

秩边：臀部，平第4骶后孔，骶正中嵴旁开3寸。

委中：膝后区腘横纹中点，当股二头肌肌腱与半腱肌肌腱的中间。

环跳：侧卧屈膝，当股骨大转子最高点与骶管裂孔连线的外1/3与内2/3交点处。

承山：在小腿后区正中，腓肠肌两肌腹与肌腱交点处。

腰阳关：腰部，后正中线上，第4腰椎棘突下凹陷处。

膈俞：背部，当第7胸椎棘突下，旁开1.5寸。

次髎：骶部，当髂后上棘内下方，适对第2骶后孔处。

命门：腰部，后正中线上，第2腰椎棘突下凹陷处。

太溪：足内侧，内踝尖与跟腱后缘之间的凹陷处。

4. 操作

穴位常规消毒后，根据病情选用主穴3～4穴，选择不同毫针，针刺相应穴位得气后，接通电针机，选择连续波，频率为80～100次/分，电流强度以患者能耐受为度。

5. 疗程

每日1次，每次治疗20～30分钟，7～10次为1个疗程。

6. 特别提示

每次施术时间不宜过长，以免影响疗效。

面瘫（面神经炎）

面瘫常因风寒外袭，入中面部经络，以一侧面部肌肉瘫痪、额纹消失、眼裂变大、露睛流泪、鼻唇沟变浅、口角歪向健侧为主要表现。部分患者初起时有耳后疼痛。多因正气亏虚，风邪乘虚入中经络，导致气血闭阻，面部经筋失于濡养，致肌肉纵缓不收而发病。本病按照1994年国家中医药管理局颁布的《中医病证诊断疗效标雅》进行诊断。

【治则治法】

疏风通络，行气活血。

【操作步骤】

1. 方法

电针。

2. 取穴

（1）面瘫恢复期：取地仓、大迎、颊车、阳白、四白、太阳、翳风、合谷。

（2）面瘫后遗症期：在上穴基础上，上唇歪取口禾髎、水沟；下唇歪取夹承浆；不能耸鼻取迎香；不能皱眉取鱼腰、攒竹。

3. 腧穴定位

地仓：面部，口角旁开约0.4寸（指寸）。

大迎：面部，下颌角前方咬肌附着部前缘，当面动脉搏动处。

颊车：在面颊部，下颌角前上方，耳下大约1横指处，咀嚼时肌肉隆起时出现的凹陷处。

阳白：前额部，瞳孔直上，眉上1寸。

四白：面部，瞳孔直下，当眶下孔凹陷处。

太阳：颞部，眉梢和目外眦之间，向后约1横指的凹陷处。

翳风：在耳垂后，当乳突与下颌骨之间凹陷处。

合谷：在手背第1、2掌骨之间，当第2掌骨桡侧之中点。

口禾髎：在鼻孔外缘直下，水沟旁开0.5寸处。

水沟：面部，人中沟的上1/3与中1/3交点处。

承浆：面部，颏唇沟的正中凹陷处。

迎香：面部，鼻翼外缘中点旁，鼻唇沟中。

鱼腰：瞳孔直上，眉毛中。

攒竹：面部，眉头凹陷处，额切迹处。

4. 操作

毫针快速刺入皮肤，平刺或斜刺，使颊车、地仓两穴相透，余穴平刺，待有酸胀感后留针。使用电针机前，先把强度调节旋钮调至零位，在邻近的1对穴位上进行电针，可将2根毫针之间以干棉球相隔，以免短路。一组放到地仓、颊车上，另一组放到阳白、四白上。打开电源开关，选好波形，通电时调节刺激量旋钮，使刺激电量从无到有、由小到大，输出强度以面部有轻微跳动，且患者可接受为度；连续通电20分钟。

5. 疗程

每日1次，10次为1个疗程。

第五章　推拿学各论

　　推拿，又称按摩、按跷等，是在中医基础理论指导下，运用推拿手法或借助于一定的推拿工具，作用于人体体表的特定部位或穴位以防治疾病的一种治疗方法，属于中医外治法范畴。当今，人们在重新认识天然药物疗法和非药物疗法的优越性的同时，越来越重视推拿这一不药而愈的传统治疗方法。目前，推拿疗法已经被广泛应用于各种骨伤科疾病、周围神经疾病及一些内科、妇科、儿科疾病中，均取得很好的效果。在一些骨伤疾病，例如退行性脊柱病变、肩周炎、膝骨关节炎等疾病的治疗上，推拿疗法已经成为首选疗法。

第一节　基本操作方法

（一）推法

　　以指、掌、肘着力于治疗部位上，做单方向直线推动的手法称推法。推法分为指推法、掌推法和肘推法三种。

【操作】

1. 指推法

包括拇指端推法、拇指平推法和三指推法。

　　（1）拇指端推法：以拇指端着力于治疗部位，余四指置于对侧或相应的位置以固定，腕关节略屈。拇指做短距离、单方向直线推动。（图5-1）

　　（2）拇指平推法：以拇指螺纹面着力于治疗部位，余四指置于其前外方以助力，腕关节略屈。拇指向其食指方向做短距离、单方向直线推动。（图5-2）

　　（3）三指推法：食、中、无名指三指自然并拢，以指端着力于治疗部位，腕关节略屈。前臂施力，通过腕关节及掌部使食、中及无名指三指做单方向直线推动。（图5-3）

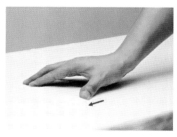
图 5-1　拇指端推法

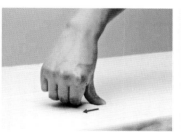
图 5-2　拇指平推法

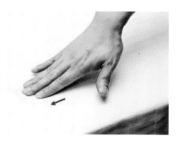
图 5-3　三指推法

2. 掌推法

手掌着力于治疗部位，腕关节略背伸，使掌部做单方向直线推动。（图5-4）

3. 肘推法

屈肘，以肘部着力于治疗部位，以肩关节为支点，上臂施力，做缓慢的单方向直线推动。（图5-5）

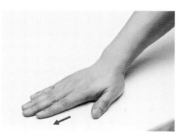
图 5-4　掌推法

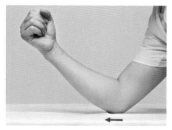
图 5-5　肘推法

【动作要领】

（1）着力部位要紧贴体表，压力平稳适中，做到轻而不浮、重而不滞。

（2）要单方向直线推进，速度宜缓慢、均匀。

（3）应按经络走行、气血运行，以及肌纤维排列的方向推动。

（4）除两手同时在身体两侧做推法用两手外，一般应单手推。

【作用及应用】

推法有通经活血、化瘀消肿、祛风散寒、通便消积的作用。用于治疗腰腿痛、风湿痹痛、感觉迟钝、头痛失眠、腹胀便秘等病证。

指推法接触面小，推动距离短，适用于面部、项部、手部和足部。掌推法接触面大，推动距离长，多用于背腰部、胸腹部及四肢部。肘推法多用于背部脊柱两侧及下肢后侧。

【注意事项】

（1）在做推法时压力应适中，方向要正确。

（2）为防止推破皮肤，可使用凡士林、冬青膏、滑石粉等润滑剂。

（3）拇指端推法与拇指平推法的推动距离宜短，其他推法则推动距离宜长。

（二）拿法

以拇指和其余手指，相对用力提捏或揉捏肌肤的手法，称为拿法，即"捏而提起谓之拿"。可单手操作，亦可双手同时操作。拿法可柔可刚，但临床所用以"刚"为多；刺激量较大时，每次每个部位所拿时间不宜过长。

【操作】

以拇指指腹与其余四指指腹对合呈钳形，施以夹力，以掌指关节屈曲运动所产生的力，逐渐将捏住的肌肤收紧、提起放松，有节律地捏拿治疗部位。以拇指和食、中二指对合用力为三指拿法（图5-6），拇指和其余四指对合用力为五指拿法（图5-7）。

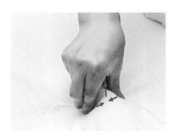 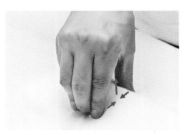

图 5-6　三指拿法　　　　图 5-7　五指拿法

【动作要领】

（1）手掌空虚，指腹贴紧治疗部位，拇指指间关节与其他四指指间关节相对用力。

（2）动作要有连贯性。

（3）用力由轻到重，不可突然用力。

【作用及应用】

拿法有舒筋活血、缓解肌肉痉挛、通调气血、发汗解表、开窍醒脑等作用。用于治疗颈椎病、肩周炎、恶寒头痛等病证。适用于颈、肩及四肢部，也是保健的常用手法。

【注意事项】

操作时应注意以指面着力，忌以指端着力，否则易造成掐或抠的感觉，从而影响放松效果。

［附］拿揉法

拿揉法为拿法与揉法的复合运用。操作时在拿法动作的基础上，使拇指与其他手指在作捏、提时增加适度的旋转揉动，所产生的拿揉之力连绵不断地作用于治疗部位。拿揉法是在拿法中增加一定的旋转揉动，以拿为主、以揉为辅。操作时要自然流畅，不可呆滞僵硬。（图5-8）

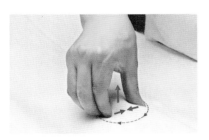

图 5-8　拿揉法

拿揉法较拿法的力量更趋缓和、舒适、自然，用于颈椎病、肩周炎、四肢酸痛等病证。主要适用于四肢部及颈项部。

（三）按法

以指或掌着力于体表，逐渐用力下压的手法称为按法。按法刺激强而舒适，常与揉法结合运用，组成按揉复合手法。分为指按法和掌按法两种。

【操作】

1. **指按法**

以拇指端或螺纹面着力，余四指张开，置于相应位置以支撑助力，拇指垂直向下按压，可双拇指重叠按压。（图5-9）

2. **掌按法**

以单手或双手掌面置于治疗部位，以肩关节为支点，利用身体上半部的重量，通过上臂、前臂传至手掌部，垂直向下按压。（图5-10）

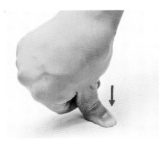

图 5-9　指按法

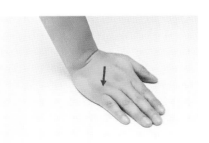

图 5-10　掌按法

【动作要领】

（1）用力由轻渐重，稳而持续，使刺激充分达到深层组织。按而留之，再由重到轻。

（2）在治疗部位上垂直下压，操作时应缓慢且有节律性。

（3）着力部位要紧贴体表，不可移动。

（4）不可突施暴力。

【作用及应用】

按法具有放松肌肉、开通闭塞、活血止痛等作用。用于治疗腰痛、颈椎病、肩周炎、肢体酸痛麻木、偏瘫、头痛、胃脘痛等病证。

指按法适用于全身各部，尤以经络、穴位常用；掌按法适用于背腰部、下肢后侧及胸部等面积较大而又较为平坦的部位。

【注意事项】

（1）不论指按法还是掌按法，其用力原则是由轻而重，再由重而轻。手法操作忌突发突止、暴起暴落。

（2）诊断必须明确，要了解患者骨质情况，避免造成骨折。

（3）指按法接触面积较小，刺激较强，常在按后施以揉法，有"按一揉三"之说，即重按一下、轻揉三下，形成有规律的按后即揉的连续操作手法。

（4）掌按法应以肩关节为支点。当肩关节形成支点后，身体上半部的重量很容易通过上肢传到手掌部，使操作者不易疲劳，用力沉稳着实。如将肘关节作为支点，则须上肢用力，既容易使操作者疲乏，又难以控制力度。

（5）作用于背部时，不可在患者吸气过程中按压，以免造成损伤；同时应使患者俯卧于平坦、柔软的床上，患者的胸前不要有硬物（如扣子），以免造成损伤。

［附］**按揉法**

按揉法是按法与揉法的复合动作，包括指按揉法和掌按揉法两种。

指按揉法是用手指螺纹面置于治疗部位，前臂和手指施力，进行节律性按压揉动。掌按揉法分为单掌按揉法和双掌按揉法。单掌按揉法是以掌部着力于治疗部位，手指自然伸直，前臂与上臂用力，进行节律性按压揉动（图5-11）。双掌按揉法是双掌重叠，置于治疗部位，以掌中部或掌根部着力，进行节律性按压揉动（图5-12）。在运用按揉法时要将按法与揉法进行有机结合，按揉并重，做到按中含揉，揉中寓按，刚柔相济，绵绵不绝。注意按揉法的节奏性，既不要过快，也不可过慢。

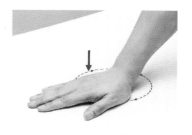

图 5-11　单掌按揉法

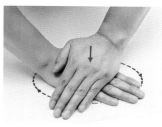

图 5-12　双掌按揉法

本法具有松肌解痉、行气活血、调整脏腑功能等作用。用于治疗颈椎病、肩周炎、腰背部肌筋膜炎、腰椎间盘突出症、高血压、糖尿病、痛经等多种病证。指按揉法适用于全身各部经络腧穴。单掌按揉法适用于背部、下肢后侧及肩部，双掌按揉法适用于背、腰、臀部及下肢后侧。

（四）揉法

以手掌大鱼际或掌根、手指螺纹面等部位着力，吸附于体表治疗部位上，带动皮肤、皮下组织一起，做轻柔和缓环旋动作的手法，称为揉法。揉法是众多推拿流派常用手法之一，分为指揉法、掌揉法、鱼际揉法、掌跟揉法、前臂揉法和肘揉法等。

【操作】

1. 指揉法

用手指着力于治疗部位，做轻柔和缓的环旋活动，可单指揉（图5-13）、二指揉（图5-14）、三指揉（图5-15）。

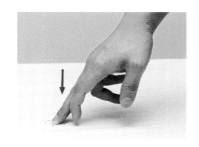

图 5-13　单指揉

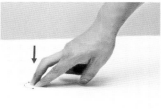

图 5-14　二指揉

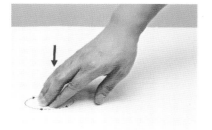

图 5-15　三指揉

2. 掌揉法

用掌着力于治疗部位，做轻柔和缓的环旋活动。一般为单掌操作（图5-16），亦可双掌重叠操作（图5-17）。

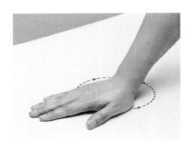 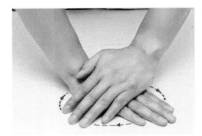

图 5-16　单掌揉法　　　　　　图 5-17　双掌重叠揉法

3. 鱼际揉法

用大鱼际或小鱼际着力于治疗部位，做轻柔缓和的环旋活动。有大鱼际揉法（图5-18）和小鱼际揉法（图5-19）。

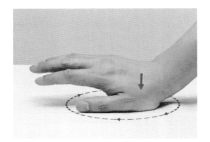 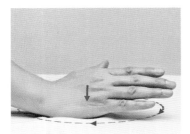

图 5-18　大鱼际揉法　　　　　　图 5-19　小鱼际揉法

4. 掌根揉法

用掌根着力于治疗部位，做轻柔和缓的环旋活动。（图5-20）

5. 前臂揉法

用前臂尺侧着力于治疗部位，用力做环旋揉动或左右揉动。（图5-21）

6. 肘揉法

用肘部着力于治疗部位，用力做环旋揉动或左右揉动。

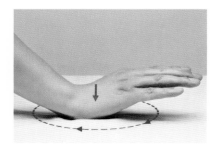 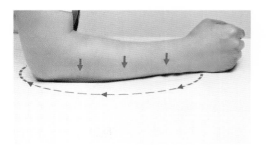

图 5-20　掌根揉法　　　　　　图 5-21　前臂揉法

【动作要领】

（1）沉肩、垂时，以肘关节为支点，前臂主动摆动，带动远端做小幅度的环旋揉动，如用前臂带动腕、掌做掌揉法。

（2）着力部位要吸定于治疗部位，并带动深层组织，不能在体表做摩擦运动。

（3）揉动的幅度要适中，不宜过大或过小。

（4）用力原则：力度均匀，幅度适中，120～160次/分。

【作用及应用】

揉法具有宽胸理气、消积导滞、活血祛瘀、消肿止痛等作用。用于治疗脘腹痛、胸闷胁痛、腹泻、便秘、背腰痛，以及外伤所致的红肿疼痛等多种病证。

本法接触面积可大可小，压力可轻可重，适用于全身各部，老幼皆宜。指揉法接触面积小，压力弱，适用于穴位；大鱼际揉法因其腕部的旋动、摆动，而对治疗部位产生揉压动作，适用于腹部、面部及四肢等部位；掌揉法、前臂揉法、掌根揉法、肘揉法接触面积较大，多用于背、腰、臀等部位。

【注意事项】

（1）在应用本法时，着力部位应吸定在治疗部位上，动作灵活协调而有节律性。

（2）环旋揉动的幅度应适中，幅度过大或过小均会影响放松效果。

（五）捏法

用拇指和其他手指在治疗部位做相对性挤压的手法，称为捏法。捏法可单手操作，亦可双手同时操作。分为二指捏法（图5-22）、三指捏法（图5-23）、五指捏法。

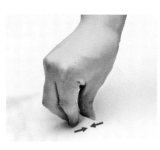
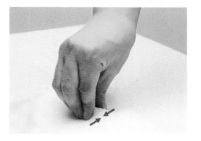

图 5-22　二指捏法　　　　图 5-23　三指捏法

【操作】

用拇指、食指、中指三指指面或拇指与其余四指指面夹住治疗部位，进行相对用力的挤压，随即放松，如此依次有节律地不断挤压、放松，并循序移动。

【动作要领】

（1）拇指与其余手指以指面着力，用力对称。

（2）动作要连贯而有节奏性，用力要均匀而柔和。

（3）捏拿肌肤时松紧要适宜。

【作用及应用】

捏法具有疏通经络、行气活血、缓解肌肉痉挛等作用。用于治疗头痛、中风偏瘫、颈椎病、四肢酸痛等病证。适用于颈部、肩部、四肢、背部等。

【注意事项】

操作时不可用指端着力，避免使患者产生被抠掐的感觉。

〔附〕捏脊

捏脊是用拇指或食指桡侧缘顶住皮肤，拇指或食、中指前按，三指同时用力提拿皮肤，双手交替捻动向前。

【操作】

1. 二指捏脊法

用食指桡侧缘顶住皮肤，拇指前按，两指同时用力提拿皮肤，双手交替捻动向前。（图5-24）

2. 三指捏脊法

用拇指桡侧缘顶住皮肤，食、中指前按，三指同时用力提拿皮肤，双手交替捻动向前。（图5-25）

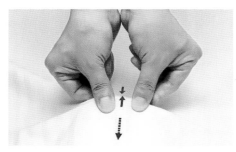　　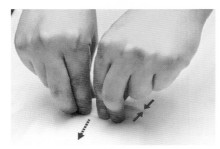

图 5-24　二指捏脊法　　　　　　图 5-25　三指捏脊法

【动作要领】

操作时间的长短和手法强度的轻重及挤捏面积的大小要适中，用力要均匀。既要有节律性，又要有连贯性。操作时，可捏三下、提拿一下，称之为"捏三提一法"。

【作用及应用】

本法具有调和阴阳、健脾和胃、疏通经络、行气活血的功效。可治疗消化不良、食欲不振、慢性疲劳综合征、营养不良、小儿疳积等。用于脊背部之督脉、膀胱经。

【注意事项】

捏脊时要用指面或桡侧着力，不能以指端着力挤捏，更不能将肌肤拧转，或用指甲掐压肌肤，否则容易引起患者疼痛。

捏拿肌肤的量要适度。捏拿过多，则动作呆滞，不易向前推进，捏拿过少则易滑脱。用力过重，易导致疼痛，过轻又不易得气。

（六）滚法

以手背部小指侧着力，通过前臂的旋转和腕关节的屈伸运动，使着力部在治疗部位持续不断地来回滚动的手法，称为滚法。

【操作】

沉肩、垂肘，以小指掌指关节背侧为吸定点，手背部第4～5掌骨基底部背侧着力于治疗部位，肘关节微屈并放松，腕关节放松，通过前臂主动推旋，带动腕关节屈伸的复合运动，使产生的力持续作用于治疗部位。手法频率为120～160次/分。（图5-26）

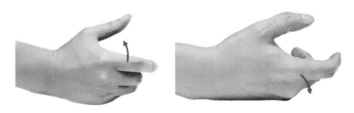

图5-26　滚法

（七）抖法

用双手或单手握住患肢远端并做连续抖动的手法，称为抖法。抖法依据抖动部位及姿势、体位的不同，可分为上肢抖法、下肢抖法和腰部抖法。

【操作】

1. 上肢抖法

以右侧上肢为例。患者取坐位或站立位，右肩臂部放松。医师站其前外侧，身体略微前倾。用双手或单手握住患者右前臂的远端，将其上肢慢慢向前外上方抬起至60°左右，然后腕部稍用力，做连续、小幅度地上下抖动，并使抖动所产生的抖动波似波浪般传到患者肩部。（图5-27）

2. 下肢抖法

以右侧下肢为例。患者俯卧位，右下肢放松。医师站其足端，用单手或双手分别握住患者的右踝部，将右下肢抬离床面约30厘米，然后在拔伸状态下，腰部带动上肢，施力做连续、小幅度地上下抖动，使患者髋部和下肢有舒松感。（图5-28）

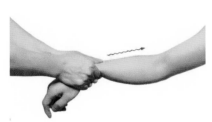 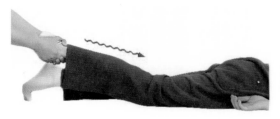

图5-27　上肢抖法　　　　图5-28　下肢抖法

（八）搓法

用双手掌面夹住一定的治疗部位，相对用力地快速搓动，并同时上下往返移动，称为搓法。

【操作】

以双手掌面夹住一定的治疗部位，相对用力，以肘关节和肩关节为支点，前臂与上臂部主动施力，两手做相反方向的快速搓动，并做上下来回往返移动（图5-29）。操作时间一般为1分钟。

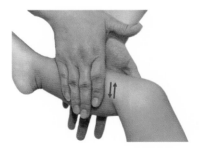

图5-29　搓法

【动作要领】

医师双手用力要对称，搓动要快，移动要慢。搓法用于上肢时，要使上肢随手法而略微转动；搓法用于腰背、胁肋时，主要是搓摩动作。

【作用及应用】

搓法适用于腰背、胁肋及四肢部。一般常作为推拿治疗的结束手法。

【注意事项】

操作时动作要协调、连贯，重而不滞，轻而不浮。患者肢体要放松。

（九）点法

以拇指指端或指间关节突起部着力于一定的部位或穴位上，按而压之、戳而点之的手法，谓之点法。本法分为拇指点法、屈指点法、肘点法三种。

【动作要领】

沉肩、垂肘，肘关节伸直或屈曲，腕部伸平或掌屈。拇指点法是用拇指端点压体表。屈指点法是屈拇指，用拇指指间关节桡侧点压体表，或屈食指近侧指间关节点压体表。还可用肘部点压体表。着力要固定，不得滑移，力量由轻逐渐加重，再逐渐减力，切忌暴力戳按。本法与按法的区别是：点法作用面积小，刺激量更大。点法在临床上常与揉法结合使用，组成点揉复合手法应用。

（十）拍法

用虚掌或拍子拍打体表的一种手法，称为拍法，又称拍打法。

【动作要领】

上肢放松，肘关节微屈，腕部背伸，手指自然并拢，掌指关节微屈呈虚掌，以肩关节活动为主，带动肘关节屈曲与腕关节悬屈、背伸的活动。拍打时要平稳而有节律，拍打的部位要准确，用力要先轻后重。拍法多用于腰骶、大腿、上臂等部位。

（十一）摇法

用一手握住或夹住关节近端肢体，另一手握住关节远端肢体，做缓和被动的环转活动的一种手法，称为摇法。因施术部位的不同，其名称、操作各异。

【动作要领】

摇法动作要缓和，用力要稳。摇动方向及幅度须在患者生理许可范围内进行，自小到大，顺其自然，因势利导，切忌动作粗暴野蛮。

【特别提示】

因颈椎摇法有一定的危险性，暂不收入本书中。

（十二）拔伸法

拔伸即牵拉、牵引的意思。拔伸法是指用两手分别握住肢体的远近端，做相反方向的牵拉；或利用肢体自身的重量施反牵拉力，两手握住肢体远端，向上或向前牵拉的一种方法。

【操作】

1. 头颈部拔伸法

患者正坐。医师站在患者背后，用双手拇指顶在枕骨下方，掌根托住两侧下颌角下方，并用两前臂压住患者两肩，两手用力向上，两前臂下压，同时以相反方向用力。

2. 肩关节拔伸法

患者取坐姿，医师用双手握住其腕上部或肘部，逐渐用力牵拉拔伸，嘱患者身体向对侧倾斜（或有一助手帮助固定患者身体），以对抗牵拉。

3. 腕关节拔伸法

医师一手握住患者前臂下端，另一手握住其手部，两手同时以相反方向用力，逐渐牵拉拔伸。

4. 指间关节拔伸法

用一手捏住被拔伸关节的近侧端，另一手捏住其远侧端，两手同时以反方向用力，逐渐牵拉拔伸。

5. 膝关节拔伸法

患者取仰卧位，下肢自然伸直，医师双手握住一侧下肢的踝关节，沿下肢的纵轴方向持续拔伸。

6. 踝关节拔伸法

患者取仰卧位，医师用一手托住其足跟，另一手握住脚掌侧面或脚趾，两手同时用力，逐渐牵拉。本法操作时用力要均匀而持久，动作要缓和，拔伸强度要适中。

【特别提示】

因颈椎拔伸法有一定的危险性，暂不收入本书中。

第二节　常见疾病的推拿疗法

腰痛（腰椎间盘突出症）

腰痛是以自觉腰部疼痛为主症的一类病证，表现为腰部重痛、酸、麻，拘急而不可俯仰，或痛连臀腿。咳嗽、打喷嚏等均可使疼痛加剧；腰部活动障碍，向各个方向均受限，以后伸和前屈为甚。本病的发生主要与感受外邪、跌仆损伤或劳欲过度等有关。本病依据1994年国家中医药管理局颁布的《中医病证诊断疗效标准》进行诊断。

【治则治法】

舒筋通络，理筋整复，活血化瘀。

【推拿方法】

关节调整推拿疗法。

【操作步骤】

1. **解除腰臀部肌肉痉挛**

患者取俯卧位，医师以轻柔的滚法、按法操作于患侧腰、臀部及下肢。

2. **腰椎拔伸法**

患者双手抓住床头或助手固定其肩部，医师立于其足端，以双手握住其两下肢足踝部，身体宜后倾，逐渐向其足端拔伸。

3. **腰部斜扳法**

患者取侧卧位，医师施以腰部斜扳法。

4. **加强损伤的神经恢复功能**

医师沿受损伤神经支配区域，施用探法、按法、点法、揉法、拿法等手法。

【特别提示】

治疗期间，患者宜卧硬板床休息，并注意腰部保暖；腰椎间盘突出症中央型者，行推拿治疗操作时宜慎重；治疗前，腰椎间盘突出症诊断要明确。

项痹（颈椎病）

项痹常因督脉劳损、气血不足、感受外邪等导致经脉闭阻，以颈背疼痛、上肢无力、手指发麻、下肢乏力、行走困难、头晕、恶心、呕吐，甚至视物模糊、心动过速及吞咽困难等为主要表现。本病依据1994年国家中医药管理局颁布的《中医病证诊断疗效标准》进行诊断。

【治则治法】

活血止痛，舒筋通络。

【推拿方法】

皮部经筋推拿疗法。

【操作步骤】

1. **体位选择**

患者取俯卧位或坐位。

2. **操作方法**

（1）以㨰法操作于项背部及肩部。

（2）用一指禅推法或按法、揉法、弹拨法等手法操作于项背部及肩部手太阳经筋、足太阳经筋、足少阳经筋、手阳明经筋循行部位。

（3）以拿法操作于颈肩部。

腰痛（腰肌劳损）

患者多有长期腰痛史，且易反复发作。一侧或两侧腰骶部酸痛不适，时轻时重，缠绵不愈。劳累后加重，休息后减轻。一侧或两侧骶棘肌轻度压痛，腰腿活动一般无明显障碍。本病依据国家中医药管理局1994年颁布的《中医病证诊断疗效标准》进行诊断。

【治疗原则】

疏经通络，活血止痛。

【推拿方法】

皮部经筋推拿疗法。

【操作步骤】

1. **取穴及部位**

腰部足太阳经筋循行部位、腰部皮部。

2. **操作方法**

主要手法：擦、按、揉、弹拨、㨰法等。

（1）患者取俯卧位。

（2）㨰法操作于腰部足太阳经筋循行部位。

（3）按、揉、弹拨法施于腰部足太阳经筋循行部位。

（4）以擦法操作于腰部皮部，以透热为度。

3. 疗程

每日1次，10次为1个疗程。

肩凝症（肩关节周围炎）

由慢性劳损，外伤筋骨，气血不足，复感风寒湿邪所致。好发年龄在50岁左右，女性发病率高于男性，右肩多于左肩，多见于体力劳动者，且多为慢性发病。肩周疼痛，以夜间为甚，常因天气变化及劳累而诱发肩关节活动功能障碍。肩部肌肉萎缩，肩前、后、外侧均有压痛，外展功能受限明显，出现典型的"扛肩"现象。X线检查多为阴性，病程长者可见骨质疏松。急性病者可以采用皮部经筋推拿技术治疗。本病依据国家中医药管理局1994年颁布的《中医病证诊断疗效标准》进行诊断。

【治则治法】

活血、通络、止痛。

【推拿方法】

皮部经筋推拿疗法。

【操作步骤】

1. 取穴及部位

手少阳经筋、手太阴经筋、手阳明经筋、手太阳经筋、手厥阴经筋循行部位及肩关节部位。

2. 操作方法

主要手法：滚、按、揉、弹拨、推、搓、擦法等。

（1）患者取坐位或卧位。

（2）以柔和的滚法或按、揉法操作于肩部。

（3）以弹拨法、推法等手法操作于肩部手少阳经筋、手太阴经筋、手阳明经筋、手太阳经筋、手厥阴经筋循行部位。

（4）以搓法、擦法操作于肩关节部位，以透热为度。

3. 疗程

每日1次，10次为1个疗程。

不寐（失眠）

不寐亦称失眠或"不得眠""不得卧""目不瞑"，是以经常不能获得正常睡眠为特征的一种病证。不寐的证情轻重不一，轻者有入寐困难，有寐而易醒，有醒后不能再寐，亦有时寐时醒等，重者则整夜不能入寐。经穴推拿疗法对不寐有较好的治疗作用。

【治则治法】

1. 治则

调整脏腑，镇静安神。

2. 治法

（1）心脾两虚者，治以补益心脾。

（2）阴虚火旺者，治以滋阴降火。

（3）肝郁化火者，治以疏肝泻热。

（4）痰热内扰者，治以化痰清热。

【推拿方法】

经穴推拿疗法。

【操作步骤】

1. 基本操作

（1）头面及颈肩部操作。

①取穴及部位：印堂、神庭、太阳、睛明、攒竹、鱼腰、角孙、百会、风池、肩井等。

◆腧穴定位

印堂：额部，两眉毛内侧端的中间。

神庭：头部，当前发际线正中直上0.5寸。

太阳：颞部，当眉梢与目外眦之间，向后约1横指的凹陷处。

睛明：面部，目内眦角稍上方凹陷处。

攒竹：面部，眉头凹陷处，额切迹处。

鱼腰：额部，瞳孔直上，眉毛中。

角孙：头部，折耳部向前，当耳尖直上入发际处。

百会：在头部，当前发际正中直上5寸，头部中线与两耳尖连线的中点。

风池：项部，枕骨之下，胸锁乳突肌上端与斜方肌上端之间的凹陷处。

肩井：在肩上，第7颈椎棘突与肩峰端最外侧点连线的中点。

②主要手法：一指禅推、抹、按揉、扫散、拿法等。

③操作方法：患者取仰卧位，医师用按揉法、抹法从印堂向上推至神庭，往返5～6遍；再从印堂向两侧眉弓推至太阳，往返5～6遍；然后从印堂开始沿眼眶周围操作，往返3～4遍；指揉印堂、攒竹、睛明、鱼腰、太阳、神庭、角孙、百会，每穴1～2分钟。患者转换为坐位，拿五经、风池、肩井，时间2～3分钟。

（2）腹部操作。

①取穴及部位：中脘、气海、关元。

◆腧穴定位

中脘： 上腹部，前正中线上，脐中上4寸。

气海： 下腹部，前正中线上，脐中下1.5寸。

关元： 下腹部，前正中线上，脐中下3寸。

②主要手法：摩法、按揉法。

③操作方法：患者取仰卧位，医师用掌摩法，以顺时针摩腹，再以逆时针方向摩腹，时间约3分钟。指按揉中脘、气海、关元，每穴1～2分钟。

（3）腰背部操作。

①取穴及部位：心俞、肝俞、脾俞、胃俞、肾俞、命门。

◆腧穴定位

心俞： 背部，当第5胸椎棘突下，旁开1.5寸。

肝俞： 背部，当第9胸椎棘突下，旁开1.5寸。

脾俞： 背部，当第11胸椎棘突下，旁开1.5寸。

胃俞： 背部，当第12胸椎棘突下，旁开1.5寸。

肾俞： 腰部，当第2腰椎棘突下，旁开1.5寸。

命门： 腰部，当第2腰椎棘突下凹陷处。

②主要手法：推法、按揉法。

③操作方法：患者取俯卧位，医师用推法、按揉法在背部施术，重点在心俞、肝俞、脾俞、胃俞、肾俞、命门等穴位，即用推法从背部沿脊柱自上而下地推至腰骶部，反复操作3～4遍。时间约5分钟。

2. 辨证操作

（1）心脾两虚。

①指按揉神门、天枢、足三里、三阴交，每穴1～2分钟。

◆腧穴定位

神门： 腕部，腕掌侧横纹尺侧端，尺侧腕屈肌腱的桡侧凹陷处。

天枢： 腹中部，脐中旁开2寸。

足三里： 小腿前外侧，当犊鼻下3寸，胫骨前缘外1横指（中指）。

三阴交： 小腿内侧，当足内踝尖上3寸，胫骨内侧缘后方。

②直擦背部督脉，以透热为度。

（2）阴虚火旺。

①推桥弓，先推一侧桥弓20次，再推另一侧桥弓20次。

②擦两侧涌泉，以透热为度。

（3）肝郁化火。

①指按揉肝俞、胆俞、期门、章门、太冲，每穴1～2分钟。

◆腧穴定位

肝俞： 背部，当第9胸椎棘突下，旁开1.5寸。

胆俞： 背部，当第10胸椎棘突下，旁开1.5寸。

期门： 胸部，当乳头直下，第6肋间隙，前正中线旁开4寸。

章门： 侧腹部，当第11肋游离端的下方。

太冲： 在足背，第1、2跖骨间，跖骨底接合部前方凹陷处，或触及跖背动脉搏动。

②搓两肋，时间约1分钟。

（4）痰热内扰。

①指按揉神门、内关、丰隆、足三里，每穴1～2分钟。

◆腧穴定位

神门： 腕部，腕掌侧远端横纹尺侧端，尺侧腕屈肌腱的桡侧缘。

内关： 前臂，腕掌侧远端横纹上2寸，掌长肌腱与桡侧腕屈肌腱之间。

丰隆： 小腿前外侧，外踝尖上8寸，胫骨前嵴外2横指，条口外1横指处。

足三里： 小腿前外侧，当犊鼻下3寸，胫骨前嵴外1横指（中指）。

②横擦脾俞、胃俞、八髎，以透热为度。

◆腧穴定位

脾俞： 背部，当第11胸椎棘突下，旁开1.5寸。

胃俞： 背部，当第12胸椎棘突下，旁开1.5寸。

八髎： 为4对穴，为上髎、次髎、中髎、下髎；在骶骨，当髂后上棘与后正中线之间，分别适对第1、2、3、4骶后孔。

3. 疗程

每日1次，10次为1个疗程。

4. 注意事项

（1）指导患者睡前不要吸烟、饮酒、喝浓茶和咖啡。

（2）避免看有刺激性的书、电影和电视节目。

（3）每晚用温水洗脚。

（4）适当参加体力劳动和体育锻炼，增强体质。

（5）注意劳逸结合，特别是房事要有所节制。

（6）平时生活起居要有规律，早睡早起。

（7）嘱患者要消除烦恼，解除思想顾虑，避免情绪波动，心情要保持开朗、乐观。

头风（头痛）

头风是因肝阳上亢、痰瘀互结而致清阳不升，或浊邪上犯致清窍失养，以头部疼痛为主要表现的病证。主要指血管神经性头痛，以及高血压、脑动脉硬化等。头痛部位多在头部一侧额颞、前额、巅顶，或左或右轮番发作，或呈全头痛。头痛性质多为跳痛、刺痛、胀痛、昏痛、隐痛，或头痛如裂等。头痛每次发作可持续数分钟、数小时、数日，也有持续数周。隐袭起病，逐渐加重或反复发作。应查血常规，测血压，必要时要行腰穿刺、骨穿刺、脑电图刺。有条件者可经颅多普勒、CT、磁共振等检查，以明确头痛的病因，排除器质性疾病。本病依据国家中医药管理局1994年颁布的《中医病证诊断疗效标准》进行诊断。

【治则治法】

疏经、通络、止痛。

【推拿方法】

经穴推拿疗法。

【操作步骤】

1. 取穴

睛明、鱼腰、攒竹、印堂、神庭、太阳、头维、百会、四神聪、风池。

2. 腧穴定位

睛明：面部，目内眦稍上方凹陷处。

鱼腰：额部，瞳孔直上，眉毛中。

攒竹：面部，眉头凹陷处，眶上切迹处。

印堂：额部，两眉毛内侧端的中间。

神庭：头部，当前发际正中直上0.5寸。

太阳：颞部，眉梢与目外眦之间向后约1横指的凹陷处。

头维：头侧部，当额角发际上0.5寸，头正中线旁开4.5寸。

百会：头部，头部中线与两耳尖连线的交点处取穴。

四神聪：头顶部，当百会前、后、上、下各1寸，共4个穴位。

风池：项后，枕骨下，胸锁乳突肌上端与斜方肌上端之间的凹陷处。

3. 操作

主要手法：一指禅推法、揉法、按法、拿法等。

（1）患者取坐位或卧位。

（2）以一指禅推法、揉法或按法操作于头面部的睛明、鱼腰、攒竹、印堂、神庭、太阳、头维、百会、四神聪等穴。

（3）以按揉法或拿法操作于风池。

4. 疗程

每日1次，10次为1个疗程。

第六章　灸法学各论

灸法是以艾绒或以艾绒为主要成分制成的灸材，点燃后悬置或放置在穴位或病变部位，借灸火的热力及药物的作用，激发经气，达到防治疾病目的的一种外治方法。灸法具有温经散寒、扶阳固脱、消瘀散结、防病保健的作用，常用于治疗寒痹、脏腑虚寒、阳气虚脱、气虚下陷、经络瘀阻等证及调理亚健康状态。

第一节　基本操作方法

艾灸疗法种类很多，常用的有隔物灸、悬灸两大类。

（一）隔物灸

指用药物或其他材料，将艾炷（用艾绒制成的圆锥形小体称为艾炷，一般锥体高1厘米左右，锥体直径0.8厘米左右，燃烧1炷即为1壮）与施灸穴位的皮肤隔开，以进行施灸的方法。目前常用的隔物灸有隔姜灸、隔盐灸、隔蒜灸等。

1. 隔姜灸

将鲜姜切成直径3～4厘米，厚0.3～0.4厘米的薄片（图6-1），中间以针刺数孔（图6-2），然后置于应灸穴位上或患处，再将艾炷放置于姜片上，点燃施灸；当患者感觉灼烫时，可将姜片稍提起，稍停后放下再灸，以免烫伤。艾炷燃尽，易炷再灸，直至灸完应灸壮数。

2. 隔盐灸

用纯净食盐填敷于脐部，或于盐上再置一薄姜片，上置大艾炷施灸；当患者感觉灼烫时，可将姜片稍提起，稍停后放下再灸，以免烫伤。艾炷燃尽，易炷再灸，直至灸完应灸壮数。

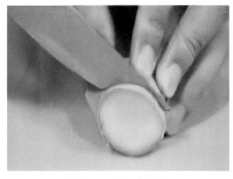

图 6-1　隔姜灸切片

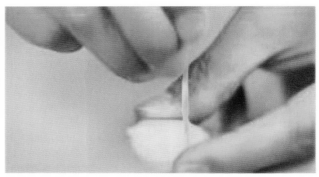

图 6-2　在姜片上刺数小孔

3. 隔蒜灸

将鲜蒜头切成厚0.3～0.5厘米的薄片，中间以针刺数孔，然后置于应灸穴位上或患处，再将艾炷放置于蒜片上点燃施灸；当患者感觉灼烫时，可将蒜片稍提起，稍停后放下再灸，以免烫伤。艾炷燃尽，易炷再灸，直至灸完应灸壮数。

（二）悬灸

用点燃的艾条，对准施灸部位，在距离皮肤3～5厘米处熏烤，使患者局部感觉温热而无灼痛感，一般施灸时间为10～15分钟。常用的悬灸方法有温和灸、雀啄灸、回旋灸等。

1. 温和灸

用点燃的艾条，对准施灸部位，距离皮肤3厘米左右处熏烤，使患者局部感觉温热而无灼痛感，以灸至皮肤潮红为度，一般施灸时间为10～15分钟。

2. 雀啄灸

用点燃的艾条，对准施灸部位，一上一下地摆动，如鸟雀啄食一样，一般施灸时间为5～10分钟。

3. 回旋灸

用点燃的艾条，与施灸部位皮肤保持一定距离，均匀地左右移动或往复回旋地熏烤施灸。

4. 温盒灸

将温灸盒置于所选的施灸部位中央，点燃艾条后，放在施灸穴位上方的灸盒铁纱上，盖好封盖以调节温度，每次每部位灸20～30分钟，一次可艾灸数穴。

第二节　常见疾病的艾灸疗法

亚健康调理

亚健康状态多由长期疲劳、精神紧张、不良情绪等原因引起。临床表现多种多样，如常常感到精力不足，体力不支，易于疲乏；情绪低落，心情沉重；记忆力减退，容易忘事；烦躁易怒、心烦意乱，惶惶无措，悲观失望；不易入睡，夜寐不安，梦幻纷纭，醒来仍觉疲乏；食欲下降；自汗、盗汗、经常感冒等。本症多由长期疲劳、精神紧张、不良情绪等因素引起。诊断本症时以上诸症不必悉具，暂无统一标准。

【治则治法】

调和阴阳。

【操作步骤】

1. **方法**

艾条灸。

2. **取穴**

体力不支、易于疲乏者取关元、足三里；情绪低落、心情沉重者取脾俞、神堂；记忆力减退、容易忘事者取百会、心俞；烦躁易怒、心烦意乱者取心俞、肝俞；不易入睡、夜寐不安者取百会、神堂；食欲下降者取中脘、脾俞、足三里；自汗、盗汗、经常感冒者取大椎、膏肓、关元。

3. **腧穴定位**

关元：下腹部，前正中线上，脐中下3寸。

足三里：小腿前外侧，犊鼻下3寸，胫骨前嵴外1横指（中指）。

脾俞：背部，当第11胸椎棘突下，旁开1.5寸。

神堂：背部，第5胸椎棘突下，旁开3寸。

百会：在头部，前发际正中直上5寸，头部中线与两耳尖连线中点。

心俞：背部，当第5胸椎棘突下，旁开1.5寸。

肝俞：背部，当第9胸椎棘突下，旁开1.5寸。

中脘：上腹部，前正中线上，脐中上4寸。

大椎：背部，后正中线上，第7颈椎棘突下凹陷处。

膏肓：背部，第4胸椎棘突下，旁开3寸。

4. 操作

腹部、背部的穴位先用旋转移动的回旋灸，灸3～5分钟，再用温和灸；灸足三里，可沿胃经用往返移动的回旋灸，灸3～5分钟，再用温和灸；灸百会先用雀啄灸，灸3～5分钟，再用温和灸；任脉、督脉的穴位用单点灸，其余穴位用双点灸。均要灸至局部皮肤起红晕为止。

5. 疗程

每次取2～3穴，每日1次，10次为1个疗程，疗程间休息2～5日，共3个疗程。

【特别提示】

（1）悬灸调理亚健康状态较容易操作，但较费时，患者须坚持下去。

（2）调整心态。

（3）规律生活，劳逸结合，保证充足睡眠。

（4）增加户外体育活动，每日保证适当的运动量。

慢性泄泻（慢性肠炎、肠功能紊乱）

慢性腹泻是由脾虚湿滞内生，肾虚脾失温煦，使清浊不分、水谷不化所致。表现为排便次数增多，便质稀薄，病程迁延超过2个月，有3次大便失禁病史，经正规治疗2个月无效。

【治则治法】

运脾化湿。

【操作步骤】

1. 方法

麦粒灸。

2. 取穴

主穴 气海、大肠俞、上巨虚。

配穴 脾虚加脾俞、足三里；肾虚加关元、命门。

3. 腧穴定位

气海：下腹部前正中线上，脐中下1.5寸。

大肠俞：背部，第4腰椎棘突下，旁开1.5寸。

上巨虚：小腿前外侧，犊鼻下6寸，胫骨前嵴外1横指。

脾俞：背部，当第11胸椎棘突下，旁开1.5寸。

足三里：小腿前外侧，犊鼻下3寸，胫骨前嵴外1横指（中指）。

关元：下腹部，前正中线上，脐中下3寸。

命门：腰部，后正中线上，第2腰椎棘突下凹陷处。

4. 操作

制作半粒米软丸样艾炷。于患者皮肤上抹上红花油，将艾炷贴放于穴位上，用香点燃，待快燃尽时用手掐去，重新上艾炷，每次施灸2～3穴，每穴灸7～9壮。

5. 疗程

隔日施灸1次，10天为1个疗程。

胃脘痛（胃炎、胃及十二指肠溃疡、功能性消化不良等）

胃脘痛以上腹胃脘部疼痛为主要症状，多因情志不畅、肝失疏泄、饮食失宜、寒邪犯胃等致使胃气不和或脾胃虚弱。不同证型有不同的疼痛规律和特点，以及不同的兼证。本病按照1994年国家中医药管理局颁布的《中医病证诊断疗效标准》进行诊断。

【治则治法】

和胃止痛。

【操作步骤】

1. 方法

灸条灸。

2. 取穴

中脘、胃俞、脾俞、足三里等。

3. 腧穴定位

中脘：上腹部，前正中线上，脐中上4寸。

胃俞：背部，当第12胸椎棘突下，旁开1.5寸。

脾俞：背部，当第11胸椎棘突下，旁开1.5寸。

足三里：小腿前外侧，犊鼻下3寸，胫骨前嵴外1横指（中指）。

4. 操作

中脘、胃俞、脾俞先用旋转移动的回旋灸，灸3～5分钟，再用温和灸；灸足三里，可沿胃经用往返移动的回旋灸，灸3～5分钟，再用温和灸；中脘用单点灸，其余穴位用双点灸。均要灸至局部皮肤起红晕为止。

5. 疗程

每次取2～3穴，每日1次，10次为1个疗程，疗程间休息2～5日，共3个疗程。

【特别提示】

（1）注意调节情绪，忌忧思恼怒。

（2）注意饮食宜忌，忌生冷，忌辛辣，忌烈酒，忌煎炸，忌饥饱失常。

鼻鼽（过敏性鼻炎）

鼻鼽多由肺气虚弱，脾肾虚损，卫表不固，腠理疏松，风寒湿邪乘虚而入，邪气相搏，肺气不宣，犯及鼻窍所致。临床主要表现为打喷嚏、鼻塞、鼻痒、流涕等。

【治则治法】

扶阳补气。

【操作步骤】

1. 方法

隔姜灸。

2. 取穴

印堂、风门、肺俞、大椎。

3. 腧穴定位

印堂：额部两眉毛侧端的中间。

风门：背部，第2胸椎棘突下，后正中线旁开1.5寸。

肺俞：背部，第3胸椎棘突下，后正中线旁开1.5寸。

大椎：背部，后正中线上，第7颈椎棘突下凹陷处。

4. 操作

选用印堂、风门、肺俞、大椎等穴，在患处皮肤上放置直径2～3厘米、厚2毫米的姜片，在姜片上扎数个小孔，放上麦粒大小的灸炷后点燃，以患者耐受为度，燃尽则更换新灸炷。每穴灸3～4壮，或以局部红晕，觉温热为度。

5. 疗程

每日1次，7～10次为1个疗程。

哮病（支气管哮喘）

哮病多为阳气虚弱，肺脾肾虚，痰饮留伏所致。病属阴属寒，且易在冬季发作。该病可由外邪侵袭、饮食不当、情志刺激、身体劳倦等引发，以致痰壅气道、肺气宣降功能失常而发病。发作时临床表现可有喉间痰鸣、气促、呼吸困难，甚则喘息不能平卧，痰多清稀，或黄稠而黏。缓解期可无症状或仅有咳嗽、胸闷等症状。本病依据1994年国家中医药管理局颁布的《中医病证诊断疗效标准》进行诊断。

【治则治法】

温肺止喘，补虚固本。

【操作步骤】

1．方法

隔姜灸。

2．取穴

大椎、风门、肺俞、定喘等。

3．腧穴定位

大椎：背部，第7颈椎棘突下凹陷处。

风门：背部，第2胸椎棘突下，后正中线旁开1.5寸。

肺俞：背部，第3胸椎棘突下，后正中线旁开1.5寸。

定喘：背部，第7颈椎棘突下，后正中线旁开0.5寸。

4．操作

选取整块鲜姜，纵切成2～3毫米厚的姜片，在其上用针点刺小孔若干。施灸时，将一底面直径约10毫米、高约15毫米的圆锥形艾炷放置于姜片上，从顶端点燃艾炷，待快燃尽时在旁边接续一个艾炷。灰烬过多时要及时清理。注意艾灸过程中要不断地移动姜片，以局部出现大片红晕、潮湿，且患者觉热为度。每穴灸5～7壮，或以局部红晕、自觉烘热为度。

5．疗程

每日或隔日1次，10次为1个疗程。

【特别提示】

注意灸后避风寒。

痛经（原发性痛经）

痛经多由寒凝胞中、气滞血瘀所致。临床主要表现为从月经初潮开始，行经前后或月经期出现下腹疼痛、坠胀，经色紫暗、夹有瘀块，伴腰酸或其他不适症状，如头痛、乏力、头晕、恶心、呕吐等，但生殖器官无器质性病变。本病可按照1994年国家中医药管理局颁布的《中医病证诊断疗效标准》进行诊断。

【治则治法】

温经散寒，祛瘀止痛。

【操作步骤】

1. 方法

隔物灸，采用隔盐灸或隔姜灸。

2. 取穴

神阙、关元、水道、归来。

3. 腧穴定位

神阙：腹中部，脐中央。

关元：下腹部，前正中线上，脐中下3寸。

水道：下腹部，脐中下3寸，前正中线旁开2寸。

归来：下腹部，脐中下4寸，前正中线旁开2寸。

4. 操作

神阙用隔盐灸，先将纯净食盐填于神阙中，使之与脐平，再将备制好的新鲜姜片（直径约3厘米、厚约3毫米，中间针刺数孔）置于神阙，然后其上置大艾炷点燃施灸；当艾炷燃尽后，易炷再燃，直至灸完规定壮数。关元、水道、归来等穴用隔姜灸。施灸中，若患者感觉灼热疼痛而不能忍受时，可用镊子上下移动姜片，切勿烫伤。轻度痛经者每次灸4壮，中度痛经者每次灸6壮，重度痛经者每次灸8壮。

5. 疗程

可在月经期前2～3日开始施灸，每日1次，以3～5次为1个疗程（月经周期），共灸3个疗程（月经周期）。

网球肘（肱骨外上髁炎）

网球肘是指肘部外侧肌腱的劳损性疼痛。网球肘的形成，多因前臂伸肌群长期反复强烈的收缩、牵拉，使肌腱附着处发生不同程度的急慢性累积性损伤，导致撕裂、出血、机化、粘连。本病可按照1994年国家中医药管理局颁布的《中医病证诊断疗效标准》进行诊断。

【治则治法】

通络止痛。

【操作步骤】

1. 方法

针灸。

2. 取穴

曲池、手三里、合谷、中渚，局部阿是穴。

3. 腧穴定位

曲池： 屈肘，在尺泽与肱骨外上髁连线中点凹陷处。

手三里： 前臂，肘横纹下2寸阳溪与曲池的连线上。

合谷： 在第1、2掌骨间，约当第2掌骨桡骨侧之中点取穴。

中渚： 在手背，第4、5掌骨间，第4掌指关节近端凹陷处（当液门后1寸）。

4. 操作

将毫针刺入穴位得气后，使针根与皮肤表面距离2～4厘米，留针不动。取1～2厘米长度的艾条套在针柄上。一般从艾下面点燃施灸。待其自灭，再换艾条。在燃烧过程中，为防止落灰或温度过高而灼伤皮肤，可在该穴区置一带孔硬纸片以作防护。其操作关键是放置艾条时可在艾条中间先用针柄钻孔，然后安装在针柄上，每根针每次灸2～3壮。

5. 疗程

每日1次，10次为1个疗程。

【特别提示】

（1）温针灸时，要严防艾灰脱落而灼伤皮肤。可预先用硬纸剪成圆形纸片，并剪一个中心的小缺口，置于针下穴区上。

（2）温针灸时，要嘱咐患者不要随意移动肢体，以防灼伤。

膝痹病（膝关节骨性关节炎）

膝痹属于中医学骨痹范畴，常由膝关节周围软组织慢性劳损、肝肾不足、外邪闭阻经脉所致。不通则痛，不荣则痛，以膝关节疼痛、肿胀、活动受限为主要表现。活动或天气变化时疼痛加重，常反复发作。本病可按照1994年国家中医药管理局颁布的《中医病证诊断疗效标准》进行诊断。

【治则治法】

温经、通络、止痛。

【操作步骤】

1. 方法

温针灸。

2. 取穴

犊鼻、梁丘、血海、鹤顶、阳陵泉、足三里。

3. 腧穴定位

犊鼻：屈膝，在膝部，髌韧带外侧凹陷处。

梁丘：屈膝，在股前区，髌骨引上缘上2寸，股外侧肌与股直肌肌腱之间。

血海：屈膝，在股前区，髌骨内侧端上2寸，股四头肌内侧头隆起处。

鹤顶：髌底的中点上方凹陷处。

阳陵泉：在小腿外侧，当腓骨小头前下方凹陷处。

足三里：小腿前外侧，犊鼻下3寸，胫骨前嵴1横指（中指）。

4. 操作

将毫针刺入穴位得气后，使针根与皮肤表面距离2～4厘米，留针不动。取1～2厘米长度的艾条套在针柄上。一般从艾下面点燃施灸。待其自灭，再换艾条。在燃烧过程中，为防止落灰或温度过高而灼伤皮肤，可在该穴区置一带孔硬纸片以作防护。其操作关键是放置艾条时可在艾条中间先用针柄钻孔，然后安装在针柄上。每根针每次灸3～4壮，每次选取6个穴位。

5. 疗程

每日1次，10次为1个疗程。

【特别提示】

（1）温针灸时，要严防艾灰脱落而灼伤皮肤。可预先用硬纸剪成圆形纸片，并剪一个中心的小缺口，置于针下穴区上。

（2）温针灸时，要嘱咐患者不要随意移动肢体，以防灼伤。

第七章　拔罐疗法各论

拔罐疗法是以罐为工具，借助热力排除罐内空气，造成负压，使之吸附于腧穴或应拔部位的体表，使局部皮肤充血、瘀血，以达到防治疾病的目的。常用于治疗感冒、头痛、不寐、肩凝症、腰痛、项痹、胃脘痛、痛经及带状疱疹等疾病。

第一节　基本操作方法

目前常用的罐具种类很多，如竹罐、陶罐、玻璃罐和抽气罐等。拔罐方法有火罐法、煮罐法、抽气罐法等，其中以火罐法最为常用。操作时，用镊子夹住蘸有95%乙醇的棉球，点燃后在罐内绕1～3圈再抽出，并迅速将罐扣在应拔部位上。这种方法比较安全，但须注意的是，切勿使点燃的酒精棉球将罐口烧热，以免烫伤皮肤。

根据病情需要，在具体运用火罐法时，可选择留罐、走罐、闪罐、刺络（刺血）拔罐等方法（具体操作可参照孙国杰教授主编的《针灸学》相关章节）。

（一）留罐

拔罐后，将罐吸拔留置在施术部位5～10分钟，然后将罐起下。

（二）走罐

一般用于面积较大、肌肉丰厚的部位，如腰背部、大腿部等。一般选用口径较大的玻璃罐，先在罐口或欲拔罐部位涂一些凡士林油膏、液体石蜡等润滑剂，再将罐拔住；然后用右手握住罐子，上下往返推移，直至所拔部位皮肤潮红、充血，或瘀血时，将罐起下。

（三）闪罐

将罐拔住后，又立即取下，再迅速拔住，如此反复多次地拔上起下，起下再拔，直至皮肤潮红。

（四）刺络拔罐

将应拔部位的皮肤消毒后，用三棱针点刺出血或用皮肤针叩刺，然后将火罐吸拔在点刺部位上，使之出血，加强刺血治疗的作用。一般刺针后拔罐，留置5～10分钟。

第二节　常见疾病的拔罐疗法

腰痛（急性腰扭伤）——留罐

腰痛是以自觉腰部疼痛为主症的一类病证，表现为腰部重痛、酸麻，拘急而不可俯仰，或痛连臀腿。本病的发生主要与感受外邪、跌仆损伤等有关。其诊断参照《中药新药临床研究指导原则》中的有关标准。

【治则治法】

舒筋活血，通络止痛。

【操作步骤】

1. **方法**

留罐。

2. **取穴**

以背部督脉穴和膀胱经经穴为主，如肾俞、大肠俞、腰眼、阿是穴等。

3. **腧穴定位**

肾俞：腰部，第2腰椎棘突下，旁开1.5寸。

大肠俞：腰部，第4腰椎棘突下，旁开1.5寸。

腰眼：腰部，第4腰椎棘突下（与髂棘最高点相平），旁开3.5～4寸凹陷处。

4. **操作**

留罐拔罐后，将罐吸拔留置在施术部位5～10分钟，然后将罐起下。

5. 疗程

每周1～2次，5次为1个疗程。

腰痛（急性腰扭伤）——刺络拔罐

本病分为寒湿腰痛、瘀血腰痛和肾虚腰痛三大类，急性腰扭伤以瘀血腰痛为主。

【治则治法】

活血通络。

【操作步骤】

1. 方法

刺络拔罐。

2. 取穴

委中或周围显露血络处。

3. 腧穴定位

委中：膝后区，腘横纹中点，当股二头肌肌腱与半腱肌肌腱的中间。

4. 操作

患者站立，暴露双侧委中，常规消毒后，用三棱针点刺委中1～3针，局部加火罐，嘱患者活动腰部，作试探性前俯、后仰及旋转。5分钟后取罐，用无菌干棉球擦净血迹，用安尔碘消毒局部。

5. 疗程

隔日1次，5～10次为1个疗程。

腰痛（腰背肌筋膜炎）——刺络拔罐

肌筋膜炎是由于外伤、劳损或外感风寒等原因，导致筋膜、肌肉、肌腱和韧带等软组织发生非特异性炎症的症证。局部可见疼痛、僵硬、活动受限和软弱无力等症状。急性损伤后，未能及时治疗，肌肉筋膜组织逐渐纤维化，经络气血运行不畅，不通则痛；慢性劳损后，肌肉筋膜组织产生粘连，迁延而致慢性疼痛。或外受风寒，经络气血运行不畅，也可致本病形成。本病依据1994年国家中医药管理局颁布的《中医病证诊断疗效标准》进行诊断。

【治则治法】

舒筋活血，通络止痛。

【操作步骤】

1. 方法

刺络拔罐。

2. 取穴

取背部督脉穴和膀胱经经穴为主，如腰眼、大肠俞、肾俞、阿是穴。

3. 腧穴定位

腰眼：腰部，第4腰椎棘突左右3～4寸的凹陷处。

大肠俞：腰部，当第4腰椎棘突下，旁开1.5寸。

肾俞：腰部，第2腰椎棘突下，旁开1.5寸处。

4. 操作

消毒皮肤后，用三棱针点刺或用皮肤针叩刺出血，然后将罐吸拟于点刺的部位。

5. 疗程

视病情轻重和患者体质而定，通常隔天1次，3次为1个疗程。

【注意事项】

检查针具，排除针尖有钩毛或缺损、针锋参差不齐；针具及针刺局部皮肤严格消毒；重刺后，局部皮肤须用酒精棉球消毒，并应注意保持针刺局部清洁，以防感染；嘱患者24小时内不要沐浴。

感冒（上呼吸道感染）——留罐

感冒是常见的外感疾病，表现为鼻塞、流涕、打喷嚏、头痛、恶寒、发热、全身不适等。多为病邪侵入人体肌表所致。邪气乘虚由皮毛、口鼻而入。偏寒者，则致寒邪束表，肺气不宣，阳气郁阻，毛窍鼻塞；偏热者，则热邪灼肺，腠理疏泄，肺失清肃。本病依据1994年国家中医药管理局颁布的《中医病证诊断疗效标准》进行诊断。

【治则治法】

疏风、解表、通络。

【操作步骤】

1. 方法

留罐法。

2. 取穴

以背部督脉穴和膀胱经穴为主，如大椎、风门、肺俞、身柱。

3. 腧穴定位

大椎：背部，后正中线上，第7颈椎棘突下凹陷处。

风门：背部，第2胸椎棘突下，旁开1.5寸。

肺俞：背部，第3胸椎棘突下，旁开1.5寸。

身柱：背部，后正中线上，第3胸椎棘突下凹陷处。

4. 操作

留罐：拔罐后，将罐吸拔留置在施术部位5～10分钟，然后将罐起下。

5. 疗程

每周1～2次，3次为1个疗程。

【注意事项】

选用的火罐不宜过大，刺激不宜过强，以皮肤潮红为度；嘱患者注意背部保暖。

第八章 耳压疗法

耳压疗法是指使用丸状物贴压耳穴以防治疾病的一种方法，常用于治疗各种疼痛性疾病，如偏头痛、三叉神经痛、坐骨神经痛等；炎症性疾病如中耳炎、牙周炎、咽喉炎、风湿性关节炎、面神经炎等；功能紊乱性病证如肠功能紊乱、神经衰弱、癔症等；过敏与变态反应性疾病，如过敏性鼻炎、哮喘、过敏性结肠炎、荨麻疹等。

第一节 基本操作方法

（一）耳穴探查

人体某部位出现病理改变时，往往会在耳廓上的一定部位出现某种阳性反应，如压痛、丘疹、脱屑、血管充盈等。耳穴探查以压痛法探查耳穴压痛为主。耳穴虽然不大，但有一定的区域，当人体患病时，敏感点常不是一个穴位的整个区域，而是这个区域中的某一点。所以耳穴取穴不能机械地按解剖定位取穴，而是要在该耳穴的区域内探查压痛阳性反应点。这是耳穴准确定位的重要步骤。

1. 耳廓表面解剖

（1）耳廓正面。（图8-1、图8-2、图8-3）

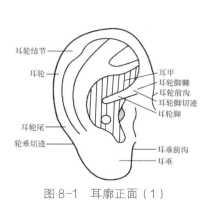

图 8-1 耳廓正面（1）

耳轮：耳廓外侧边缘的卷曲部分。

耳轮脚：耳轮深入耳甲的横行突起。

耳轮结节：耳轮外上方的膨大部分。

耳轮尾：耳轮向下移行于耳垂的部分。

轮垂切迹：耳轮和耳垂后缘之间的凹陷处。

耳轮前沟：耳轮与面部之间的浅沟。

耳垂：耳廓下部无软骨的部分。

耳垂前沟：耳垂与面部之间的浅沟。

耳轮脚切迹：耳轮脚棘前方的凹陷处。

耳轮脚棘：耳轮脚和耳轮之间的隆起。

耳甲：部分耳轮和对耳轮、对耳屏、耳屏及外耳门之间的凹窝，由耳甲艇、耳甲腔两部分组成。

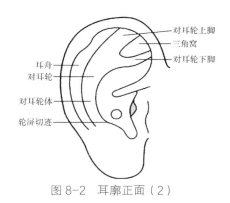

图 8-2　耳廓正面（2）

耳舟：耳轮与对耳轮之间的凹沟。

对耳轮：与耳轮相对呈"Y"字形的平行隆起部分，由对耳轮体、对耳轮上脚和对耳轮下脚三部分组成。

对耳轮上脚：对耳轮向上分支的部分。

对耳轮下脚：对耳轮向前分支的部分。

对耳轮体：对耳轮下部呈上、下走向的主体部分。

轮屏切迹：对耳轮与对耳屏之间的凹陷处。

三角窝：对耳轮上、下脚与相应耳轮之间的三角形凹窝。

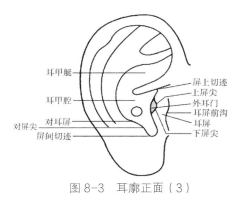

图 8-3　耳廓正面（3）

对屏尖：对耳屏游离缘隆起的顶端。

耳甲艇：耳轮脚以上的耳甲部分。

耳甲腔：耳轮脚以下的耳甲部分。

对耳屏：耳垂上方，与耳屏相对的瓣状隆起。

屏间切迹：耳屏和对耳屏之间的凹陷处。

屏上切迹：耳屏与耳轮之间的凹陷处。

上屏尖：耳屏游离缘上隆起部分。

外耳门：耳甲腔前方的孔窍。

耳屏前沟：耳屏与面部之间的浅沟。

耳屏：耳廓前方呈瓣状的隆起。

下屏尖：耳屏游离缘下隆起部分。

（2）耳廓背面。（图8-4）

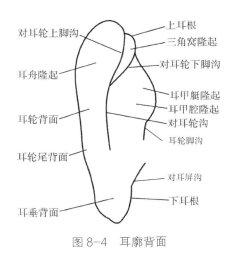

图 8-4　耳廓背面

对耳轮上脚沟：对耳轮上脚在耳背呈现的凹沟。

耳舟隆起：耳舟在耳背呈现的隆起。

耳轮背面：耳轮背部的平坦部分。

耳轮尾背面：耳轮尾背部的平坦部分。

耳轮脚沟：耳轮脚在耳背呈现的凹沟。此沟向内上方延伸并分为上下两支，很多人此沟不明显。

耳垂背面：耳垂背部的平坦部分。

下耳根：耳廓与头部相连的最下处。

对耳屏沟：对耳屏在耳背呈现的凹沟。

上耳根：耳廓与头部相连的最上处。

三角窝隆起：三角窝在耳背呈现的隆起。

对耳轮下脚沟：对耳轮下脚在耳背呈现的凹沟。

耳甲艇隆起：耳甲艇在耳背呈现的隆起。

耳甲腔隆起：耳甲腔在耳背呈现的隆起。

对耳轮沟：对耳轮体在耳背呈现的凹沟。

（3）耳穴分布规律。

耳穴在耳廓表面的分布状态形似倒置在子宫内的胎儿（头部朝下、臀部朝上，如图8-5）。

其分布规律：与头面相应的穴位分布在耳垂；与上肢相应的穴位分布在耳舟；与躯干相应的穴位分布在对耳轮体部；与下肢相应的穴位分布在对耳轮上、下脚；与腹腔脏器相应的穴位分布在耳甲艇；与胸腔脏器相应的穴位分布在耳甲腔；与盆腔脏器相应的穴位分布在三角窝；与消化道相应的穴位分布在耳轮脚周围等。

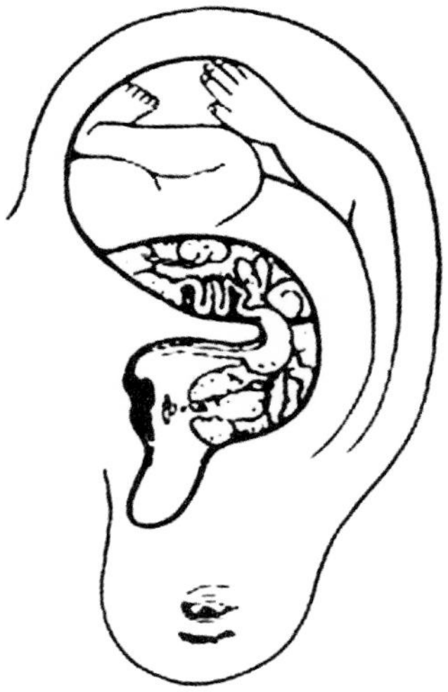

2. 探查工具

金属或木质探针，探头端圆钝，直径1.5～2毫米。

图 8-5　耳穴在耳廓表面的
　　　　分布状态

3. 探查步骤

（1）确定耳穴探查的区域：耳穴探查的区域包括与疾病相关的耳穴区及望诊观察到的阳性反应区，其中与疾病相关的耳穴区分别为与疾病及其部位相关的耳穴区、与中医证候相关的耳穴区以及与现代医学理论相关的耳穴区。

①与疾病及其部位相关的耳穴区，如胃病反映在胃穴、目病反映在眼穴、肩痹反映在肩关节穴等。

②与中医证候相关的耳穴区，如骨痹、耳鸣等，因肾主骨、开窍于耳，故反映在肾穴；偏头痛属足少阳胆经的循行部位，故反映在胆穴。

③与现代医学理论相关的耳穴区，如月经不调反映在内分泌穴，消化道溃疡反映在皮质下、交感穴等。

望诊观察到的阳性反应区是指在自然光线下，用肉眼观察耳穴部有无变形、变色、丘疹、脱屑、结节、充血、凹陷、水疱等阳性反应。

（2）探查方法：采用压痛法在上述耳穴探查的区域用探针以轻、慢而均匀的压力寻找压痛敏感点，嘱患者在感到受压处明显疼痛时及时告知，或医师根据患者皱眉反应作出判断。这些压痛敏感点就是耳压治疗准确的耳穴刺激点。

（二）耳针法操作技术

1. 操作前准备

（1）选穴：根据耳穴选穴原则或采用耳穴探测法进行选穴组方。

（2）消毒：先用2%碘伏消毒耳穴，再用75%乙醇消毒并脱碘，或用络合碘消毒。

2. 刺激方法

（1）毫针刺法。

①针具选择：选用28～30号粗细的0.5～1寸长的毫针。

②操作方法：进针时，押手固定耳廓，刺手持针速刺进针；针刺方向视耳穴所在部位灵活调整，针刺深度宜1～3毫米，以不穿透对侧皮肤为度；多用捻转、刮法或震颤法行针，刺激强度视患者病情、体质和敏感性等因素综合决定；得气以热、胀、痛，或局部皮肤充血红润多见；一般留针15～30分钟，可间歇行针1～2次。疼痛性或慢性疾病留针时间可适当延长。出针时，押手托住耳背，刺手持针速出，同时用消毒干棉球压迫针孔片刻。

③注意事项：同第四章中毫针刺法。

（2）电针法。

①针具选择：选用28～30号粗细的0.5～1寸长的毫针及G6805型电针仪。

②操作方法：押手固定耳廓，刺手持针速刺进针；得气后连接电针仪，多选用疏密波、适宜强度，刺激15～20分钟；起针时，先取下导线，押手固定耳廓，刺手持针速出，并用消毒干棉球压迫针孔片刻。

③注意事项：同第四章中电针疗法。

（3）埋针法。

①针具选择：揿针型皮内针为宜。

②操作方法：押手固定耳廓并绷紧欲埋针处皮肤，刺手用镊子夹住皮内针柄，速刺（压）入所选穴位皮内，再用胶布固定并适度按压，可留置1～3日。其间可嘱患者每日自行按压2～3次；起针时轻轻撕下胶布即可将针一并取出，并再次消毒。两耳穴交替埋针，必要时双耳穴同用。

③注意事项：同第四章中皮内针疗法。

（4）压籽法。

①压籽选择：压籽又称压豆或埋豆，以王不留行、磁珠、磁片等为主，或油菜籽、小绿豆、莱菔子等表面光滑、硬度适宜、直径在2厘米左右的球状物为宜。使用前，用沸水烫洗后晒干备用。

②操作方法：将所选压籽贴于0.5厘米×0.5厘米大小的透气胶布中间，医师用镊子将其夹持，敷贴于所选耳穴并适当按揉，以耳穴发热、胀痛为宜；可留置2～4天，其间可嘱患者每日自行按压2～3次。

③注意事项：

a.使用中应防止胶布潮湿或污染，以免引起皮肤炎症。

b. 个别患者对胶布过敏，局部出现红色粟粒样丘疹并伴有痒感，宜改用他法。

c. 孕妇选用本法时刺激宜轻，有流产倾向者慎用。

d. 使用医用磁片时，注意事项同磁疗法。

（5）温灸法。

①灸具选择：灯心草、艾条、灸棒、线香等。

②操作方法：灯心草灸，即医师手持灯心草，前端露出1～2厘米，浸蘸香油后点燃，对准耳穴迅速点烫，每次1～2穴，两耳交替；艾条或灸棒灸、线香灸等灸法操作类似，即将艾条等物点燃后，距离欲灸耳穴1～2厘米施灸，以局部红晕或有热胀感为宜，持续施灸3～5分钟。

③注意事项：同第六章中灸法。

（6）刺血法。

①针具选择：三棱针、粗毫针。

②操作方法：针刺前在欲点刺部位的周围向中心处推揉，以使血液聚集；常规消毒后，押手固定耳廓，刺手持针点刺出血；一般点刺2～3穴，3～5次为1个疗程。

③注意事项：同第四章中三棱针刺法。

（7）按摩法。

操作方法：主要包括全耳按摩、手摩耳轮和提捏耳垂。全耳按摩，是用两手掌心依次按摩耳廓前后两侧，至耳廓充血发热为止；手摩耳轮，是两手握空拳，以拇、食二指沿着外耳轮上下来回按摩，至耳轮充血发热为止；提捏耳垂，是用两手由轻到重地提捏耳垂。按摩时间以15～20分钟为宜，以双耳充血发热为度。

（8）割治法。

①针具选择：手术刀片或手术刀。

②操作方法：在相应耳穴或曲张的血管处常规消毒后，押手固定耳廓，刺手持手术刀片或手术刀进行轻微切割，以局部出血为度，最后用消毒干棉球压迫割治部位片刻；一般割治2～3穴，3～5次为1个疗程。

③注意事项：同第四章中三棱针刺法。

（9）穴位注射法。

①针具选择：1毫升注射器和26号注射针头。

②操作方法：在所选耳穴处常规消毒后，押手固定耳廓，刺手持注射器将按照病情所选用的药物缓慢推入耳穴皮内或皮下0.1～0.3毫升，耳廓可有红、热、胀、痛等反应；注射完毕，用消毒干棉球压迫局部片刻。一般注射2～3穴，3～5次为1个疗程。

③注意事项：同第四章中穴位注射法。

（三）耳针法的临床应用

1. 适用范围

（1）各种疼痛性疾病：如偏头痛、三叉神经痛、肋间神经痛等神经性疼痛；扭伤、挫伤、落枕等外伤性疼痛；各种外科手术所产生的伤口痛；胆绞痛、肾绞痛、心绞痛、胃痛等内脏痛证。

（2）各种炎症性疾病：如急性结膜炎、牙周炎、咽喉炎、扁桃体炎、胆囊炎、腮腺炎、支气管炎、风湿性关节炎、面神经炎等。

（3）功能紊乱性疾病：如心脏神经官能症、心律不齐、高血压、多汗症、眩晕症、胃肠神经官能症、月经不调、遗尿、神经衰弱、癔症等。

（4）过敏与变态反应性疾病：如过敏性鼻炎、支气管哮喘、过敏性结肠炎、荨麻疹、过敏性紫癜等。

（5）内分泌代谢性疾病：如单纯性肥胖症、糖尿病、甲状腺功能亢进或低下、绝经期综合征等。

（6）其他：如用于手术麻醉，预防感冒、晕车、晕船，戒烟、毒，美容、延缓衰老、防病保健等。

2. 选穴组方原则

（1）辨证取穴：根据中医的脏腑、经络学说辨证选用相关耳穴。如皮肤病者，按"肺主皮毛"的理论，选用肺穴；目赤肿痛者，按"肝开窍于目"的理论，选用肝穴；骨折患者，按"肾主骨"的理论，选取肾穴。

（2）对症取穴：既可根据中医理论对症取穴，如耳中与膈肌相应，可以治疗呃逆，又可凉血清热，用于治疗血证和皮肤病；也可根据西医学的生理病理知识对症选用有关耳穴，如月经不调选内分泌、神经衰弱选皮质下等。

（3）对应取穴：直接选取发病脏腑器官对应的耳穴。如眼病选眼穴及屏间前、屏间后穴，胃病取胃穴，妇女经带疾病选内分泌穴。

（4）经验取穴：临床医师结合自身经验灵活选穴。如外生殖器穴可以治疗腰腿痛。

3. 处方示例

（1）胃痛。

主穴　胃、脾、交感、神门。

配穴　胰胆、肝。

（2）头痛。

主穴　枕、颞、额、皮质下。

配穴　神门、交感。

（3）痛经。

主穴　内生殖器、内分泌、神门。

配穴　肝、肾、皮质下、交感。

（4）失眠。

主穴　神门、内分泌、心、皮质下。

配穴　胃、脾、肝、肾、胰胆。

（5）哮喘。

主穴　肺、肾上腺、交感。

配穴　神门、内分泌、气管、肾、大肠。

（6）荨麻疹。

主穴　肺、肾上腺、风溪、耳中。

配穴　神门、脾、肝。

（7）痤疮。

主穴　耳尖、内分泌、肺、脾、肾上腺、面颊。

配穴　心、大肠、神门。

（8）内耳眩晕症。

主穴　内耳、外耳、肾、脑干。

配穴　枕、皮质下、神门、三焦。

（9）近视眼。

主穴　眼、肝、脾、肾。

配穴　屏间前、屏间后。

（10）戒烟。

主穴　神门、肺、胃、口。

配穴　皮质下、内分泌。

4. 注意事项

（1）严格消毒，防止感染；行埋针法时针具不宜留置过久。

（2）耳穴多左右两侧交替使用。

（3）耳针治疗时亦可发生晕针，应注意预防并及时处理。

（4）有习惯性流产史的孕妇应禁针。

（5）患有严重器质性病变或伴有高度贫血者不宜针刺，对年老体弱的高血压患者不宜行强刺激。

（6）凝血功能障碍患者禁用耳穴刺血法。

（7）有脓肿、溃破、冻疮局部的耳穴禁用耳针。

（8）耳穴压籽、耳穴埋针留置期间，应防止胶布过敏、脱落或污染等情况的发生。

（9）对运动障碍性疾病，结合运动针法，有助于提高疗效。

（10）行耳穴放血割治时，医师应尽量避免接触患者血液。

（四）耳穴压籽法的具体操作

1. 用物准备

王不留行籽、胶布、镊子、碘伏、棉球。

2. 操作步骤

在选用耳穴所处部位进行擦拭消毒，将王不留行籽黏附在0.6厘米×0.6厘米大小的胶布中央，用镊子夹住贴敷于耳穴上，并给予适当按压，使耳廓有发热、胀痛感（即得气）。双侧耳穴轮流使用，每2～3日1换。

3. 常用耳压方法

用拇、食指指尖或指腹相对置于贴有王不留行籽的耳穴的耳廓正面和背面；或用食指指尖或指腹置于贴有王不留行籽的耳穴的耳廓正面，垂直施压。包括强刺激按压法和弱刺激按压法。

（1）强刺激按压法：垂直按压耳穴上的压籽，至患者出现沉、重、胀、痛感，每穴按压1分钟左右。如有必要，每穴重复操作2～3遍，每日3～5次。本法适于实证、年轻力壮者，对内脏痉挛性疼痛、躯体疼痛及急性炎症有较好的镇痛消炎作用。

（2）弱刺激按压法：一压一松地垂直按压耳穴上的压籽，以患者感到胀、酸、轻微刺痛为度，每次按压3秒、停3秒。每次每穴按压2分钟左右，每日3～5次。本法是一种弱刺激手法，不宜用力过重，适用于各种虚证、久病体弱、年老体衰及耳穴敏感者。

第二节 常见病、多发病的耳压疗法

不寐（原发性失眠）

不寐是以经常不能获得正常睡眠，或见入睡困难，或睡眠不实而易醒，或早醒，甚则彻夜不眠为特征的病证。本病多因情志不遂或思虑劳倦，内伤心脾，心神失养；或心肾不交，心火独炽；或宿食停滞，致胃不和则卧不安。本病依据1994年国家中医药管理局颁布的《中医病证诊断疗效标准》进行诊断。

【治则治法】

养心、安神、助眠。

【操作步骤】

1. 方法

以王不留行籽行耳穴压豆。

2. 取穴

皮质下、心、肾、肝、神门、垂前、耳背心耳区穴位。

3. 腧穴定位

皮质下：在对耳屏内侧面，即对耳屏4区。

心：在耳甲腔正中凹陷处，即耳甲15区。

肾：在对耳轮下脚下方后部，即耳甲10区。

肝：在耳甲艇的后下部，即耳甲12区。

神门：在三角窝后1/3的上部，即三角窝4区。

垂前：在三角窝后1/3的上部，即三角窝4区。

耳背心：在三角窝后1/3的上部，即三角窝4区。

4. 操作

以王不留行籽埋在皮质下、心、肾、肝、神门、垂前、耳背心耳区穴位，每次留籽3日。

5. 疗程

每周2次，4周为1个疗程。

痛经（原发性痛经）

痛经多由寒凝胞中、气滞血瘀所致。临床表现为从月经初潮开始，行经前后或月经期出现下腹疼痛、坠胀，经色紫暗、夹有瘀块，伴腰酸或其他不适症状如头痛、乏力、头晕、恶心、呕吐等，但生殖器官无器质性病变。本病可按照1994年国家中医药管理局颁布的《中医病证诊断疗效标准》进行诊断。

【治则治法】

通调冲任，活血止痛。

【操作步骤】

1. 方法

耳针疗法。

2. 取穴

子宫、肾、屏尖、卵巢耳区穴位。

3. 腧穴定位

子宫：在三角窝前1/3的下部，即三角窝2区。

肾：在对耳轮下脚下方后部，即耳甲10区。

屏尖：在耳屏游离缘上部尖端，即耳屏1区后缘处。

卵巢：在对耳屏内侧面，即对耳屏4区。

4. 操作

耳穴消毒后，选用短柄毫针或图钉形揿针，刺激子宫、肾、屏尖、卵巢耳区穴位。短柄毫针留针30分钟，揿针留针1～2日。

5. 疗程

每周2次，4周为1个疗程。

头风（原发性头痛急性期）

本病是以头部疼痛为主要临床表现的病证，可因各种外感及内伤因素导致头部经络功能失常、气血失调、经络不通或脑窍失养。本病据1994年国家中医药管理局颁布的《中医病证诊断疗效标准》进行诊断。

【治则治法】

通络、理气、止痛。

【操作步骤】

1. 方法

耳针以揿针或王不留行籽埋于耳穴。

2. 取穴

脑、额、枕、胆、神门耳区穴位。

3. 腧穴定位

脑：在轮屏切迹处，即对耳屏3、4区之间。

额：在对耳屏外侧面的前部，即对耳屏1区。

枕：在对耳屏外侧面的后部，即对耳屏3区。

胆：在耳甲艇的后上部，即耳甲11区。

神门：在三角窝后1/3的上部，即三角窝4区。

4. 操作

耳穴消毒后，选用图钉形掀针或王不留行籽，刺激脑、额、枕、胆、神门耳区穴位。掀针留针1～2日，王不留行籽每次留籽3日。

5. 疗程

每周1～2次，2周为1个疗程。

便秘（功能性便秘）

本病是指大便秘结不通，粪质干燥、坚硬，排便艰涩难下，常常数日一行，甚至不用泻药、栓剂或灌肠不能排便的病证，多由大肠传导功能失常所致。

【治则治法】

润肠通便。

【操作步骤】

1. 方法

以王不留行籽埋于耳穴。

2. 取穴

直肠下段、大肠、小肠耳区穴位。

3. 腧穴定位

直肠下段：在耳轮脚棘前上方的耳轮处，即耳轮2区。

大肠：在耳轮脚及部分耳轮与AB线之间的前1/3处，即耳甲7区。

小肠：在耳轮脚及部分耳轮与AB线之间的中1/3处，即耳甲6区。

4. 操作

先用镊子在耳部穴位上作一印迹，右手用镊子夹住耳穴上贴的一个角，对准穴位，左手用手指顺势压下，把耳穴贴好固定。嘱咐患者每日按压4～5次，以微痛为度。

5. 疗程

双耳交替进行，每次留籽3日，每周2次，2周为1个疗程。

第九章　穴位贴敷疗法

　　穴位贴敷疗法是指在中医理论的指导下，选取一定的穴位贴敷某些药物，通过腧穴刺激疗法和药物外治法的共同作用，起到扶正祛邪、防治疾病作用的一种疗法。本项技术既可统治外症，也可内病外治。从针灸学角度看，它属于灸法的延伸。药物组方多采用具有刺激性及芳香走窜的药物，如"消喘膏"等制剂，具有一定的"发疱疗法"特征。

　　穴位贴敷的特点在于具有双重治疗作用，既有穴位刺激作用，又可通过皮肤组织对药物有效成分的吸收，发挥明显的药理效应。一方面，药物经皮肤吸收，极少通过肝脏，也不经过消化道，可避免肝脏及各种消化酶、消化液对药物成分的分解破坏，从而使药物保持更多的有效成分，能更好地发挥治疗作用；另一方面，也避免了因药物对胃肠的刺激而产生的一些不良反应。因此，本法可以弥补内服药物的不足。除极少有毒药物外，本法一般无危险性和毒副作用，较为安全、简便，对于老幼体弱者、药入即吐者尤宜。

　　本法属于中医外治法的典型代表，具有方便、效佳、价廉、不良反应小等优点。常用于治疗久咳久喘、腹泻、痹证、喉喑病、口疮、小儿遗尿等方面的病证。

第一节　基本操作方法

（一）辨证选穴用药

1. 腧穴选择及配伍

　　（1）辨证取穴：穴位贴敷是以脏腑经络学说为基础，通过辨证选取贴敷腧穴，腧穴、组穴宜少而精，一般不超过2～4穴。局部贴敷或以痛为腧，贴药范围勿过大。

　　（2）辨病选穴、神经节段选穴：根据疾病诊断，选取患病脏腑相应经络的腧穴；或根据病证所属相应的神经节段选取腧穴进行贴敷。

　　（3）局部选穴：选择离病变器官组织最近、最直接的腧穴贴敷药物，或在病灶局部选择适当的阿是穴。也可在患病脏腑相应的体表选择腧穴或选用背俞穴。

（4）远端取穴：根据上下相引的原则，上病下取，下病上取，如鼻衄、口疮取涌泉，脱肛取百会等。

此外，还应结合以下特点选取腧穴。

（1）选用病变局部的腧穴贴敷药物，如贴敷犊鼻治疗膝关节炎。

（2）选用阿是穴贴敷药物，如取病变局部压痛点贴敷药物。

（3）选用经验穴贴敷药物，如吴茱萸贴敷涌泉以治疗小儿流涎，威灵仙贴敷身柱以治疗百日咳等。

（4）选用常用腧穴贴敷药物，如神阙、涌泉、膏肓等。

2. 药物组方

外治法所使用的药物与内治方药一致，针对所患病证辨证用药，多选气味俱厚之品，有时甚至选用力猛、有毒的药物。补法可用血肉有情之品。在此基础上适当配伍通经走窜、芳香开窍、活血通络之品，以促进药物吸收，如冰片、麝香、沉香、丁香、檀香、石菖蒲、川椒、白芥子、姜、肉桂等。选择适当溶剂，如姜汁、酒、米醋等调和贴敷，使药物或熬膏达药力专、吸收快、收效速的目的。

（二）贴敷方法

1. 贴法

将已制好的药物直接贴压于穴位，外覆胶布粘贴；或先将药物置于胶布粘面正中，再对准腧穴进行粘贴。使用巴布剂、硬膏剂，直接将巴布剂或硬膏中心对准穴位贴牢即可。适用于巴布剂、膏药、丸剂、饼剂、磁片的腧穴贴敷。

2. 敷法

将已制备好的药物直接敷在穴位上，外覆塑料薄膜，并以纱布、医用胶布固定即可。适用于散剂、糊剂、泥剂、浸膏剂的腧穴贴敷。

3. 贴敷

对胶布过敏者，可选用低过敏胶带或用绷带固定贴敷药物。

（三）贴敷时间

根据疾病种类、药物特性及身体状况而确定贴敷时间。一般情况下，老年、儿童、病轻者、体质偏虚者贴敷时间宜短，出现皮肤过敏如瘙痒、疼痛者应即刻取下。

（1）刺激性小的药物每次贴敷4～8小时，可每隔1～3日贴治1次。

（2）刺激性大的药物，如蒜泥、白芥子等，应视患者的反应和发疱程度确定贴敷时间，约数分钟至数小时不等（多在1～3小时）；如需再贴敷，应待局部皮肤基本恢复正常后再敷药，或改用其他有效腧穴交替贴敷。

（3）使用敷脐疗法，每次贴敷的时间可以在3～24小时，隔日1次，所选药物不应为刺激性大及发疱之品。

（4）冬病夏治的腧穴贴敷从每年入伏到末伏，一般每7～10日贴1次，每次贴3～6小时，连续贴3年为1个疗程。

（四）临床应用

1. 适用范围

本法适用范围较为广泛，既可治疗某些慢性病，又可治疗一些急性病证。如感冒、急慢性支气管炎、支气管哮喘、风湿性关节炎、三叉神经痛、面神经麻痹、神经衰弱、胃下垂、胃肠神经官能症、腹泻、冠心病、糖尿病、遗精、阳痿、月经不调、痛经、子宫脱垂、牙痛、口疮、小儿夜啼、厌食、遗尿、流涎等。此外，还可用于防病保健。

2. 应用举例

（1）支气管哮喘：白芥子、白芷、甘遂、半夏各等份，共为细末，以鲜姜汁调匀，贴于肺俞、膏肓、定喘、膻中、中府。每次敷2～3小时，隔10日贴1次，3次为1个疗程。能预防哮喘发作。

（2）自汗、盗汗：取郁李仁6克、五倍子6克，共研末，用生梨汁调成糊状，敷于两侧内关穴；或取郁金6克、牡蛎12克，共为细末，用醋调敷于脐部，覆以纱布、胶布固定，每日换药1次。

（五）注意事项

（1）凡用溶剂调敷药物时，需随调制、随贴敷，以防药效成分挥发。

（2）若用膏剂贴敷，应掌握好温化膏剂的温度（膏剂温度不应超过45℃），以防烫伤或松开。

（3）对胶布过敏者，可改用低过敏胶布或用绷带固定贴敷药物。

（4）色素沉着、潮红、微痒、烧灼感、疼痛、轻微红肿、轻度出水疱等属于穴位贴敷的正常皮肤反应。但贴敷后，若出现范围较大、程度较重的皮肤红斑、水疱、疹痒现象，应立即停药，进行对症处理；若出现全身性皮肤过敏症状者，应及时到医院就诊。

（5）对刺激性强、毒性大的药物，如斑蝥、马前子、巴豆等，贴敷药量与穴位宜少、面积宜小、时间宜短，防止发疱过大或发生药物中毒。

（6）久病者、体弱者、消瘦者、孕妇、幼儿，以及有严重心、肝、肾功能障碍者慎用。

（7）贴敷部位有创伤、溃疡者禁用。

（8）能引起皮肤发疱的药物不宜贴敷于面部和关节部位。

（9）对于残留在皮肤的药膏等，不可用汽油或肥皂等有刺激性物品擦洗。

（10）贴敷药物后，注意局部防水。

第二节　常见病证的穴位贴敷疗法

便秘（功能性便秘、肠易激综合征）

便秘是指由于大肠传导失常，导致大便秘结、排便周期延长；或周期不长，但粪质干结，排出艰难；或粪质不硬，虽有便意，但便而不畅的病证。

【治则治法】

通调腑气，润肠通便。

【操作步骤】

1. 方法

贴法。

2. 取穴

天枢、关元、足三里等穴。

3. 腧穴定位

天枢：腹部，脐中旁开2寸。

关元：下腹部，前正中线上，脐中下3寸。

足三里：小腿前外侧，犊鼻下3寸，胫骨前嵴外1横指（中指）。

4. 操作

穴位贴敷方药物组成为三棱、莪术、大黄、冰片。上述药物分别按2∶2∶2∶1的比例研成粉末，加甘油调成膏状，制成大小约1.5厘米×1.5厘米、厚度约0.3厘米的药饼，敷于以上穴位，用胶布固定。

5. 疗程

每日1次，每次6～8小时，7次为1个疗程。

鼻炎（变应性鼻炎）

变应性鼻炎是机体接触变应原后主要由免疫球蛋白介导的鼻黏膜非感染性炎性疾病。根据患者发病情况、病程和对患者生活质量的影响，本病分为间歇性变应性鼻炎和持续性变应性鼻炎两类。症状主要表现为鼻塞、鼻痒、打喷嚏、流清水样涕等，可伴有眼痒、流泪、结膜炎等眼部症状。

【治则治法】

宣通鼻窍。

【操作步骤】

1. 方法

三伏天天灸。

2. 取穴

大椎、定喘、肺俞、膏肓、脾俞、肾俞等穴。

3. 腧穴定位

大椎：背部，后正中线上，第7颈椎棘突下凹陷处。

定喘：背部，当第7颈椎棘突下，旁开0.5寸。

肺俞：背部，当第3胸椎棘突下，旁开1.5寸。

膏肓：背部，当第4胸椎棘突下，旁开3寸。

脾俞：背部，当第11胸椎棘突下，旁开1.5寸。

肾俞：腰部，当第2腰椎棘突下，旁开1.5寸。

4. 操作

将白芥子、细辛、白芷、延胡索分别研磨成粉，上述药物分别以2：2：1：1的比例（《张氏医通》天灸方加减）用鲜姜原汁混匀，调制成干稠的膏状，制成直径约1厘米、厚度约0.5厘米的药饼备用。以75%乙醇对贴敷局部皮肤进行常规消毒，将药饼用4厘米×4厘米大小的纳米胶布贴敷于指定穴位，每次贴敷2小时。

5. 疗程

夏季三伏天进行贴敷治疗，每10日贴敷1次，每年5次，3年为1个疗程。

第十章　毫火针疗法

第一节　基本操作方法

一、毫火针的基本技术操作规范

（一）针具

毫火针针具是输入穴内热量的载体，是以白钢（HSS）为主要成分的特制专用针具，可携载600～800℃热量，烧针快，烧红硬度高，蓄热强，不易丢失热量。

1. 针体直径

0.25毫米、0.30毫米、0.35毫米等3种。

2. 针体长度

10毫米、15毫米、20毫米、25毫米、30毫米、35毫米、40毫米、45毫米、50毫米等9种。

3. 针柄

针柄为不锈钢材质，平顶，等长，皆为30毫米，便于临床操作。

（二）针法

毫火针的针法是向皮下送热的方法，有穴刺（深刺）法与皮刺（浅刺）法。

1. 穴刺法

有6种，进针深度为15～50毫米。

（1）留刺：快进不出，穴内留针5分钟出针，用于慢性疾病。

（2）顿刺：快进迟出，穴内留针10～60秒出针，用于一般疾病。

（3）速刺：快进快出，穴内不留针，用于少儿、体弱年高及精神紧张患者。

（4）双针并刺：两支针并在一起刺灸，增加并输送热量，激动气血，疏通经络。

（5）一穴多刺法：一穴刺灸2～3针，增加并输送热量，激发穴位潜能。

（6）接力针刺法：主要用于头针直线的取穴。

2. 皮刺法

有6种，进针深度小于10毫米。

（1）点刺：单刺一穴或数针，浅入皮下1~2分（0.2~0.3毫米），速进速出，用于点状病灶，如痤疮、颗粒囊肿等。

（2）围刺：在病灶边界点刺，每针间距约1厘米，进针深度要透过病变组织，抵达正常组织面上。

（3）散刺：在病灶内点刺，深度同围刺，针距约1厘米，刺满病灶。

（4）密刺：在病灶内点刺，深度同围刺，针距小于1厘米，刺满病灶。

（5）三针点刺法：使3根针捆扎在一起，用于密刺或皮上点状病灶。

（6）针尾灼烙法：以针尾平头点灼，用于皮上点状病灶及胬肉等，亦可封闭渗血不止的针眼。

（三）取穴

取穴采用动态触诊法。

1. 刺灸点

主要为皮、筋、脉、肉、骨、穴，统称为取穴。

（1）皮：病损的皮肤。

（2）筋：节结、条索、炎症腱鞘。

（3）脉：病变血管。

（4）肉：挛缩的肌筋膜、弛缓的肌肉、可触及的囊肿、麻痹的皮肉。

（5）骨：病灶下的骨膜。

（6）穴：经穴、腧穴、奇穴、阿是穴。穴位在病理作用下具有变异性与移走性，故以尺寸取穴仅为参考定位，具体以穴周按压敏感点为准。

2. 取穴的原则

（1）病灶取穴：在病灶部位（病变的筋、脉、肉上）取穴，就地刺灸，使气血充盈，以祛邪治标。

（2）近部取穴：在病灶邻近部位（经穴）取穴，近道刺灸，使经脉疏通，以扶正祛邪，标本兼治。

（3）远部取穴：在病灶部位（经穴）远距离取穴，远道刺灸，畅通气血，以扶正治本。

3. 取穴方法

以轻、中、重3种手法，在取穴部位的上、中、下三层找点。以静态对称法、动态功能法、平面浮摸法、骨面搜寻法、循经叩击法，通过押手掌面、指腹、指尖的摩、压、揉、拨、刮等手法进行触诊，确定刺灸点。

4. 刺灸点筛选次序

以医师手下的感觉及患者的反应来确定最佳刺灸点。

（1）感觉又紧又痛之点为首选。

（2）感觉只紧不痛之点次之。

（3）感觉不紧只痛之点为末选。

（四）用针

针刺深度的量化，是通过针身长度体现的。因此，必须先确定针刺深度，再选用相应长度的针具。

（1）穴刺是以皮下病变深度或生理组织厚度确定的。

（2）皮刺是以皮下病变组织深度确定的。

（3）临床上以"空针试扎"（烧针前试扎针），来测量用针的长度。

（4）毫火针以热量治病，因此入穴用针宁短勿长。

（五）针前

（1）消除患者恐惧心理，调整患者体位，使之适应刺灸。

（2）选取刺灸点，以指甲切印，常规消毒。勿用有色标记，以免使针眼留下黑点。

（六）烧针

烧针用75%乙醇或95%乙醇，以止血钳夹持酒精棉球烧针。

（1）烧针的程度越红越好，红透、白亮为宜。

（2）烧红的针身越长越好，至少超过针体2/3长度。

（3）烧针距离穴位越短越好，1～2厘米为宜，以减少进针时热量的丢失。

（4）烧针至红透即可，短针不超过2秒，长针不超过3秒。

（七）刺针

刺针是向皮下送入热量的过程，因此刺针时要尽量减少热量丢失。

（1）直针刺针：调整患者体位，使穴面水平向上，即"穴面迎针"。

（2）斜针刺针：穴面要根据斜刺角度调整成斜面，使针体保持向下直刺，成"斜针直刺"。

（3）择体刺针：在患者功能障碍体态下刺针。

（4）满针刺针：一插到底（插至针根），保证针刺量化的深度。

（5）疏穴精针：毫火针刺针量少，一次治疗约刺8针。

（八）出针

出针后，可用押手轻轻揉、捏刺灸局部及周围组织，以宣散穴下气血。注意手法要轻柔，不要触碰针眼，避免针眼感染。

（九）疗程

隔日1次，10次为1个疗程。需再治疗者，疗程间隔3日。对于体强、急症者，治疗可每日1次。

二、毫火针的注意事项

（一）注意安全

防止烧伤或火灾等意外事故。

（二）保护针眼

（1）针后针眼有时会形成小丘，高出皮肤，偶有发痒，无须特殊处理，隔日自行消失。

（2）针眼瘙痒时，禁用指甲搔抓。

（3）保持针眼24小时内清洁、干燥。

（三）把握强度

注意刺激量不宜过度，尤其对身体虚弱或寒热敏感者。

三、异常情况的预防与处理

（一）晕针

立即出针，停止治疗，使患者去枕平卧，饮些温开水，艾灸其百会，并采取其他必要的处理措施。

（二）血肿

应注意有的针眼压迫止血后患者下地行走或用力时会再出血，应延长压迫时间，确认完全止血后才让患者离开。

（三）气胸

如用针过深导致气胸，应立即起针，并让患者采取半卧位休息，切勿因恐惧而翻转其体位。一般漏气量少者，可自然吸收；对于严重病例，需采取相应方式及时组织抢救，如胸腔排气，少量、慢速输氧等。

（四）肌肉痉挛

在针刺骨骼肌的肌腹部位时，有时会出现肌肉痉挛，致局部包块硬结、疼痛、活动受限。可在局部进行手法揉按来放松肌肉，或在痉挛点以20毫米长毫火针补刺1针即可。一般休息1～2日即可恢复。

第二节 常见病、多发病的毫火针疗法

项背肌筋膜炎

项背肌筋膜炎是因外伤后、慢性劳损、感受寒湿等使项背部软组织病变，致使局部疼痛、肌肉僵硬、运动障碍或软弱无力。背部有固定压痛点，严重者局部肌肉紧张，有广泛性压痛，背部肌肉僵硬，常可触及条索状改变。本病可依据1994年国家中医药管理局颁布的《中医病证诊断疗效标准》进行诊断。

【治则治法】

补益气血，祛寒除湿，通络止痛。

【操作步骤】

1. 取穴

以动态触诊法取穴，沿项背部夹脊两旁及斜方肌、胸锁乳突肌和肩胛提肌、骶棘肌行走方向触诊，配合患者运动，找出肌肉僵硬、酸胀、沉重或疼痛感最强的点为病灶刺

灸点。每次取3个，最多不超过5个。

随症取穴：

（1）寒湿凝滞时，加血海、曲池、合谷、中渚。

（2）气血亏虚时，加足三里、阳陵泉、三阴交。

每次取穴选取2～4个，单侧取穴，左右穴位交替应用，宜少不宜多。

2. 针具

（1）病灶刺点，取长20毫米毫火针，如特别瘦弱的患者可选取长15毫米毫火针。

（2）中渚取长15毫米毫火针。

（3）合谷、曲池、血海取长25毫米毫火针。

（4）足三里、阳陵泉、三阴交取长30毫米毫火针。

3. 烧针

用止血钳夹持75%或95%酒精棉球于穴位上方，将针身最大长度地烧红烧透。

4. 刺法

直针顿刺，出针后用押手轻轻宣散穴下气血。

5. 疗程

隔日1次，5次为1个疗程。

中风（中风后痉挛性瘫痪）

中风也叫脑卒中，是中医学对急性脑血管疾病的统称。本病可参照1996年国家中医药管理局脑病急症协作组制订的《中风病诊断与疗效评定标准（试行）》进行诊断。

【治则治法】

补益气血，平衡阴阳，舒筋活络。

【操作步骤】

1. 取穴

以毫火针动态触诊法取穴，找出患侧肌肉僵硬、条索、硬结或酸胀、沉重、疼痛感最强的点，作为病灶点。每个肢体每次取病灶点3个左右，最多不超过5个。

随症配穴：

（1）偏瘫上肢：取肩髃、肩贞、肩中、尺泽、曲池、合谷。

（2）偏瘫下肢：取髀关、伏兔、足三里、环跳、风市、委中、承山。

（3）气虚、阴虚：取足三里、阳陵泉、三阴交，单侧取穴，左右穴位交替应用。

（4）手指屈曲痉挛：取患侧合谷、后溪。

（5）足内翻：取患侧照海、昆仑。

每次总共取穴8～10个，宜少不宜多。

2. 针具

（1）根据不同组织厚度，选择长20～25毫米毫火针。

（2）合谷、昆仑、后溪穴取长25毫米毫火针，如特别瘦弱的患者可选取长20毫米毫火针。

（3）足三里、阳陵泉、三阴交取长30毫米毫火针。

（4）环跳取长30～40毫米毫火针。

3. 烧针

用止血钳夹持75%或95%酒精棉球于穴位上方，将针身最大长度地烧红烧透。

4. 刺法

直针顿刺，出针后用押手轻轻宣散穴下气血。

5. 疗程

隔日1次，7次为1个疗程，治疗2个疗程。

第十一章　基于临床思维的技能操作实训与考核

第一节　接诊、病情评估与诊疗分析

一、接诊及接诊流程

接诊，不仅把患者作为有皮肉筋骨、五脏六腑、气血津液等器官组织的人，还要把其视为既抱有病痛，又正在社会中生活、具有心理和社会活动的人。医师接诊时，要以平等的姿态倾听、关爱与诊察患者。

狭义的接诊一般从问诊开始，而广义的接诊则从患者出现在医师视野范围开始，流程是问诊—望诊—闻诊—切诊。

1. 问诊

（1）接入：一般可以根据候诊排序或"叫号机"呼唤患者姓名，接诊医师（或医师助手）应主动从门口将患者接入诊室内，对活动障碍、行动不便的患者还应搀扶或用轮椅、车床接入诊室或诊察室。

（2）问候：问候语一般可以使用"您好""您请坐"。在问候与寒暄过程中，应视患者年龄、性别的不同而对其进行不同的合适称呼，比如可以称呼儿童为"小朋友"，称呼比医师年龄大许多的患者为"大叔""大伯""大婶""阿公""婆婆"等。对于复诊的患者则可以亲切地以"××，今天来复诊呀"等话语主动问候。

（3）问诊：患者坐落或医师来到患者轮椅、床边时，一般以"您哪里不舒服"为问诊导语，在医师的适当引导与提示下，让患者充分诉说病情（包括治疗史等），使其把本次就诊的主要目的与简要病情叙述清楚。其间可以用适当催促、重复、概括与确认、解释说明等方法获取最接近真实病情的信息。

问诊内容很多，应根据疾病的不同特点，采取多种不同的问诊方法。问诊的内容主要是确定患者的主症与主诉、伴随症状、其他症状、既往史、个人生活史、家族史。有时是一边望、闻、切诊和体检，一边问诊；或结合望、闻、切诊与体检，针对先前问诊遗漏之处或所需鉴别之处，进行补充问诊。如脉诊时遇到结代脉，则应补充问患者是否有心悸、胸闷、气短等症状。最后可以按照中医新"十问歌"完善整体问诊。在完善整体问诊中，也可以采取"遍问法"，简要地从头到脚对患者进行对应性补充询问，以减少遗漏，获取更丰富的病情信息。

问诊的一个重要功用是对疾病的本质进行鉴别，通过鉴别得出确定的诊断结论。中医对于疾病本质的判断，主要可归纳为病因、病机、病所（位）三个要素。然而临床中，同一个疾病可以有多个病因、病机、病所（位）。仅凭问诊一般还无法得出确定的诊断结论，还须四诊合参，进行综合分析，才能得出具有排他性的准确诊断。因此，问诊中要注意听明白患者诉说中的医学内涵，并及时准确地借助临床思维推进，进行鉴别诊断或甄别性询问，甚至是追问。但是，遇到患者漫天闲聊时，要及时引导其进入问诊正轨。

2. 望诊

全身和局部望诊。可在问诊过程中进行。

3. 闻诊

语声、气味等。部分内容可在问诊中同时获取。

4. 切诊

切脉按脉诊操作规范进行脉诊，一手脉诊不少于1分钟，两手脉诊不少于3分钟；小儿指纹脉络，尺肤诊等按有关规范操作。

二、一般检查与专科检查

检查的顺序一般是先触摸、后按压，由轻而重，由浅入深，从健康部位开始，逐渐移向病变区域，先远后近、先上后下、先左后右地进行。可穿插在问诊过程中进行。

三、病历书写、归纳与病情分析评估

（1）病历书写：一般一边问诊，一边记录重要的信息。从主诉、现病史、体格检查、既往史、个人史、婚育经带胎产史、家族史、舌象、脉象等方面进行记录。特别要记录清楚疾病特点、与辨证直接相关的信息，以及与疾病密切相关的其他信息、资料，避免遗漏。

（2）归纳：对最为重要的疾病关键点进行归纳。可以通过回顾记录，也可以通过与患者交流，如"您10天来一直头痛，还有头晕眼花，是吗"，对患者的病历进行归纳，并与患者确认。

（3）病情分析评估：通过接诊、四诊与病史采集，收集患者的病情信息资料，医师须按照疾病临床思维内涵，进行病情分析与评估。

（4）补充与再确认：此外，有时再确认是接诊结束时的重要部分。通过确认，可以使患者想起一些遗漏的病患信息，还可以补充询问是否还有遗漏的内容，利用如"您还有什么要补充的吗"等语言，有效地提醒患者，利于更加全面地收集病患信息。但是，如果接诊过程的信息明确清晰，也不一定需要重复确认。

第二节　操作前准备和基本步骤教与学（以毫针刺法为例）

在完成接诊、病情评估和诊疗分析后，要进入处方和中医治疗操作。中医师模块化培训系列教程的目标是培训中医师的临床技能，本册的重点是针灸、推拿、拔罐技能。为利于教师们在临床技能培训中更好地开展教学，本节以毫针刺法为例，阐述课程目标、课程设计、课程先决条件和准备、课程完成要求、课程组织以及毫针刺法诊疗操作。本节内容也适用于本章第四节到第八节内容的课程设计与组织开展。

一、课程目标

在成功完成此课程时，学员应能够：

（1）治疗前能应用中医学及针灸学基本理论、基本知识和四诊技能，系统评估患者。

（2）能正确诊断与辨证，合理选择针刺适应证。

（3）能熟练操作针刺技术，包括穴位定位、进针方法、针刺角度与深度、行针基本手法、行针辅助手法、补泻手法、出针方法等。

（4）能实施预防针刺异常情况发生的必要措施。

（5）能及时识别针刺异常情况并进行紧急处理。

（6）在系统评估患者、针刺前准备和针刺治疗时，能动态询问、观察或检查患者，提供实时帮助。

（7）每次治疗结束后，向患者交代注意事项。

（8）在针刺治疗时，通过持续评估患者得气和针感来指导后续操作，并不断改善疗效。

（9）讨论如何改善患者的预后。

（10）定义全程、有效的针刺治疗。

二、课程设计

为了帮助病区或门诊医务人员达成以上目的，本课程包括5个技能学习站。技能学习站为学员提供积极参与各种学习活动的机会，包括：

（1）导师现场或视频演示。

（2）与同伴合作或交换练习。

（3）模拟练习。

（4）讨论。

（5）总结汇报。

在这些学习站中，学员主要是作为个人来练习必备技能。本课程强调将有效实施和实施的有效性作为针刺的一个关键部分。学员将有机会在合作中充当一名模拟患者来练习这些技能。

为了有效利用时间，我们提供了20个线上学习课程。在课程结束后，学员将参加全程模拟考核站的测试，以验证其是否达成学习目的。

在模拟考核案例中，将评估以下内容：

（1）对针刺核心知识和技能的掌握程度。

（2）是否掌握针刺治疗前接诊方法、针刺前准备、针刺过程及针刺后的注意事项、流程图。

（3）是否合理运用进针、行针、补泻等手法。

（4）是否实施人文关怀和舒适医疗。

三、课程先决条件和准备（详见上篇《针灸腧穴学基础概要》第一章、第二章）

1. 常用腧穴

手太阴肺经腧穴5个，手阳明大肠经腧穴6个，足阳明胃经腧穴11个，足太阴脾经腧穴6个，手少阴心经腧穴3个，手太阳小肠经腧穴4个，足太阳膀胱经腧穴15个，足少阴肾经腧穴4个，手厥阴心包经腧穴4个，手少阳三焦经腧穴4个，足少阳胆经腧穴6个，足厥阴肝经腧穴3个，督脉腧穴7个，任脉腧穴6个，常用经外奇穴6个。

2. 腧穴定位方法

（1）体表解剖标志定位法有固定标志和活动标志两种方法。

（2）骨度折量定位法。

（3）指寸定位法有3个常用的指寸定位，一是中指同身寸，二是拇指同身寸，三是横指同身寸。

（4）简便定位法：是临床中一种简便易行的腧穴定位方法，也是一种辅助取穴方法。

3. 常见疾病

痹证、痿证、腰痛、漏肩风、落枕、哮喘、呃逆、呕吐、便秘、泄泻、胸痹、不寐、癃闭、震颤麻痹、中风、面瘫、面痛、头痛、眩晕、扭伤、月经不调、经闭、绝经前后诸证、不孕、小儿遗尿、小儿痿证、蛇丹、眼睑下垂、近视、针眼、青盲、耳鸣耳聋、鼻渊、鼻衄。

（注：内容摘自《中医住院医师规范化培训标准》及《针灸学》教材并经整理。）

四、课程完成要求

要成功完成针刺课程，并获得课程完结证书，学员必须：

（1）通过80个穴位定位测试，最低分数为满分的80%。

（2）通过模拟接诊患者、分析病情、制定诊疗方案测试，最低分数为满分的80%。

（3）通过针刺操作技能，包括进针方法、针刺角度与深度、行针基本手法、行针辅助手法、补泻手法、出针方法，展示技能学习站要求掌握的能力。

五、课程组织

（一）课前三天以上发布通知、引导预习与复习

1. 课前通知

拟一个课前通知，发布给学习对象，务必人人知晓。

2. 引导预习与复习

根据教学内容，引导学习对象提前预习与复习第一章常用腧穴、第二章腧穴的定位

方法和第三章针灸学各论的有关内容。

（二）课前一天

1. 场地布置

由教师指导教辅人员提前布置。

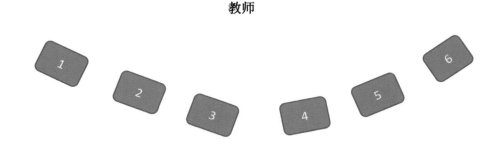

2. 模型、设备准备

由教师指导教辅人员提前准备。模型、设备准备用表模板见下。

模型类别1（7套）			
模型类别2（7套）			
设备类别1（7套）			
设备类别2（7套）			
……			

3. 检查教辅设备

4. 其他

（三）课堂组织

1. 分组

现场签到时抽签分组或提前分组（教辅人员组织）。

抽签箱

2. 课程介绍或课程概述

3. 导入

根据教学内容和目标导入。

4. 复习经络与腧穴

每组提前推选"标准体检者"两人。

（1）考查经络循行方向和部位。

①画出经络循行方向和部位：每组两条经络。

如：第1组画第1、2条经络，第2组画第3、4条经络，依此类推。

②随机抽取3组，讲解经络循序、重点穴位定位。

如：第1组画和讲解第2条经络，第2组画和讲解第4条经络，依此类推。

③组间核对评分。

如：根据回答情况赋分，写在白板或成绩栏上。

④学习目标确认：全体学习对象复习完经络循行方向和部位。

老师应引导各组确认复习到位。

（2）随机抽取3组讲解经络主治概要、重点穴位定位，每组1分钟，共3分钟。

如：第1组画和讲解第5条经络，第2组画和讲解第6条经络，依此类推。

（3）腧穴定位：选另外2条经络进行定位，完成执业医师考试要求的穴位（或每组10个穴位），共10分钟。

如：第1组选第7、8条经络，第2组选第9、10条经络，依此类推。

（4）穴位主治功用：换另外2条经络，选取易错的2个穴位：说定位、做取穴、说主治（后面再考演操作）。

如：第1组选第9、10条经络，第2组选第11、12条经络，依此类推。

（5）压轴考核：根据各组掌握情况，更换经络，按本书选取经络上的相关疾病，考核：

①主穴。

②配穴。

如：第1组选第11、12条经络，第2组选任脉和督脉，依此类推。

③阐述疾病—主穴、配穴穴位名—定位—方解，由大家点评。

（6）终极考核。

选取另外一个专科（或系统）疾病。（各组应不重复）

演示进针法、提插捻转法、补泻手法等。（各组应不重复）

六、毫针刺法诊疗操作

（一）操作前的准备

操作前的准备一般有医师准备、环境准备、患者准备、物品准备。重点是物品准备。

1. 医师准备

衣帽整洁，仪表端庄，操作前洗手，戴口罩、帽子。

2. 环境准备

整洁、安全；必要时用屏风遮挡。

3. 患者准备

向患者交代针刺治疗必要性、操作流程，了解患者疼痛耐受程度等，取得患者理解，体现人文关怀。

4. 物品准备（以针刺为例）

（1）物品准备：各种规格的无菌毫针、消毒棉球、弯盘、镊子、锐器盒、75%乙醇或安尔碘消毒液等。

（2）针具选择：根据患者的体质、体形、年龄、病情、腧穴部位和刺法等因素，选用长短、粗细不同规格的毫针，临床一般选择粗细为0.3～0.45毫米（26～30号）和长短为25～75毫米（1～3寸）的毫针。如刺入0.5寸，可选1寸针；刺入1寸时，可选用1.5～2寸针。检查一次性无菌针灸针的包装及有效期，在有效期内、包装完好者方可使用。

（二）操作的基本步骤

以毫针刺法为例，操作的基本步骤一般有体位、定位、消毒、进针、行针、出针、观察与评估，以及针刺异常情况的识别、处理与预防。

1. 体位

指导患者确定针刺时的体位，应以医师能够正确取穴、便于施术，且患者感到舒适安稳，并能持久保持为原则。

（1）仰卧体位：适用于前身部腧穴。

（2）俯卧体位：适用于后身部腧穴。

（3）侧卧体位：适用于侧身部腧穴。

（4）仰靠坐位：适用于头面、前颈、上胸和肩臂、腿膝、足踝等部腧穴。

（5）俯伏坐位：适用于顶枕、后项和肩背等部腧穴。

（6）侧伏坐位：适用于顶颞、面颊、颈侧和耳部腧穴。

2. 定位

针刺前，医师按照腧穴的定位方法准确取穴，做好标记。医师可在腧穴体表定位点的基础上，以押手在欲刺腧穴处进行触摸、按压，寻找酸、麻、胀、痛等敏感点以准确选定腧穴，临床效果更好。

3. 消毒

（1）医师手部消毒：在针刺操作之前，医师应按照标准洗手法将双手洗刷干净，或用酒精棉球擦拭，方可持针操作。

（2）施术部位消毒：再次核对穴位，用75%乙醇消毒针刺部位，"一穴、一棉、不回头"。

4. 进针

见表11-1。

表 11-1　进针角度与进针方法

进针角度	直刺：针体与腧穴皮肤呈直角（90°），垂直进针，适于肌肉丰厚处，如四肢、腹、腰部	
	斜刺：针体与腧穴皮肤呈45°左右，倾斜进针，适于肌肉浅薄处，或内有重要脏器及不宜直刺、深刺的腧穴	
	平刺：针体与腧穴皮肤呈15°～25°，沿皮刺入，适于肌肉浅薄处（如头面部），一针透二穴也可用此方法	
进针方法	单手进针法	插入法：用右手拇、食指持针，中指指端紧靠穴位，指腹抵住针体中部；当拇、食指向下用力时，中指也随之屈曲，将针刺入腧穴皮下
		捻入法：针尖抵于腧穴皮肤时，运用指力稍加捻动，将针尖刺入腧穴皮下
	双手进针法	指切进针法：以左手拇指或食指指甲切压在穴位上，右手持针，紧靠指甲缘，将针刺入皮肤，适用于较短毫针刺入肌肉丰厚部的穴位
		夹持进针法：用押手拇、食两指夹持干棉球，裹住针尖，直对腧穴；当押手两指下按时，刺手顺势将针刺入穴位，适用于长针的进针
		舒张进针法：用押手拇、食指将穴区皮肤撑开绷紧，刺手持针从两指间刺入，多用于皮肤松弛或有皱褶的穴位，如腹部穴位
		提捏进针法：用押手拇、食指将穴区皮肤捏起，刺手持针从捏起部侧面或上端刺入，适用于头面等皮肤浅薄处的穴位
	管针进针法	用不锈钢、玻璃或塑料等材料制成针管，代替押手。选平柄毫针装入针管，上端露出针柄2～3毫米，然后将针快速拍入穴位内，再将针管抽去，施行各种手法。本法进针痛苦小，适用于疼痛敏感者

5. 行针

（1）基本手法（表11-2）。

表 11-2　行针基本手法

提插法	针刺入腧穴后，在穴内进行上下进退。针从浅层向下刺入深层为插，由深层向上退到浅层为提。提插幅度、层次变化、频率和操作时间，应根据患者体质、病情、腧穴部位、针刺目的等灵活掌握。使用提插法时，指力要均匀一致，幅度不宜过大，幅度一般掌握在上下3～5厘米。提插的幅度大、频率快、时间长，刺激量大；提插的幅度小、频率小、时间短，刺激量就小
捻转法	将针刺入腧穴的一定深度后，以右手拇指和中、食夹持针柄，进行前后来回旋转捻动。捻转的角度、频率、时间，应根据患者体质、病情、腧穴部位、针刺目的等具体情况而定。捻转时，指力要均匀，角度要适当，一般掌握在180°～360°，不能单向捻转，否则易引起疼痛和滞针等。捻转角度大、频率快、时间长，刺激量大；捻转的角度小、频率慢、时间短，刺激量小

（2）辅助手法（表11-3）。

表 11-3　行针辅助手法

循法	用手在所刺腧穴四周或沿经脉循行部位，进行徐和的循按或叩打。未得气时，用之可通气活血，有行气、催气之功。若针下过于沉紧，用以宣散气血，使针下徐和用之
刮法	针刺达到一定深度后，用指甲刮动针柄。不得气时用之，可激发经气；如已得气者用之，可以加强针刺感应的传导与扩散
弹法	针刺后在留针过程中，以手指轻弹针尾或针柄，使针体轻轻振动，以加强针感、助气运行。操作时用力不可过猛，弹的频率也不可过快，避免引起弯针。此法有激发经气、催气速行的作用
飞法	针刺入腧穴后，若不得气，右手拇、食两指夹持针柄，细细搓捻数次，然后张开两指，一搓一放，反复数次，状如飞鸟展翅，故称为飞法。此法有催气、行气、增强针刺感应的作用
摇法	针刺入腧穴一定深度后，手持针柄进行摇动，如摇橹之状，故称为推法。此法若直立针身而摇，多自深而浅随摇随提，用以出针泻邪；若卧针斜刺或平刺而摇，一左一右，不进不退，如青龙摆尾，可使针感单向传导
震颤法	针刺入腧穴一定深度后，手持针柄，小幅度、快频率地提插捻转，使针身产生轻微震颤，以促使得气

（3）补泻手法。

①单式补泻手法（表11-4）。

表 11-4　行针补泻手法之单式补泻手法

名称	补法	泻法
捻转补泻	捻转角度小，用力轻，频率慢，时间长，大指向后，食指向前	捻转角度大，用力重，频率快，时间短，大指向前，食指向后
提插补泻	先浅后深，重插轻提，幅度小，频率慢，时间短，以下插为主	先深后浅，轻插重提，幅度大，频率快，时间长，以上提为主
徐疾补泻	进针慢，出针快	进针快，出针慢
迎随补泻	针尖随着经脉循行方向顺经而刺	针尖迎着经脉循行方向逆经而刺
呼吸补泻	呼气时进针，吸气时出针	呼气时出针，吸气时进针
开阖补泻	出针后迅速按揉针孔	出针时摇大针孔而不按
平补平泻	进针得气后，均匀地提插捻转	

②复式补泻手法（表11-5）。

表 11-5　行针补泻手法之复式补泻手法

烧山火	将穴位的可刺深度分为浅、中、深三层（天、人、地三部），先浅后深，每层各做提插补法（或用捻转补法）九数，而后退回至浅层，称为一度。如此反复操作数度，再将针按至深层留针。在操作过程中，可配合呼吸补泻中的补法，出针时按压针孔。多用于治疗顽麻冷痹、虚寒性疾病等
透天凉	针刺入后直插深层，按深、中、浅的顺序，在每一层中行提插泻法（或用捻转泻法）六数，称为一度。如此反复操作数度，将针提至浅层留针。在操作过程中，可配合呼吸补泻中的泻法，出针时摇大针孔而不按压。多用于治疗热痹、急性痈肿等实热性疾病

6. 出针

出针时，应先以左手拇指、食指或食指、中指固定被刺腧穴周围皮肤，右手持针轻微捻转退至皮下，然后迅速拔出，或将针轻捷地直接向外拔出。出针的快慢，必须结合病情、各种补泻手法的需要而定。若拔针后，针孔偶有出血，是由刺破血管所致，用消毒干棉球在针孔处轻轻按压片刻即可。出针之后，应仔细核对针数，防止遗漏。

7. 观察与评估

操作过程中，应随时观察和询问患者的反应，及时调整或停止操作。

8. 针刺异常情况（滞针）的识别、处理与预防

见表11-6。

表 11-6　滞针的识别、处理与预防

表现	在行针或出针时，医师捻转、提插和出针均感困难，若强行捻转、提插时，患者痛不可忍
原因	针刺入腧穴后，引起局部肌肉痉挛；进针后患者移动体位；医师向单一方向捻针太过，使肌纤维缠绕于针身。若留针时间过长，也可出现滞针
处理	①如因患者精神紧张而致肌肉痉挛，需耐心解释，消除患者紧张情绪 ②如因患者体位移动，需帮助其恢复原来体位 ③如因单向捻转过度，需向反方向捻转 ④用手指在滞针邻近部位做循按手法，或弹动针柄，或在针刺邻近部位再刺一针，以宣散邪气、解除滞针
预防	①对于初诊患者和精神紧张者，要做好针刺前的解释工作，消除其紧张情绪 ②针刺时选择较舒适体位，避免留针时移动体位 ③痉挛性疾病行针时手法宜轻巧，不可捻转角度过大 ④若用搓法，应注意防止滞针

9. 针刺异常情况（晕针）的识别、处理与预防

见表11-7。

表 11-7　晕针的识别、处理与预防

表现	在针刺过程中，患者出现神情异常、头晕目眩、恶心欲吐等，甚见心悸气短、面色苍白、出冷汗、四肢厥冷、脉沉细等；重者出现神志昏迷、唇甲青紫、大汗淋漓、二便失禁、脉微欲绝等
原因	晕针多见于首次接受针刺，恐针、畏痛、情绪紧张者；或素体虚弱，或劳累过度，或空腹者，或大汗、大泻、大出血者；或体位不当，或刺激手法过强；或诊室过于闷热，或过于寒冷等。
处理	①立即停止针刺，迅速全部出针 ②让患者平卧，头部放低，松解衣带，保温，保持空气流通 ③服用糖类饮料或制品（可能影响患者自身原有疾病者慎用）或温开水 ④对于情况严重者，进行上述处理后，医师可选水沟、素髎、内关、合谷、太冲、涌泉、足三里等穴指压或针刺之，亦可灸其百会、气海、关元等穴 ⑤若见不省人事、呼吸微弱、脉微欲绝者，可配合西医学的急救措施 ⑥如出针后患者有晕针现象，应嘱患者休息并观察，做相应处理

续表

预防	①对于初次接受针刺治疗，特别是精神紧张者，要先做好解释工作，消除其恐惧心理 ②对体质虚弱、大汗、大泻、大出血等患者，取穴宜精，手法宜轻 ③对于饥饿或过度疲劳者，应推迟针刺时间，待其体力恢复、进食后再行针刺 ④注意患者体位舒适自然，尽可能选取卧位 ⑤注意室内空气流通，消除过热、过冷因素 ⑥医师在治疗施术过程中，应守神入微，密切观察患者的神态，随时询问其感觉，患者如有不适，立即处理

10. 针刺治疗后交代患者注意事项及随诊、复诊事项

11. 物品归位与分类处理

第三节　毫针刺法操作技能测试与技能关键描述

（一）中医/中西医结合执业医师资格考试——毫针刺法

1. 毫针刺法的测试形式

中医/中西医结合执业医师资格考试中的毫针刺法操作，一般与腧穴定位一起出题。题干以临床病例或临床问题的形式出现。要求一般有3个，第一是叙述腧穴的具体定位并在被检者身上取穴，第二是在模型上行针法和手法，第三是回答考官提问。

2. 测试题举例

测试题干

患者××，女，35岁。左侧牙齿肿痛2日。拟取下关、合谷施行治疗。

测试要求

（1）叙述下关、合谷定位，并在被检者身上取穴。

（2）在模型上行单手进针法，并配合开阖补法。

（3）考官提问：出针后，针刺部位局部肿胀疼痛较剧、青紫面积大，而且影响到患者活动功能，是什么原因？如何处理？

答案与评分要点

（1）腧穴定位与取穴（表11-8）。

下关：在面部，颧弓下缘中央与下颌切迹之间凹陷处。（1.5分）

合谷：在手背，第2掌骨桡侧的中点处。（1.5分）

腧穴定位与取穴评分要点：穴位叙述正确各1.5分，操作正确各1分。

表 11-8　下关、合谷的定位与取穴

	下关	合谷
叙述	在面部，颧弓下缘中央与下颌切迹之间凹陷处（图A、图B）	在手背，第2掌骨桡侧的中点处（图A、图B）
	A	A
取穴	B	B

（2）单手进针法、开阖补法的操作与评分要点。

①选择适当规格的无菌毫针（图11-1）。（0.5分）

②选择适宜体位，充分暴露施术部位（图11-2）。（0.5分）

③针刺部位皮肤和医师双手常规消毒（图11-3）。（0.5分）

④持针：用拇、食指指腹持针，中指指腹抵住针身下段，使中指指端比针尖略长或齐平（图11-4）。（0.5分）

⑤指抵皮肤：对准穴位，中指指端紧抵腧穴皮肤（图11-5）。（1分）

⑥刺入：拇、食指向下用力按压，中指随之屈曲，快速将针刺入；刺入时应保持针身直而不弯

（图11-6）。（1分）

⑦出针：出针后迅速用消毒干棉球按闭针孔（图11-7）。（2分）

⑧合理处置医疗废弃物（图11-8）。（0.5分）

⑨考生仪容整洁、仪态大方、语言动作规范，表现出良好的职业素质。（0.5分）

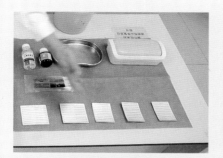

图11-1 选择适当规格的无菌毫针

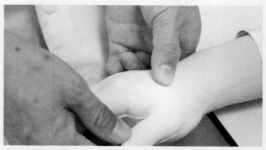

图11-2 选择适宜体位，充分暴露施术部位

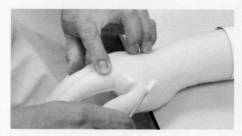

图11-3 针刺部位皮肤和医师双手常规消毒

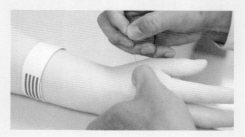

图11-4 持针

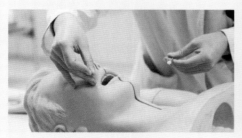

图11-5 指抵皮肤

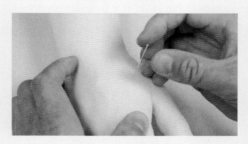

图11-6 刺入

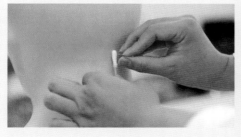

图11-7 出针后，以消毒干棉球按闭针孔

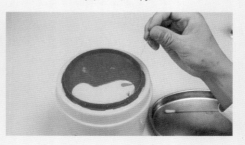

图11-8 合理处置医疗废弃物

（3）回答考官提问。

原因：针刺过程中刺伤血管，或患者自身凝血功能障碍所致。

处理：若局部肿胀疼痛较剧、青紫面积大，而且影响到患者活动功能，24小时内先冷敷止血，24小时之后再做热敷或在局部轻轻按揉，使局部瘀血吸收消散。

3. 毫针刺法测试表

为了与平时使用的测试表一样保持直观性，我们把评分标准表格化（表11-9、表11-10）。

表 11-9　毫针刺法测试表（标准参考）

测试对象类别：中医/中西医结合执业医师资格考试及住培一年级

姓名：　　　　培训号：

项目		评分要点	分值	得分
案例：患者××，女，35岁，大便干结，4～7日1行，症状持续4年。拟取支沟、大肠俞施行治疗				
考试要求：1. 叙述支沟、大肠俞定位，并在被检者身上取穴 　　　　　2. 在模型上行单手进针法，并配合开阖补法				
叙述定位与取穴	叙述	支沟：在前臂后区，腕背侧远端横纹上3寸，尺骨与桡骨间隙中点	0.5	
		大肠俞：在脊柱区，第4腰椎棘突下，后正中线旁开1.5寸	0.5	
	定位与取穴	支沟：拿起前臂转向后区，定出腕背侧远端横纹，3指上3寸，摸到尺骨与桡骨间隙中点，以指甲切一下或手指点一下	1	
		大肠俞：请患者取俯卧位或背对坐位，暴露腰背部，两髂嵴最高点连线与后正中线的交点为第4腰椎棘突，棘突下凹陷处旁开1.5寸，以指甲切一下或手指点一下	1	
准备工作	医师准备	衣帽整洁，仪表端庄，操作前洗手，戴口罩、帽子	0.5	
	物品准备	适当规格的无菌毫针、消毒液、棉签、模型（块）等物品	0.5	
单手进针法、开阖补法的操作	体位	协助患者选取舒适体位，充分暴露施术部位	0.5	
	消毒	医师消毒双手	0.5	
		施术部位皮肤消毒，"一穴、一棉、不回头"		
	持针	用拇、食指指腹持针，中指指腹抵住针身下段，使中指指端比针尖略长或齐平	0.5	
	指抵皮肤	对准穴位，中指指端紧抵腧穴皮肤（单手进针法）	1	

续表

项目		评分要点	分值	得分
单手进针法、开阖补法的操作	刺入	拇、食指向下用力按压，中指随之屈曲，快速将针刺入，刺入时应保持针身直而不弯	1	
	出针	出针后，迅速用消毒干棉球按闭针孔（开阖补法）	2	
	废弃物处置	医疗废弃物合理处置	0.5	
整体素质		考生仪容整洁、仪态大方、语言动作规范，表现出良好的职业素质	0.5	
合计			10	

表 11-10 毫针刺法测试表（住培一年级拓展学习）
测试对象类别：住培一年级中医/中西医结合执业医师资格考试

姓名： 培训号：

项目		评分要点	分值	得分
案例：患者××，××岁，主诉或症状×××。拟取腧穴1、腧穴2施行治疗				
考试要求：1. 叙述腧穴1、腧穴2的具体定位，并在被检者身上取穴 2. 在模型上行××针法并配合××手法				
叙述定位与取穴	叙述	叙述腧穴1定位	0.5	
		叙述腧穴2定位	0.5	
	定位与取穴	在被检者身上取腧穴1	1	
		在被检者身上取腧穴2	1	
准备工作	医师准备	衣帽整洁，仪表端庄，操作前洗手，戴口罩、帽子	0.5	
	物品准备	消毒液、棉签等物品，适当规格的无菌毫针	0.5	
毫针刺法操作过程	体位	协助患者选取舒适体位，充分暴露施术部位	0.5	
	消毒	医师消毒双手	0.5	
		施术部位皮肤消毒，"一穴、一棉、不回头"		
	原则	持针正确、角度得当、快速流畅，动作协调，各种手法都做一次		
	持针	用拇、食指指腹持针，中指指腹抵住针身下段，使中指指端比针尖略长或齐平	0.5	

续表

项目				评分要点				分值	得分
毫针刺法操作过程	进针	单手进针	指抵皮肤	对准穴位，中指指端紧抵腧穴皮肤				1	
			刺入	拇、食指向下用力按压，中指随之屈曲，快速将针刺入，刺入时应保持针身直而不弯				1	
		指切进针	指甲切压	以左手拇指或食指指甲切压在穴位上				1	
			刺入	右手持针，紧靠指甲缘，将针快速刺入皮肤				1	
		提捏进针	捏起皮肤	用押手拇、食指将穴区皮肤捏起				1	
			刺入	刺手持针，从捏起部侧面或上端快速刺入				1	
		自学自练	平刺	夹持进针	舒张进针		其他	2	
	行针	基本手法	捻转	提插				2	
		辅助手法	循法	刮法		弹法	其他	3	
		补泻手法	捻转	提插		迎随	其他	3	
		练习呼吸补泻	呼气出针	嘱患者呼气，呼气时出针				1	
			按压针孔	用消毒干棉球按压针孔				0.5	
	出针	左手		右手	退针		无菌	开阖补泻	1.5	
	观察	随时询问患者对手法治疗的反应，及时调整或停止操作						1.5	
	滞针	3种调整方法						1.5	
	晕针	及时判断		及时出针		体位	应急	1.5	
	废弃物处置	医疗废弃物合理处置						0.5	
整体素质	考生仪容整洁、仪态大方、语言动作规范，表现出良好的职业素质							0.5	
合计								30	

4. 技能测试的技能关键描述

（1）准备工作：养成习惯，从医师准备、环境准备、患者准备、物品准备四方面进行。

（2）毫针刺法操作过程。

体位：协助患者选取舒适体位，充分暴露施术部位。

消毒：有两方面，一是医师消毒双手，二是施术部位皮肤消毒，遵循"一穴、一棉、不回头"。

持针：用拇、食指指腹持针，中指指腹抵住针身下段，使中指指端比针尖略长或齐平。

进针：一般分两个步骤，重点是刺入，要求快速将针刺入，刺入时应保持针身直而不弯。

行针：基本手法、辅助手法和补泻手法。要求必须掌握基本手法和补泻手法。捻转是针身旋转活动的手法，提插是针身上下活动的手法。补泻则有多种，可参考前文有关内容。

出针：一般左右手配合，分两个步骤。右手持针，左手持无菌棉球或棉签，按照病情或补泻手法决定是否按压针孔。

针刺异常情况：要注意认真沟通，动态观察，积极预防针刺异常情况的出现，及时发现患者不适，及时识别与处理针刺异常情况。

5. 考试范围与模拟测试

（1）考试范围：操作前准备、医患沟通、进针法、行针手法、出针、针刺异常情况的识别与处理、操作后物品处置等。

（2）模拟测试案例。

例一：患者××，女，45岁。生气后胃脘胀痛3天。拟取太冲穴、阳陵泉等穴施行治疗。

答题要求：叙述太冲、阳陵泉定位，并在被检者身上取穴；在模型上行单手进针针刺疗法，并配合呼吸泻法。（10分）

例二：患者××，女，35岁。大便干结，每4～7日1行，持续4年。拟取支沟、大肠俞施行治疗。

答题要求：叙述支沟、大肠俞定位，并在被检者身上取穴；在模型上行单手进针针刺疗法，并配合开阖泻法。（10分）

（二）住院医师规范化培训毫针刺法测试要求

1. 考核测试表

见表11-11。

表 11-11 毫针刺法测试表（住院医师阶段）

测试对象类别： 姓名： 年级： 培训号：

门诊（诊所）场景： 住院场景：

项目		评分要点		分值	得分
说明：根据病历资料，补充必要的四诊信息（或问考官），评估病情、完成诊断辨证、制定方案，并操作治疗全过程					
接诊与分析（20分）	接诊诊查			3	
	中医诊断	病机辨证辨经络		5	
	治法			3	
	主穴			3	
	配穴			2	
	选穴			2	
	操作要点描述			2	

续表

项目		评分要点					分值	得分
准备工作（12分）	医师准备	衣帽整洁，仪表端庄，操作前洗手，戴口罩、帽子					2	
	环境准备	整洁、安全；必要时用屏风遮挡					2	
	患者准备	交代治疗目的、流程，了解患者疼痛耐受程度等，取得患者理解。沟通语言、动作要体现人文关怀					5	
	物品准备	消毒物品、针具等器具准备					3	
操作过程（53分）	体位	协助患者选取舒适体位，充分暴露针刺部位					5	
	定位	准确取穴，做好标记					5	
	消毒	再次核对穴位，"一穴、一棉、不回头"（只做不说）					2	
	进针	捏针正确、角度得当、快速流畅，动作协调，3种方法					8	
		进针法	单手	提捏	平刺	其他		
	行针	基本手法	捻转	提插	（可一票否决）		2	
		辅助手法	循法	刮法	弹法	其他	3	
		补泻手法	捻转	提插	迎随	其他	3	
	出针	左手	右手	退针	无菌	其他	3	
	观察	随时询问患者对手法治疗的反应，及时调整或停止操作					5	
	滞针	3种调整方法					3	
	晕针	及时判断	及时出针	体位	应急		4	
	后期处理	针刺完毕，协助患者着衣，交代注意事项及随诊、复诊事项					5	
		清理用物、核对针数，归还原处，洗手，做好记录					5	
评价（15分）	评估效果	患者体位正确、安全舒适（操作真实患者时未出现针刺意外，症状改善）					2	
		所选穴位与行针手法符合病情，定位准确，操作熟练、无菌措施严格，针刺时间合理					5	
		医患沟通有效，符合临床实际，体现人文关怀					3	
	提问	专家就操作环节要点进行提问：针刺意外的预防等					5	
时间		考官签名		合计			100	

2. 疾病举例：模拟题与评分细则

见表11-12。

表 11-12　毫针刺法测试表
（以肩痹为例）

测试对象类别：　　　　姓名：　　　　年级：　　　　培训号：

门诊（诊所）场景：　　　　　　住院场景：

项目		评分要点				分值	得分
说明：根据病历资料，补充必要的四诊信息（或问考官），评估病情、完成诊断辨证、制定方案，并操作治疗全过程							
接诊与分析（20分）	接诊诊查	主症，伴随，诱发、轻重因素，望闻切				3	
	中医诊断	肩痹	病机辨证辨经络		经络阻滞，筋肉失养	5	
	治法	通经活络，舒筋止痛。以局部穴位为主，配合循经远端取穴				3	
	主穴	肩前、肩髃、肩髎、肩贞、阿是穴、曲池、阳陵泉				3	
	配穴	手阳明经证配合谷；手少阳经证配外关；手太阳经证配后溪；手太阴经证配列缺				2	
	选穴	配远端曲池、阳陵泉，远近配穴，可疏通肩部经络气血，行气活血而止痛				2	
	操作要点描述	先刺远端穴，行针后鼓励患者活动肩关节；肩部穴位要求有强烈的针感				2	
准备工作（12分）	医师准备	衣帽整洁，仪表端庄，操作前洗手，戴口罩、帽子				2	
	环境准备	整洁、安全；必要时用屏风遮挡				2	
	患者准备	交代治疗目的、流程，了解患者疼痛耐受程度等，取得患者理解。沟通语言、动作要体现人文关怀				5	
	物品准备	消毒物品、针具等器具准备				3	
操作过程（53分）	体位	协助患者选取舒适体位，充分暴露针刺部位				5	
	定位	准确取穴，做好标记				5	
	消毒	再次核对穴位，"一穴、一棉、不回头"（只做不说）				2	
	进针	捏针正确、角度得当、快速流畅，动作协调，3种方法				8	
		进针法	单手	提捏	平刺		
	行针	基本手法	捻转	提插	（可一票否决）	2	
		辅助手法	弹法	刮法	飞法	3	
		补泻手法	捻转	提插	迎随	3	
	出针	左手	右手	退针	无菌	3	

续表

项目		评分要点				分值	得分
操作过程（53分）	观察	随时询问患者对手法治疗的反应，及时调整或停止操作				5	
	滞针	3种调整方法				3	
	晕针	及时判断	及时出针	体位	应急	4	
	后期处理	针刺完毕，协助患者着衣				5	
		清理用物、核对针数，归还原处，洗手，做好记录				5	
评价（15分）	评估效果	患者体位正确、安全舒适（操作真实患者时未出现针刺意外，症状改善）				2	
		所选穴位与行针手法符合病情，定位准确，操作熟练、无菌措施严格，针刺时间合理				5	
		医患沟通有效，符合临床实际，体现人文关怀				3	
	提问	专家就操作环节要点进行提问：针刺意外的预防等				5	
时间		考官签名		合计		100	

3. 技能测试的技能关键描述

（1）接诊与分析：住院医师规范化培训阶段更注重临床思维、临床能力的培训与考核，因此将接诊能力与临床分析能力作为考核的重点之一。

（2）知识点：接诊与分析大部分知识点也是执业医师资格考试和住院医师规范化培训年度考、结业考的考试范围。多年来，三类考试中对疾病诊断、治法、主穴、配穴、选穴的考查，以及出现或然证①时如何进行加减是考试的难点。

（3）具体操作：更注重全面演示毫针刺法的左右手法，以在面对不同的患者时，可以选择不同的穴位，采取不同的针刺法进行治疗。

---

① 或然证是指在小青龙汤、小柴胡汤、真武汤、通脉四逆汤、四逆散五个方证中，在疾病主症外可能出现的病证。或然证的出现与主症在病机上是一个相互关联的整体，存在着内在的必然联系。

第四节 三棱针法操作技能测试与技能关键描述

中医/中西医结合执业医师资格考试——三棱针法

1. 三棱针法的测试形式

中医/中西医结合执业医师资格考试中的三棱针法操作，一般与腧穴定位一起出题。题干以临床病例或临床问题的形式出现。要求一般有3个，第一是叙述腧穴的具体定位并在被检者身上取穴，第二是在模型上行针法和手法，第三是回答考官提问。

2. 测试题举例

【测试题干】

米××，男，28岁。2天前搬重物后出现右侧腰痛，活动受限。拟取攒竹、委中治疗。

【测试要求】

（1）叙述攒竹、委中定位，并在被检者身上取穴。

（2）在模型上行三棱针刺络放血。

（3）考官提问：出针后，针刺部位出现小片青斑、小血肿是什么原因？如何处理？

【答案与评分要点】

（1）腧穴定位与取穴（表11-13）。

攒竹：面部，眉头凹陷处，额切迹处。（1.5分）

委中：在膝后区，腘横纹中点，当股二头肌肌腱与半腱肌肌腱的中间。（1.5分）

腧穴定位与取穴评分要点：穴位叙述正确各0.5分，操作正确各1分。

表 11-13 攒竹、委中的定位与取穴

	攒竹	委中
叙述	在面部，眉头凹陷处，额切迹处（图A、图B）	在膝后区，腘横纹中点，股二头肌肌腱与半腱肌肌腱的中间（图A、图B）
	 A	 A
取穴	 B	 B

（2）三棱针的操作与评分要点。

①衣帽整洁，仪表端庄，操作前洗手，戴口罩、帽子，物品器具准备齐全（三棱针、消毒液、止血带、无菌手套、无菌棉球，见图11-9、图11-10）。（0.5分）

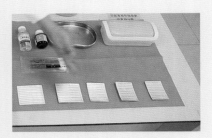

图 11-9 物品准备

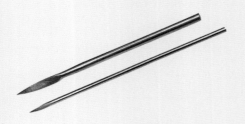

图 11-10 器具准备

②用橡胶管或止血带在大腿、针刺部位上端（近心端）结扎，使结扎以下肢体充血。（1分）

③皮肤消毒。（0.5分）

④戴无菌手套。（0.5分）

⑤左手拇指压在委中下端皮肤。（0.5分）

⑥右手拇、食、中三指持三棱针，对准穴位或静脉怒起处，斜向上45°刺入1～2毫米深（0.5分）；刺破血管壁，迅速退针，使伤口流出少量血液；此时可轻轻按压静脉上端，以助瘀血外出，毒邪得泻。（0.5分）

⑦松开止血带，让血液自行停止流出。（0.5分）

⑧以75%乙醇等消毒，再用无菌棉球按压针孔。（0.5分）

（3）回答考官提问。

原因：小片青斑、小血肿一般为皮下出现。

处理：无须处理，可自行消退。（2分）

3. 三棱针法测试表

为了与平时使用的测试表一样保持直观性，我们把评分标准表格化（表11-14、表11-15、表11-16、表11-7）。

表 11-14　三棱针法测试表

测试对象类别：　　　　　姓名：　　　　　年级：　　　　　培训号：

门诊（诊所）场景：　　　　　　　住院场景：

项目	评分要点		分值	得分
说明：根据病历资料，补充必要的四诊信息（或问考官），评估病情、完成诊断辨证、制定方案，并操作治疗全过程				
接诊与分析 （20分）	接诊诊查		3	
	中医诊断	病机辨证辨经络	5	
	治法		3	
	针刺方法		3	
	穴位		3	
	操作要点描述		3	
准备工作 （12分）	医师准备	衣帽整洁，仪表端庄，操作前洗手，戴口罩、帽子，物品器具准备齐全（三棱针、消毒液、止血带、无菌手套、无菌棉球）	5	
	环境准备	整洁、安全；必要时用屏风遮挡	2	
	患者准备	交代治疗目的、流程，了解患者疼痛耐受程度等，取得患者理解。沟通语言、动作要体现人文关怀	5	

续表

项目		评分要点			分值	得分
操作过程（53分）	体位	协助患者选取舒适体位，充分暴露针刺部位			5	
	定位	准确取穴（血络），做好标记			5	
	手套	戴无菌手套			3	
	针前操作	点刺法	散刺法	刺络法	5	
		推揉挤捋	外围点刺	远心捆扎或拍打		
	消毒	再次核对穴位，"一穴、一棉、不回头"（只做不说）			3	
	进针	捏针正确、角度得当、快速流畅，动作协调			2	
		一手固定一手刺，露针尖3～5毫米，刺入2～3毫米	10～20针，刺入1～2毫米，可加拔罐	一手定络一手刺，以45°刺入2～3毫米	3	
		进针法	角度	速度	深度	
	出针	迅速			2	
	观察	随时询问患者对治疗的反应，及时调整或停止操作			5	
	出血	挤压针，使出血或流出黏液	留罐吸血或黏液	任流出瘀血	3	
	刺后	以无菌棉球按压针孔	面积较大者，敷盖无菌纱布	75%乙醇消毒	3	
	晕针	及时判断	及时出针	体位	应急	4	
	后期处理	针刺完毕，协助患者着衣			5	
		清理用物、核对针数，归还原处，洗手，做好记录			5	
评价（15分）	评估效果	患者体位正确、安全舒适（操作真实患者时未出现针刺意外，症状改善）			2	
		所选穴位与针刺方法符合病情，定位准确，操作熟练、无菌措施严格，针刺角度、深度、速度合理			5	
		医患沟通有效，符合临床实际，体现人文关怀			3	
	提问	专家就操作环节要点进行提问：针刺意外的预防等			5	
时间			考官签名		合计	100	

表 11-15　三棱针点刺穴位法测试表
（以急喉痹为例）

测试对象类别：　　　　　姓名：　　　　　年级：　　　　　培训号：

门诊（诊所）场景：　　　　　　　　住院场景：

项目		评分要点			分值	得分
说明：根据病历资料，补充必要的四诊信息（或问考官），评估病情、完成诊断辨证、制定方案，并操作治疗全过程						
接诊与分析（20分）	接诊诊查	主症，伴随，诱发及轻重因素，望闻切			3	
	中医诊断	急喉痹	病机辨证辨经络	风热邪毒，侵犯咽喉	5	
	治法	疏风清热，以局部泻热穴位为主			3	
	针刺方法	点刺法			3	
	穴位	大椎、少商、商阳			3	
	操作要点描述	推揉施术部位至充血；押手固定点刺部位，刺手持针，对准点刺部位快速刺入，迅速出针，一般刺入2～3毫米；轻压针孔周围，使之适量出血或黏液；以无菌棉球按压针孔			3	
准备工作（12分）	医师准备	衣帽整洁，仪表端庄，操作前洗手，戴口罩、帽子，物品器具准备齐全（三棱针、消毒液、止血带、无菌手套、无菌棉球）			5	
	环境准备	整洁、安全；必要时用屏风遮挡			2	
	患者准备	交代治疗目的、流程，了解患者疼痛耐受程度等，取得患者理解。沟通语言、动作要体现人文关怀			5	
操作过程（53分）	体位	协助患者选取舒适体位，充分暴露针刺部位			5	
	定位	准确取穴，做好标记			3	
	手套	戴无菌手套			5	
	针前操作	推揉　　　捆扎　　　拍打			5	
	消毒	再次核对穴位，"一穴、一棉、不回头"（只做不说）			3	
	进针	捏针正确、角度得当、快速流畅，动作协调			2	
		进针法　　角度　　　速度　　　深度			3	
	出针	迅速			2	
	观察	随时询问患者对治疗的反应，及时调整或停止操作			5	
	出血	出血或流出黏液（按压/挤压针孔周围）			3	
	刺后	以无菌棉球压针孔			3	
	晕针	及时判断　及时出针　　体位　　　应急			4	
	后期处理	针刺完毕，协助患者着衣			5	
		清理用物、核对针数，归还原处，洗手，做好记录			5	

续表

项目		评分要点	分值	得分
评价 （15分）	评估 效果	患者体位正确、安全舒适（操作真实患者时未出现针刺意外， 症状改善）	2	
		所选穴位与针刺方法符合病情，定位准确，操作熟练、无菌措 施严格，针刺角度、深度、速度合理	5	
		医患沟通有效，符合临床实际，体现人文关怀	3	
	提问	专家就操作环节要点进行提问：针刺意外的预防等	5	
时间		考官签名 　　　　　合计	100	

表 11-16　三棱针浅刺血络法测试表

测试对象类别：　　　　　　姓名：　　　　　　年级：　　　　　　培训号：

临床场景：

项目		评分要点	分值	得分
说明：根据病历资料，补充必要的四诊信息（或问考官），评估病情、完成诊断辨证、制定 方案并操作治疗全过程				
接诊与分析 （20分）	接诊诊查		3	
	中医诊断	病机辨证辨经络	5	
	治法		3	
	针刺方法		3	
	穴位		3	
	操作要点 描述		3	
准备工作 （12分）	医师准备	衣帽整洁，仪表端庄，操作前洗手，戴口罩、帽 子，物品器具准备齐全（三棱针、消毒液、止血 带、无菌手套、无菌棉球）	5	
	环境准备	整洁、安全；必要时用屏风遮挡	2	
	患者准备	交代治疗目的、流程，了解患者疼痛耐受程度等， 取得患者理解。沟通语言、动作体现人文关怀	5	
操作 过程 （53分）	体位	协助患者选取舒适体位，充分暴露施术部位	2	
	定位	准确取穴(血络)，做好标记	3	
	手套	戴无菌手套	3	
	针前 操作	血络不显时　拍打、推揉、挤或捋	5	
	消毒	再次核对血络部位，"一位、一棉、不回头"（只做不说）	3	

续表

项目		评分要点						分值	得分
操作过程（53分）	进针	捏针正确、角度得当、快速流畅，动作协调						2	
		押手	定络	刺手		拇、食、中指持针，刺入		5	
		刺入内涵要"三度"	角度	45°	速度	快速	深度	2～3毫米	3	
	出针	迅速						2	
	观察	随时询问患者对治疗的反应，及时调整或停止操作						5	
	出血	任流淤血。用无菌棉球擦干净血迹						3	
	刺后	以无菌棉球按压针孔	75%乙醇消毒			敷无菌纱		3	
	晕针	判断		体位			应急	4	
	后期处理	针刺完毕，协助患者着衣						5	
		清理用物、核对针数，归还原处，洗手、做好记录						5	
评价（15分）	评估效果	患者体位正确、安全舒适（操作真实患者时未出现针刺意外，症状改善）						2	
		所选血络、刺法与施术部位符合病情，定位准确，操作熟练、无菌措施严格，刺入角度、深度、速度合理						5	
		医患沟通有效，符合临床实际，体现人文关怀						3	
	提问	专家就操作环节要点进行提问：针刺意外的预防等						5	
时间		考官签名				合计		100	

表 11-17　三棱针深刺血络法测试表

测试对象类别：　　　　姓名：　　　　年级：　　　　培训号：

临床场景：

项目		评分要点		分值	得分
说明：根据病历资料，补充必要的四诊信息（或问考官），评估病情、完成诊断辨证、制定方案并操作治疗全过程					
接诊与分析（20分）	接诊诊查			3	
	中医诊断	病机辨证辨经络		5	
	治法			3	
	针刺方法			3	
	穴位			3	
	操作要点描述			3	

続表

项目		评分要点							分值	得分
准备工作 （12分）	医师准备	衣帽整洁，仪表端庄，操作前洗手，戴口罩、帽子，物品器具准备齐全（三棱针、消毒液、止血带、无菌手套、无菌棉球）							5	
	环境准备	整洁、安全；必要时用屏风遮挡							2	
	患者准备	交代治疗目的、流程，了解患者疼痛耐受程度等，取得患者理解。沟通语言、动作体现人文关怀							5	
操作过程 （53分）	体位	协助患者选取舒适体位，充分暴露施术部位							5	
	定位	准确取穴(血络)，做好标记							5	
	手套	戴无菌手套							3	
	针前操作	止血带	施术部位远心端止血带						5	
		血络不显时	拍打、推揉、挤或捋							
	消毒	再次核对血络部位，"一位、一棉、不回头"（只做不说）							3	
	进针	捏针正确、角度得当、快速流畅，动作协调							2	
		押手	定络	刺手	拇、食、中指持针，刺入					
		刺入内涵要"三度"		角度	45°	速度	快速	深度	2~3毫米	3	
	出针	迅速							2	
	观察	随时询问患者对治疗的反应，及时调整或停止操作							5	
	出血	任流淤血。用无菌棉球擦干净血迹							3	
	刺后	无菌棉球按压针孔	75%乙醇消毒			敷无菌纱			3	
	晕针	判断		体位			应急		4	
	后期处理	针刺完毕，协助患者着衣							5	
		清理用物、核对针数，归还原处，洗手、做好记录							5	
评价 （15分）	评估效果	患者体位正确、安全舒适（操作真实患者时未出现针刺意外，症状改善）							2	
		所选血络、刺法与施术部位符合病情，定位准确，操作熟练、无菌措施严格。刺入角度、深度、速度合理							5	
		医患沟通有效，符合临床实际，体现人文关怀							3	
	提问	专家就操作环节要点进行提问：针刺意外的预防等							5	
时间		考官签名				合计			100	

4. 技能测试的关键技能描述

（1）三棱针点刺穴位法：须准确取穴，针前务必用推揉、捆扎或拍打中任意手法使局部充血。与皮肤呈45°进针，进针出针快速流畅，务必有出血或黏液数滴。

（2）三棱针浅刺血络法：血络不显时拍打、推揉、挤或捋，使血络显现。医师押手定络，刺手拇、食、中指持针刺入，务必做到角度准、速度快、深度佳。

（3）三棱针深刺血络法：施术部位远心端止血带，其余如三棱针浅刺血络法。

（4）仍须强调接诊与分析、知识点的考核：接诊与分析大部分知识点也是执业医师资格考试和住院医师规范化培训年度考、结业考的考试范围。多年来三类考试中，考查疾病诊断、治法、主穴、配穴、选穴以及出现或然证时如何进行加减是考试的重点和难点。

5. 考试范围与模拟测试

（1）考试范围：操作前准备、医患沟通、术前局部皮肤充血处理、进针手法、出针、针刺异常情况的识别与处理、操作后物品处置等。

（2）模拟测试案例。

题干：患者××，女，40岁。咽喉疼痛2天。拟取少商、大椎等穴施行治疗。

答题要求：叙述少商、大椎定位，并在被检者身上取穴；在模型上演示三棱针法点少商，并回答考官提问。（10分）

第五节　推拿操作技能测试与技能关键描述

一、课程目标

在成功完成此课程时，学员应能够：

（1）治疗前能应用中医学及针灸学基本理论、基本知识和四诊技能，系统评估患者。

（2）能正确诊断与辨证，合理选择推拿适应证。

（3）能熟练操作推拿技术，包括腧穴定位、推拿基本手法。

（4）能实施预防推拿异常情况发生的必要措施。

（5）能及时识别推拿异常情况，并进行紧急处理。

（6）在系统评估患者、推拿前准备和推拿治疗时，能动态询问、观察或检查患者，并向患者提供实时帮助。

（7）一次治疗结束后，向患者交代注意事项。

（8）在推拿治疗时，通过持续评估患者感受，以评估治疗过程的有效性，并不断改善疗效。

（9）讨论如何改善患者的预后。

（10）定义全程、有效的推拿治疗。

二、课程设计

在模拟考核案例中，将评估以下内容：

（1）对推拿核心知识和技能的掌握程度。

（2）掌握推拿科接诊方法、治疗前准备、治疗过程及治疗后的注意事项、流程图。

（3）合理运用推、拿、按、揉、捏脊、搓、抖、搓等手法。

（4）综合运用一指禅推法、弹拨法、摩法、捏法、点法、压法、扫散法、运法、摇法、拔伸法。

（5）了解颈椎斜扳法、胸椎对抗复位法、腰椎坐位旋转扳法、腰椎斜扳法。

（6）实施人文关怀和舒适医疗。

三、课程先决条件和准备

1. 常用腧穴
中医执业医师资格考试要求的80个穴位。

2. 熟悉十二经脉、经筋的基本理论

3. 小儿推拿特定穴

天门、坎宫、腹、天柱骨、脊柱、七节骨、心经、肝经、脾经、肺经、肾经、四横纹、板门、三关、六腑、天河水、肚角。

4. 推拿常用手法（表11-18）

推拿手法运用正确，操作时力度、频率、摆动幅度均匀，做到持久、有力、均匀、柔和、深透，能够根据不同部位、病情更换不同手法。

掌握：滚法、一指禅推法、按揉法、弹拨法、摩法、擦法、捏法。

熟悉：点法、压法、平推法、拿法、扫散法、运法、摇法、拔伸法。

了解：颈椎斜扳法、胸椎对抗复位法、腰椎坐位旋转扳法、腰椎斜扳法。

表 11-18　推拿常用手法

手法	动作要领	要求与注意事项
擦法	手背沿掌横弓排列呈弧面，第5掌指关节背侧着力，肘关节为支点，前臂主动推旋运动，频率120～160次/分	吸定点是小指掌指头面、颈项、肩，以及上肢部等部位的操作关节背侧；腕关节屈伸范围在120°左右；手法吸定于体表；压力、频率、摆动幅度要均匀；紧滚慢移
一指禅推法	以拇指指端着力；腕关节自然屈曲90°、沉肩，前臂带动腕关节摆动；频率120～160次/分	沉肩，垂肘，悬腕，指实，掌虚，紧推慢移
按揉法	按法与揉法的复合动作，分指按揉法、单掌按揉法和双掌按揉法	将按法与揉法进行有机结合，按揉并重，做到按中含揉，揉中寓按，刚柔相济，绵绵不绝；注意按揉法的节奏性，既不要过快，又不可过慢
弹拨法	拇指、手掌或肘着力于治疗部位，向下按压，做与肌腹、肌腱、腱鞘、韧带、条索等呈垂直方向的单向或来回拨动，分为拇指拨法、掌指拨法和肘拨法	先按后拨，用力由轻渐重；拨动时应垂直于肌腱、肌腹、条索；以上肢带动着力部位，掌指关节及指间关节不动；做拇指拨法时，拇指应做对掌运动
摩法	指摩法：四指并拢，指面附着于治疗部位，做环形而有节律的抚摩；掌摩法：手掌平置于治疗部位上，随腕关节连同前臂做环旋摩动	上肢及腕掌要放松，轻放于治疗部位；前臂带动腕及着力部位做环旋活动；动作要缓和协调；用力宜轻不宜重，速度宜缓不宜急；指摩法操作时，腕关节应保持一定的紧张度，掌摩法则腕部放松
擦法	掌擦法；大鱼际擦法；小鱼际擦法	上肢放松，腕关节平伸，前臂与腕骨处于同一水平，肩关节的屈伸活动为动力源，带动着力部位做直线运动；动作均匀连续，有如拉锯状，不可跳跃、跨越，也不可中途停顿；着力部位紧贴体表，压力均匀，不可使皮肤产生皱褶；应在一定的距离内摩擦，摩擦频率从快到慢，距离从长到短，摩擦至透热为度

续表

手法	动作要领	要求与注意事项
捏法	二指捏法；三指捏法；五指捏法	拇指与其余手指以指面着力，用力对称；动作要连贯而有节奏性，用力要均匀而柔和；捏拿肌肤松紧要适宜
点法	指端或关节突起部点按于治疗部位，分为拇指端点法、屈拇指点法，屈食指点法、肘点法和点穴棒点法	取穴要准，着力部位吸定，由轻到重、平稳持续施力，使刺激力量充分传到机体组织深部；无论何种点法，手指都应用力保持一定姿势，避免在点的过程中出现手指过伸或过屈，造成损伤
压法（按法）	以指或掌着力于体表，逐渐用力下压，分为指按法和掌按法	用力由轻渐重，稳而持续，使刺激充分达到深层组织；用力由轻到重，按而留之，再由重到轻；在治疗部位上垂直下压，操作应缓慢且有节律性
平推法	以指、掌、肘着力于治疗部位上，做单方向直线推动，分为指推法（拇指端推法、拇指平推法、三指推法）、掌推法、肘推法	着力部要紧贴体表，压力平稳适中，做到轻而不浮，重而不滞；要单方向直线推进，速度宜缓慢、均匀；应按经络走行、气血运行，以及肌纤维的方向推动；非两手同时在身体两侧做推法时，应单手平推
拿法	以单手或双手拇指与其他手指配合，拇指与其余手指的螺纹面相对用力，捏提施术部位的肌肤或肢体	腕关节适度放松；以拇指同其余手指的对合力进行轻重交替；连续不断地捏提，并略加揉动
扫散法	医师以一手扶住患者头部，勿令其来回摇动；另一手进行操作，以免引起患者眩晕等不适； 一手拇指伸直，其余四指并拢、微屈，将拇指桡侧面及其余四指指端置于头颞部，沿太阳—头维—耳后高骨—风池（胆经循行部位）单向推动； 手法压力适中，医师腕关节放松，以前臂屈伸运动带动腕关节作来回摆动； 紧贴皮肤的手指应顺发而动，头发较多者可将手指伸入发间进行操作，避免牵拉发根而致疼痛	操作时，应注意勿使患者头部摇动，导致发根疼痛。动作连贯，快慢适度，轻重有致，一气呵成

续表

手法	动作要领	要求与注意事项
运法	以拇指或中指螺纹面在一定穴位上做环形或弧形推动 一手托握住患儿手臂，另一手以拇指或中指的螺纹面着力，轻附着于治疗部位或穴位，做由此穴向彼穴的弧形运动，或在穴周做周而复始的环形运动，频率约为60次/分	操作时，医师着力部分要轻贴患者体表；用力宜轻不宜重；操作频率宜缓不宜急
摇法	颈项摇法、托肘摇肩法	两手协调配合，动作柔和，用力稳、准，除被摇动的关节外，避免产生晃动；摇动时速度由慢渐快；摇动方向和幅度要在生理许可范围内和患者能耐受范围内进行；幅度由小渐大，循序渐进
拔伸法	固定关节或肢体的一端，沿纵轴方向牵拉另一端，应用对抗的力量，使关节得到伸展，分颈椎拔伸法、腰椎拔伸法、肩关节拔伸法、腕关节拔伸法、指间关节拔伸法、膝关节拔伸法和踝关节拔伸法	拔伸动作要稳而缓，用力要均匀而持续；根据治疗部位的不同，控制好拔伸的方向；力度要由小到大，拔伸到一定程度后，则需要一个稳定而持续的牵引力；做肩关节和膝关节拔伸法时，速度要稍快

5. 推拿异常情况的识别、处理与预防

见表11-19。

表 11-19　推拿异常情况的识别、处理与预防

推拿异常情况	处理	预防
皮肤破损及瘀斑	1.皮肤破损者，在损伤处立即停止手法操作，做好局部皮肤的消毒；必要时请相关专科医师会诊； 2.局部小块瘀斑，一般不必处理，经过3日左右，可以自然吸收而消失； 3.局部青紫严重者，可先制动、冷敷；待出血停止后，再在局部及其周围使用轻柔的按揉、摩法等手法治疗，并配合湿热敷，以消肿、止痛，促进局部瘀血吸收消散	1.在使用擦法与按揉法时，可配合使用介质，防止破皮。擦法操作时，注意控制手法的产热度。施医师指甲不宜过长； 2.若非必要，治疗不宜选用过强的刺激手法； 3.对老年患者，使用手法必须轻柔，推拿时间也不宜过长； 4.对于急性软组织损伤患者，一般应在患者皮下出血停止后，在局部配合使用手法； 5.施术前详询病情，准确判断
软组织损伤	1.立即停止治疗，注意询问和检查患者损伤情况，以便及时处理； 2.24小时内制动、局部冷敷；24小时后可在局部使用轻柔手法，或配合湿热敷等治疗； 3.对椎间盘损伤严重者，可选用镇痛镇静类药物；经以上处理无效者，可用局部神经阻滞或消炎脱水类药物静脉滴注治疗	1.加强手法基本功练习，正确掌握动作要领，手法操作时不可使用暴力和蛮力； 2.不可经常使用脊柱旋转类扳法，且在使用时注意不要超越患者正常生理活动范围
疼痛	1.一般不需要做特别处理，停止推拿1~2日后，疼痛症状即可自行消失； 2.若疼痛较为剧烈，可在局部施行红外线治疗或配合揉法等轻柔手法操作，也可以配合湿热敷等；对于经以上处理症状不能缓解者，可酌情使用镇痛镇静类药物	对第1次接受推拿手法治疗的患者，手法要轻柔，局部施术的时间也不宜过长。对于精神紧张的患者，给予心理辅导和安慰，稳定其情绪

续表

推拿异常情况	处理	预防
骨折脱位	1.立即停止手法操作； 2.制动、固定，并做X线、CT或MRI等检查以明确诊断； 3.如不能准确判断病情，可请骨科医师会诊，做必要的针对性处理，及时进行复位、整复和固定	1.手法治疗前，要仔细检查、评估患者骨质情况。如有疑问，必须先行X线等检查，排除骨折及骨质病变或其他不宜推拿的病证； 2.医师必须熟悉人体解剖和各关节的正常生理运动幅度，使用运动关节类手法操作时必须在患者正常生理活动范围内进行，切忌用暴力、蛮力； 3.对于老年患者，根据患者情况选择合适体位，手法压力不宜过重，时间不宜过长； 4.患者的体位必须正确、舒适，以患者能耐受且有利于医师手法操作为原则
脊髓损伤	1.立即停止手法操作； 2.制动、固定，并做CT或MRI等检查以明确诊断； 3.及时请其他专科医师会诊，做必要的针对性处理	1.手法治疗前，特别是使用运动关节类手法时，要详问病史，明确诊断，必须先行X线等影像学检查，排除骨折及骨质病变或其他推拿禁忌证； 2.医师必须熟悉人体解剖和各关节的正常生理运动幅度，使用运动关节类手法操作时必须在患者正常生理活动范围内进行，切忌用暴力、蛮力
晕厥	1.立即停止手法操作； 2.使患者平卧于空气流通处，采取头低足高位，并让患者精神放松、配合深呼吸。轻者静卧片刻，饮温开水或糖水后即可恢复； 3.重者可配合按揉内关、合谷，掐水沟、十宣，拿肩井等，即可加速恢复； 4.必要时，应配合其他急救措施	1.施术前应详问病情，准确判断。施术过程中随时注意患者的体质情况、精神状态，以及对手法治疗的耐受性； 2.选择正确、舒适，且能持久接受推拿手法治疗的体位。一般以卧位为佳； 3.治疗时，手法刺激不宜过强，治疗时间也不宜过长； 4.饥饿状态、过度疲劳的患者，应待其进食、恢复体力后，再进行推拿治疗； 5.对初次接受推拿治疗和精神紧张的患者，应做好解释工作，以消除患者的顾虑； 6.注意保持诊疗室内的空气流通

6. 常见病的推拿疗法（表11-20）

（1）国家中医住院医师规范化培训标准（第一阶段）。

熟悉：落枕、颈椎病、腰椎间盘突出症、急性腰扭伤、腰肌劳损、肩关节周围炎、腰椎骨性关节炎、膝关节骨性关节炎、中风后遗症、婴幼儿腹泻。

了解：强直性脊柱炎、肱骨外上髁炎、踝关节扭伤、腕管综合征、不寐、痛经、眩晕、小儿肌性斜颈。

（2）国家中医住院医师规范化培训标准（第二阶段）。

熟悉：落枕、颈椎病、腰椎间盘突出症、急性腰扭伤、腰肌劳损、肩关节周围炎、腰椎骨性关节炎、膝关节骨性关节炎、中风后遗症、婴幼儿腹泻。

了解：强直性脊柱炎、肱骨外上髁炎、踝关节扭伤、腕管综合征、不寐、痛经、眩晕、小儿肌性斜颈。

表 11-20　常见病的推拿操作

疾病	治则	部位及取穴	操作
落枕	活血舒筋，温经通络，解痉止痛	颈项部、肩背部；风池、天柱、肩井、肩中俞、颈夹脊、天宗、落枕、阿是穴等	1. 一指禅推法：患侧颈项及肩部，反复3～5遍，配合颈项屈伸和侧屈被动运动； 2. 拇指按揉法：风池、天柱、肩井、肩中俞、天宗、落枕、阿是穴等，每穴1分钟； 3. 拿法：拿颈项部及风池、颈夹脊、肩井等，配合颈项屈伸运动，约3分钟； 4. 弹拨法：颈肩痉挛肌肉，以压痛点为重点，约3分钟； 5. 掌擦法：颈项部及肩背部，以透热为度； 6. 如伴有棘突偏歪，可施以颈椎旋转定位扳法整复
颈椎病	舒筋活血，解痉止痛，理筋	枕后部、颈肩背部、肩胛骨内缘；风池、风府、颈夹脊、大椎、肩井、天宗、阿是穴等	1. 㨰法、一指禅推法：患者颈部、肩部、上背部肌肉，约5分钟； 2. 拿揉法：颈项部，重点在肌肉痉挛处，可配合颈项部屈伸运动，可配合颈项部屈伸运动，反复3～5遍； 3. 拇指按揉法：颈部、肩背部及肩胛骨内缘痛点，反复3～5遍；风池、风府、颈夹脊、大椎、肩井、天宗、阿是穴等，每穴1分钟； 4. 㨰法：颈部、肩部、上背部肌肉，约5分钟； 5. 对棘突偏歪者进行颈椎旋转定位扳法整复（椎动脉型及脊髓型颈椎病慎用或禁用扳法）

续表

疾病	治则	部位及取穴	操作
腰椎间盘突出症	疏经通络，解痉止痛，行气活血，理筋整复	背腰部、下肢部；肾俞、大肠俞、腰阳关、环跳、承扶、殷门、委中、承山、昆仑等	1. 㨰法：脊柱两侧膀胱经（腰部为重点）、患侧臀部及下肢后外侧部，各3～5分钟； 2. 按揉法、弹拨法：患侧腰臀部及下肢后外侧，5～7分钟； 3. 指点法/肘点法：腰阳关、肾俞、居髎、环跳、承扶、委中、阿是穴等；横擦腰骶部，以透热为度； 4. 助手拔伸牵引，医师按压患处，使椎间隙增宽，促使髓核回纳； 5. 腰部斜扳法
急性腰扭伤	疏经通络，解痉止痛，理筋调整	背腰部、下肢部；腰背夹脊、肾俞、大肠俞、命门、腰阳关、环跳、委中、承山等	1. 按揉法：腰椎两侧骶棘肌，3～5分钟； 2. 拿揉法：腰背夹脊、肾俞、气海俞、命门、腰阳关、大肠俞等，每穴半分钟，以酸胀为度； 3. 点按法：肾俞、大肠俞等背俞穴及压痛点，每穴1分钟； 4. 弹拨法：痛点或肌痉挛处，每处2～3遍； 5. 后伸扳腰法、腰椎斜扳法、屈膝屈髋摇腰法； 6. 揉按法：腰骶部，先健侧后患侧，反复3～5遍； 7. 小鱼际擦法：直擦腰部两侧膀胱经，横擦腰骶部，以透热为度
腰肌劳损	舒筋通络，行气活血，解痉止痛	腰臀部；肾俞、腰阳关、大肠俞、关元俞、八髎、秩边、委中、承山等	1. 㨰法：两侧膀胱经，由轻到重，反复5～6遍； 2. 按揉法：肾俞、腰阳关、大肠俞、八髎等穴，以酸胀为度，以掌根在痛点周围按揉1～2分钟； 3. 揉法：腰臀及大腿后外侧； 4. 点按：秩边、委中、承山等穴，约5分钟； 5. 弹拨法、点压法：痛点及肌痉挛处，反复3～5遍； 6. 小鱼际擦法：直擦腰背两侧膀胱经，横擦腰骶部，以透热为度； 7. 腰部斜扳法：左右各1次，再取仰卧位，屈髋屈膝被动运动数次

续表

疾病	治则	部位及取穴	操作
肩关节周围炎	温经活血，通络止痛，松解粘连，滑利关节	肩臂部；肩井、肩髃、肩前、肩贞、天宗、秉风、曲池、手三里、合谷等	1. 擦法、揉法：肩臂部，重点在肩前部、三角肌部及肩后部等压痛明显处，配合患肢被动外展、旋外和旋内； 2. 拿捏法：上臂部，5分钟； 3. 点按法、弹拨法：肩井、肩髃、肩前、肩贞、天宗、秉风等穴，5分钟，以酸胀为度； 4. 弹拨法：粘连部位或痛点，视患者的疼痛耐受能力酌情施术； 5. 摇法：一手扶患肩，另一手握腕部或托肘，以肩为轴环转摇动，幅度由小到大，反复10次； 6. 拿捏法：肩部，2分钟； 7. 搓法：从肩部到前臂，反复上下搓动3遍，并牵抖患肢半分钟，自肩部沿上臂外侧向掌根推2次
中风后遗症	平肝息风，行气活血，舒筋通络，滑利关节	大椎、肩井、臂臑、曲池、手三里、合谷、居髎、环跳、殷门、承扶、委中、承山、昆仑、血海、足三里、阳陵泉、风市、梁丘、肾俞、大肠俞、命门等穴	1. 按法：背部脊柱两侧，5~8分钟，在腰骶部配合腰后伸被动运动；臀部、下肢后侧及跟腱，3分钟，配合髋外展被动运动；按揉大椎、膈俞、肾俞、命门、大肠俞、环跳、委中、承山诸穴，以酸胀为度；居髎、风市、阳陵泉，3分钟，并按揉上述穴位，以酸胀为度； 2. 擦法：擦腰骶部，以透热为度； 3. 揉法：施法于大腿前侧、小腿前外侧至足背部，并使患侧膝关节做极度屈曲，背伸踝关节，揉伏兔、梁丘、两膝眼、足三里、丘墟、解溪、太冲诸穴位，以酸胀为度，拿委中、承山、昆仑、太溪穴位，以有酸、胀、麻的感觉为佳； 4. 推拿手法：施法于肩井和肩关节周围到上肢掌指部5分钟，在肩前缘结合肩关节上举、外展的被动运动，在腕部结合腕关节屈伸被动运动；按揉肩内陵，以酸胀为度；拿曲池、合谷，以酸胀为度；摇掌指关节，捻指关节，最后搓肩部及上肢； 5. 一指禅推法：下关、颊车、地仓、水沟、承浆，5~8分钟； 6. 拿法：两侧风池、肩井

续表

疾病	治则	部位及取穴	操作
肱骨外上髁炎	行气活血，通络止痛，理筋解痉	前臂桡、背侧；阿是穴、尺泽、曲池、手三里、外关、合谷等	1. 擦法：从肘部沿前臂背侧治疗，往返10遍； 2. 拇指点揉法：曲池、手三里、尺泽、少海等穴位，约2分钟，以酸胀为度；配合拿法，沿伸腕肌往返提拿10遍； 3. 推拿手法：右手持腕，使患肢右前臂旋后位，左手用屈曲的拇指端压于肱骨外上髁前方，其余四指放于肘关节内侧；右手逐渐屈曲肘关节至最大限度，左手拇指用力按压肱骨外上髁的前方，然后伸直肘关节；同时左手拇指推至患肢桡骨头之前上面，沿桡骨头前外缘弹拨伸腕肌起点。或将右前臂旋前位，放置桌上，肘下垫物，医师以拇指向外方紧推邻近桡侧腕长伸肌、短伸肌，反复10遍； 4. 掌擦法：肘外侧沿伸腕肌治疗2分钟，以透热为度
踝关节扭伤	疏经通络，活血散瘀	踝关节周围；阳陵泉、丘墟、绝骨、然谷、照海、申脉等	1. 按揉法：踝部，先从患部到周围，接着自外踝经小腿外侧至阳陵泉，按揉3遍，重点在阳陵泉、丘墟、绝骨、然谷、照海、申脉等穴位，以酸胀为度； 2. 一指弹推法：痛处，从局部向周围扩展，约3分钟； 3. 拔伸法：拔伸踝关节数次，并作小幅度内外旋动； 4. 摇法：做踝关节摇法数次； 5. 小鱼际擦法：擦足背部，并经踝至小腿，以温热为度
腕管综合征	舒筋通络，活血化瘀	腕部；曲泽、鱼际、阳池、阳溪、大陵、合谷、内关、劳宫、列缺、外关、阿是穴等	1. 一指禅推法：前臂至手腕沿心包经往返3~4遍，在腕管及大鱼际处重点治疗，先轻后重； 2. 拇指点揉法：曲泽、内关、大陵、鱼际等，约2分钟，以局部酸胀为度； 3. 双手握患者掌部，一手在桡侧，另一手在尺侧，拇指平放于腕关节背侧，拇指指端按入腕关节背侧间隙内，在拔伸情况下摇晃腕关节；将手腕在拇指按压下背伸至最大限度，随即屈曲，并左右旋转其手腕2~3次（拔伸：第1、2、3、4指，弹响为佳；摇法：腕关节及指关节）； 4. 掌擦法：擦腕掌部1分钟，以透热为度

续表

疾病	治则	部位及取穴	操作
不寐	宁心安神，平衡阴阳	背部督脉、华佗夹脊等部位，印堂、神庭、太阳、睛明、攒竹、鱼腰、角孙、百会、风池、安眠、心俞、肝俞、脾俞、胃俞、肾俞、命门等穴位	1. 一指禅推法："小∞字"和"大∞字"推法，反复分推3～5遍； 2. 指按、指揉法：印堂、攒竹、睛明、鱼腰、太阳、神庭、角孙、百会，每穴1分钟； 3. 抹法：抹前额3～5遍； 4. 五指拿法：从前额发际处至风池处，3～5遍； 5. 扫散法：约1分钟； 6. 指尖击法：前额部至头顶，3～6遍； 7. 背部、腰部操作：重点治疗心俞、肝俞、脾俞、胃俞、肾俞、命门等，时间约5分钟； 8. 捏脊法：自下而上，3～4遍； 9. 掌推法：自上而下地推背部督脉，3～4遍
痛经	通调气血	气海、关元、章门、期门、足三里、肾俞、八髎、肝俞、膈俞、脾俞、胃俞等	1. 摩法：顺时针方向摩小腹5分钟； 2. 一指禅推法：气海、关元，每穴约2分钟； 3. 平推法：腰部脊柱两旁及骶部5分钟； 4. 按揉法：肾俞、八髎，每穴1～2分钟； 5. 掌擦法：横擦八髎，使之有温热感
眩晕	补虚泻实，调整阴阳	项肩部太阳经、少阳经及督脉循行部位；印堂、攒竹、鱼腰、睛明、四白、百会、太阳等，前额、头顶、眼眶、风府、风池、新设、肩井、大椎	1. 一指禅推法："小∞字"和"大∞字"推法，分推3～5遍； 2. 指按、指揉法：印堂、攒竹、鱼腰、四白等穴位，每穴约1分钟； 3. 抹法：抹前额3～5遍； 4. 五指拿法：从前额发际处至风池处，3～5遍； 5. 扫散法：双手扫散约1分钟； 6. 指尖击法：前额部至头顶，3～6遍。

续表

疾病	治则	部位及取穴	操作
小儿肌性斜颈	舒筋活血，软坚散结	胸销乳突肌、肩部、肩井	1. 推揉法：患侧的胸锁乳突肌，可用拇指螺纹面揉，或食、中、无名指螺纹面揉5～6分钟； 2. 拿捏法：患侧胸锁乳突肌往返3～5分钟，用力宜轻柔； 3. 牵拉扳颈法：医师一手扶住患侧肩部，另一手扶住患儿头顶，使患儿头部渐渐向健侧肩部牵拉倾斜，逐渐拉长患侧胸锁乳突肌，幅度由小渐大，在生理范围内反复进行数遍； 4. 推揉法：患侧胸锁乳突肌推揉3～5分钟； 5. 拿法：轻拿肩井3～5遍结束

四、课程完成要求

要成功完成推拿课程，并获得课程完结证书，学员必须：

（1）通过80个穴位定位测试，最低分数为满分的80%。

（2）通过模拟接诊患者、分析病情、制定诊疗方案测试，最低分数为满分的80%。

（3）通过推拿操作技能，能展示推、拿、按、揉、捏脊、擦、抖、搓等基本手法，能综合运用一指禅推法、弹拨法、摩法、捏法、点法、压法、扫散法、运法、摇法、拔伸法治疗颈椎病、腰椎间盘突出症、肩周炎、婴幼儿腹泻、中风后遗症；展示完成技能学习站要求掌握的能力。

五、推拿诊疗操作

（一）接诊、病情评估与诊疗分析

见本章第一节。

（二）操作前的准备

见本章第二节。

（三）操作步骤

1. 体位

协助患者选取合适体位，充分暴露推拿部位。

（1）仰卧位：上肢或下肢采取外展位、内收位、屈曲位等，颜面、胸腹及四肢前侧等部位的操作。

（2）俯卧位：肩背、腰臀及下肢后侧等部位的操作。

（3）侧卧位：肩背、腰臀及下肢后侧等部位的操作。

（4）端坐位：头面、颈项、肩，以及上肢部等部位的操作。

（5）俯坐位：颈项、肩背等部位的操作。

2. 定位

根据患者病情选择正确推拿手法，定位准确、合理。

3. 操作

具体操作参照表11-18推拿常用手法。

4. 观察

随时询问患者对手法治疗的反应，及时调整或停止操作。

5. 推拿异常情况的识别、处理与预防

具体操作参照表11-19推拿异常情况的识别、处理与预防。

6. 交代注意事项及随诊、复诊事项

推拿完毕，协助患者着衣，清理用物并将其归还原处，洗手，做好记录。向患者交代注意事项、随诊和复诊事项。

六、推拿技能测试与测试表

（一）中医/中西医执业医师资格考试——推拿手法

1. 推拿手法的测试形式

中医/中西医结合执业医师资格考试中的推拿手法操作，一般与腧穴定位一起出题。题干以临床病例或临床问题的形式出现。要求一般有3个，第一是叙述腧穴的具体定位并在被检者身上取穴，第二是在模型上推拿手法，第三是回答考官提问。

2. 测试题举例

测试题干

患者××，男，45岁，左肩疼痛、酸重7日。拟取肩井、肩髃施行治疗。

测试要求

叙述肩井、肩髃定位，并在被检者身上取穴；在模型上行拿肩井法。

答案与评分要点

（1）腧穴定位与取穴（表11-21）。

肩井：肩胛区，第7颈椎棘突与肩峰最外侧点连线的中点。（0.5分）

肩髃：三角肌区，肩峰外侧缘前端与肱骨大结节两骨间凹陷处。（0.5分）

腧穴定位与取穴评分要点：穴位叙述正确各0.5分，操作正确各1分。

表 11-21 肩井、肩髃的定位与取穴

肩井	肩髃
在肩胛区，第7颈椎棘突与肩峰最外侧点连线的中点（图A、图B）	在三角肌区，肩峰外侧缘前端与肱骨大结节两骨间凹陷处（图A、图B、图C）

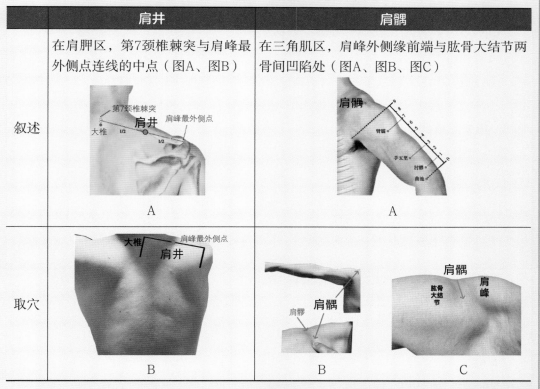

（2）拿肩井的操作与评分要点。

①以单手或双手拇指与其他手指配合，拇指与其余手指螺纹面相对用力（图11-11）。（1.5分）

②腕关节适度放松（图11-12）。（1分）

③捏住施术部位的肌肤或肢体（图11-13）。（1分）

④以拇指同其余手指的对合力进行，轻重交替（图11-14）。（1.5分）

⑤连续不断地捏提并略微揉动。（2分）

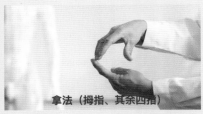

图11-11 拇指与其余手指的螺纹
面相对用力

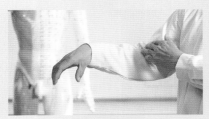

图11-12 腕关节适度放松

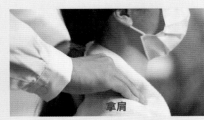

图11-13 捏住施术部位的肌肤或
肢体

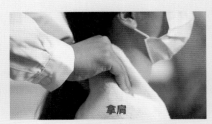

图11-14 以拇指同其余手指的对合
力进行，轻重交替

3. 推拿手法测试表

为了与平时使用的测试表一样保持直观性，我们把评分标准表格化（表11-22、表11-23）。

表 11-22 推拿手法测试表

测试对象类别： 姓名： 年级： 证（考）号：

项目	评分要点			分值	得分
说明：根据病历资料，补充必要的四诊信息（或问考官），评估病情、完成诊断辨证、制定方案，并操作治疗全过程					
接诊与分析（18分）	接诊诊查			3	
	中医诊断	病机辨证 辨经络		5	
	治法			3	
	区域（主穴）	区域（配穴）		3	
	区域（选穴）			2	
	操作要点描述			2	

续表

项目		评分要点						分值	得分
准备工作 （12分）	医师准备	衣帽整洁，仪表端庄，操作前洗手，戴口罩、帽子						2	
	环境准备	整洁、安全；必要时用屏风遮挡						2	
	患者准备	交代推拿手法治疗必要性和目的，操作流程；了解患者疼痛耐受程度等，取得患者理解。沟通语言、行为动作要体现人文关怀						5	
	物品准备	消毒物品、治疗巾等器具准备						3	
操作过程 （57分）	体位	协助患者选取舒适体位，充分暴露推拿部位						5	
	基本手法	沉肩		垂肘		悬腕	紧推慢移	5	
	推法	拇指端推法、拇指平推法、三指推法、掌推法、肘推法，5选2进行演示						5	
		指端	平推		三指推	掌推下肢	肘推		
	拿法	基本手法	拇指+四指			沉肩、垂肘、悬腕		5	
		拿项部		拿肩井		拿上肢	拿小腿		
	按法	基本要求	垂直逐渐用力、深压渗透、按一揉三					5	
		基本手法	逐渐用力		深压		按而留之		
		拇指按		中指按		掌按（单手或双手）			
	揉法	吸定、幅度	指揉、掌揉、鱼际揉、前臂揉，4选2进行演示					5	
		指揉膻中		用指腹		频率（120～160次/分）			
		掌揉胃脘		鱼际揉额部		频率（120～160次/分）			
		前臂揉背	频率100次/分			肘揉臀			
	捏脊	二指捏脊	拇指		四肢	移动方向		5	
		三指捏脊							
	擦法	小鱼际		四掌指		小指	前臂	5	

续表

项目			评分要点				分值	得分
操作过程（57分）	搓法	夹紧	频率 200次/分		紧搓慢移		5	
		搓肩	搓上肢		搓下肢	搓胁肋		
	抖法	抖上肢	抖下肢		抖腰部		5	
	后期处理	推拿完毕，协助患者着衣，交代注意事项及随诊、复诊事项					4	
		清理用物、归还原处，洗手，做好记录					3	
评价（13分）	评估效果	患者体位正确、安全舒适（操作真实患者时未出现推拿意外，症状改善）					2	
		所选穴（区域）位与手法符合病情，定位准确，操作熟练、无菌措施严格，推拿时间合理					3	
		医患沟通有效，符合临床实际，体现人文关怀					3	
	提问	专家就操作环节要点进行提问：推拿意外的预防等					5	
时间			考官签名			合计	100	

表 11-23 推拿手法测试表
［颈椎病（执业医师阶段）］

测试对象类别：　　　　姓名：　　　　年级：　　　　证（考）号：

项目		评分要点			分值	得分
说明：根据病历资料，补充必要的四诊信息（或问考官），评估病情、完成诊断辨证、制定方案，并操作治疗全过程						
接诊与分析（18分）	接诊诊查				3	
	中医诊断		病机辨证辨经络		5	
	治法				3	
	区域（主穴）		区域（配穴）		3	
	区域（选穴）				2	
	操作要点描述				2	

续表

项目		评分要点				分值	得分
准备工作（12分）	医师准备	衣帽整洁，仪表端庄，操作前洗手，戴口罩、帽子				2	
	环境准备	整洁、安全；必要时用屏风遮挡				2	
	患者准备	交代推拿手法治疗必要性和目的，操作流程；了解患者疼痛耐受程度等，取得患者理解。沟通语言、行为动作要体现人文关怀				5	
	物品准备	消毒物品、治疗巾等器具				3	
操作过程（57分）	体位	协助患者选取舒适体位，充分暴露推拿部位				5	
	基本手法	沉肩	垂肘	悬腕	紧推慢移	5	
	推法	拇指端推颈百劳		肘推肩井		5	
		要求：直线运动					
	拿法	拿项部		拿肩井		5	
		要求：拇指+四指、提捏揉					
	按法	拇指按风池		中指按肩井		5	
		要求：垂直逐渐用力、深压渗透、按一揉三，按而留之					
	揉法	指揉大椎		鱼际揉项部		5	
		要求：吸定、幅度、频率120~160次/分					
	捏脊	二指捏脊		三指捏脊		5	
		要求：拇指与他指指面着力，用力对称；节奏连贯，均匀柔和；松紧适宜					
	擦法	擦项部		擦肩井		5	
		要求：紧擦慢移，部位分别为小鱼际、四掌、小指、前臂					
	搓法	搓肩		搓上肢		5	
		要求：夹紧、快速、紧搓慢移，频率200次/分					
	抖法	抖上肢				5	
		要求：双手放松，握住腕手，与正中线呈60°，双手连续、小幅上下抖动、抖动波传肩					
	后期处理	推拿完毕，协助患者着衣，交代注意事项及随诊、复诊事项				4	
		清理用物、归还原处，洗手，做好记录				3	
评价（13分）	评估效果	患者体位正确、安全舒适（操作真实患者时未出现推拿意外，症状改善）				2	
		所选穴（区域）位与手法符合病情，定位准确，操作熟练、无菌措施严格，推拿时间合理				3	
		医患沟通有效，符合临床实际，体现人文关怀				3	
	提问	专家就操作环节要点进行提问：推拿意外与预防等				5	
时间		考官签名		合计		100	

（二）住院医师规范化培训推拿操作测试要求

1. 考核测试表

见表11-24、表11-25。

表 11-24　推拿手法测试表
［颈椎病（规范化培训阶段）］

测试对象类别：　　　姓名：　　　年级：　　　证（考）号：

项目	评分要点		分值	得分
说明：根据病历资料，补充必要的四诊信息（或问考官），评估病情、完成诊断辨证、制定方案，并操作治疗全过程				
接诊与分析 （12分）	接诊诊查		2	
	中医诊断	病机辨证辨经络	2	
	治法		3	
	区域（主穴）	区域（配穴）	3	
	区域（选穴）			
	操作要点描述		2	
准备工作 （8分）	医师准备	衣帽整洁，仪表端庄，操作前洗手，戴口罩、帽子	2	
	环境准备	整洁、安全；必要时用屏风遮挡	2	
	患者准备	交代推拿手法治疗必要性和目的，操作流程；了解患者疼痛耐受程度等，取得患者理解。沟通语言、行为动作要体现人文关怀	2	
	物品准备	消毒物品、治疗巾等器具准备	2	
操作过程 （67分）	体位	协助患者选取舒适体位，充分暴露推拿部位	5	
	基本要求	操作时力度、频率、摆动幅度均匀，做到持久、有力、均匀、柔和、深透	5	
	推法	拇指端推颈百劳　　　肘推肩井	5	
		要求：沉肩、垂肘、悬腕、指实、掌虚、直线运动、紧推慢移		
	拿法	拿项部　　　拿肩井	5	
		要求：拇指+四指、提捏揉、轻重交替；连续不断地捏提并略揉动		
	按法	拇指按风池　　　中指按肩井	5	
		要求：垂直逐渐用力、深压渗透、按一揉三，按而留之		
	揉法	指揉大椎　　　鱼际揉项部	5	
		要求：吸定、幅度、频率120~160/分。按揉并重，刚柔相济，绵绵不绝，节奏快慢适中		
	捏脊	二指捏脊　　　三指捏脊	5	
		要求：拇指与他指指面着力，用力对称；节奏连贯，均匀柔和；松紧适宜		

续表

项目		评分要点				分值	得分
操作过程（67分）	擦法	擦项部		擦肩井		5	
		要求：吸定点是小指掌指关节背侧；腕关节屈伸范围在120°左右；手法吸定于体表；压力、频率、摆动幅度要均匀；频率120~160次/分；紧擦慢移					
	搓法	搓肩		搓上肢		5	
		要求：夹紧、快速、紧搓慢移，频率200次/分					
	抖法	抖上肢				5	
		要求：双手放松，握住腕手，与正中线呈60°，双手连续、小幅上下抖动、抖动波传肩					
	擦法	小鱼际擦法项部				5	
		要求：臂松、腕平、肩屈伸为动力、直线运动、均匀连续；紧贴体表，压力均匀；摩擦频率从快到慢，距离从长到短，摩擦至透热为度					
	摇法	颈项摇法				5	
		要求：两手配合，动作柔和，用力稳准，由慢渐快，幅度由小渐大，循序渐进					
	后期处理	推拿完毕，协助患者着衣，交代注意事项及随诊、复诊事项				4	
		清理用物、归还原处，洗手，做好记录				3	
评价（13分）	评估效果	患者体位正确、安全舒适（操作真实患者时未出现推拿意外，症状改善）				2	
		所选穴（区域）位与手法符合病情，定位准确，操作熟练、无菌措施严格，推拿时间合理				3	
		医患沟通有效，符合临床实际，体现人文关怀				3	
	提问	专家就操作环节要点进行提问：推拿意外与预防等				5	
时间		考官签名		合计		100	

表 11-25 推拿手法测试表（基地评估或结业考用）

准考证号： 姓名： 专业：

项目		评分要点	分值	扣分及原因
准备工作（22分）		患者准备：中医辨证、舌脉等；交代推拿手法治疗必要性、操作流程，了解患者疼痛耐受程度等，取得患者理解	10	
		环境准备：整洁、安全；必要时用屏风遮挡	4	
		医师准备：衣帽整洁，仪表端庄，操作前洗手、戴口罩；技能操作相关器具准备齐全	8	
操作过程（63分）	体位	协助患者选取合适体位，充分暴露推拿部位	6	
	手法	根据患者病情选择正确的推拿手法，定位准确、合理	7	
		推拿手法运用正确，操作时力度、频率、摆动幅度均匀，做到持久、有力、均匀、柔和、深透，能够根据不同部位、病情更换不同手法 ①㨰法 动作要领：手背沿掌横弓排列成弧面，以第5掌指关节背侧着力，肘关节为支点，前臂主动推旋运动，频率120～160次/分。 要求与注意事项：吸定点是小指掌指关节背侧；腕关节屈伸范围在120°左右；手法吸定于体表；压力、频率、摆动幅度要均匀；紧㨰慢移 ②一指禅推法 动作要领：以拇指指端着力，腕关节自然屈曲90°、沉肩，前臂带动腕关节摆动；频率120～160次/分。 要求与注意事项：沉肩、垂肘、悬腕、指实、掌虚、紧推慢移 ③擦法 动作要领：掌擦法、大鱼际擦法和小鱼际擦法。以肩关节为支点，上臂主动运动，通过肘关节、前臂、腕关节使掌面或大、小鱼际做前后方向的连续擦动 要求与注意事项：上肢放松，腕关节平伸，前臂与腕骨处于同一水平，肩关节的屈伸活动为动力源，带动着力部位做直线运动；动作均匀连续，有如拉锯状，不可跳跃、跨越，也不可中途停顿；着力部位紧贴体表，压力均匀，不可使皮肤产生皱褶；应在一定的距离内摩擦，摩擦频率从快到慢，距离从长到短，摩擦至透热为度 ④摇法（摇颈、肩法） 动作要领：颈项摇法和托肘摇肩法。 要求与注意事项：两手协调配合，动作柔和，用力稳、准，除被摇动的关节外，避免产生晃动；摇动时，速度由慢渐快；摇动方向和幅度要在患者生理许可范围内和患者能耐受范围内进行，幅度由小渐大，循序渐进	30	
		随时询问患者对手法治疗的反应，及时调整或停止操作	10	

续表

项目		评分要点	分值	扣分及原因
操作过程（63分）	后期处理	推拿完毕，协助患者着衣	5	
		清理用物、归还原处，洗手，做好记录	5	
评价（15分）	评估效果	患者体位合适、安全舒适，局部皮肤无损伤，症状改善	2	
		所选穴位与手法符合病情，部位准确，操作熟练，推拿时间合理	5	
		医患沟通有效，符合临床实际，体现人文关怀	3	
	提问	专家就操作环节要点进行提问	5	
考官签名：		考核日期：　　　　　得分（100分）：		

2. 考试范围与模拟测试

（1）考试范围：操作前准备、医患沟通、手法、推拿异常情况的识别与处理、操作后的物品处置等。

（2）模拟测试案例。

题干：患者××，女，40岁。腰腿疼2天。拟取肾俞、委中等穴施行治疗。

答题要求：叙述肾俞、委中定位，并在被检者身上取穴；叙述并演示大鱼际揉法，回答考官提问。（10分）

第六节　艾灸操作技能测试与技能关键描述

（一）中医/中西医结合执业医师资格考试——灸法

1. 灸法的测试形式

中医/中西医结合执业医师资格考试中的艾灸法操作，一般与腧穴定位一起出题。题干以临床病例或临床问题的形式出现。要求一般有3个，第一是叙述腧穴的具体定位并在被检者身上取穴，第二是在模型上行灸法操作，第三是回答考官提问。

2. 测试题举例

测试题干1

患者××，女，28岁。头痛、恶寒1日。拟取大椎、风池施行治疗。

测试要求

（1）叙述大椎、风池穴定位，并在被检者身上取穴。

（2）在模型上行艾条温和灸的操作。

（3）如果是昏厥、局部知觉迟钝的患者，应如何操作？

答案与评分要点

（1）腧穴定位与取穴（表11-26）。

大椎：背部后正中线上，第7颈椎棘突下凹陷处。（0.5分）

风池：在颈后区，枕骨之下，胸锁乳突肌上端与斜方肌上端之间的凹陷处。（1.5分）

腧穴定位与取穴评分要点：穴位叙述正确各0.5分，操作正确各1分。

表 11-26　大椎、风池的定位与取穴

	大椎	风池
叙述	位于背部，后正中线上，第7颈椎棘突下凹陷处（图A、图B）	在颈后区，枕骨之下，胸锁乳突肌上端与斜方肌上端之间的凹陷处（图A、图B）
	A	A
取穴	B	B

（2）艾条温和灸的操作与评分要点。

①选择合适艾条，点火用具（图11-15）。（0.5分）

②选择合适体位，充分暴露施术部位（图11-16）。（1分）

③将艾条的一端点燃（图11-17），对准施灸部位，距皮肤2～3厘米进行熏烤（图11-18）。

　　（1.5分）

④施灸过程中，考生需询问患者的感受（图11-19）。（以局部有温热感而无灼痛为宜，一般每处

　　灸10～15分钟，至皮肤出现红晕为度）（2分）

⑤灸毕，清理艾灰等（图11-20）。（1分）

（3）回答考官提问。

对于昏厥、局部知觉迟钝的患者，考生可将食、中指二指分张，置于施灸部两侧（图11-21），以手指感觉并测知患者局部的受热程度，随时调节施灸距离，防止烫伤。（2分）

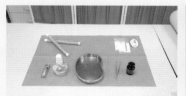

图 11-15　选择合适艾条，
点火用具

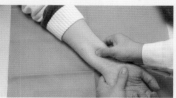

图 11-16　选择合适体位，
充分暴露施术部位

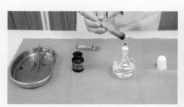

图 11-17　点燃艾条

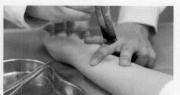

图 11-18　对准施灸部位熏烤，
距皮肤 2～3 厘米

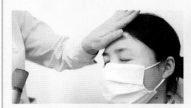

图 11-19　施灸过程中，考生需
询问患者的感受

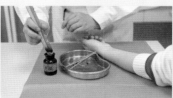

图 11-20　灸毕，清理艾灰

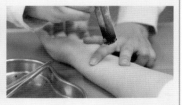

图 11-21　对于昏厥、局部知觉
迟钝的患者，可将食、中指二
指分张，置于施灸部两侧

患者××，女，30岁。月经第1天，少腹疼痛。拟取关元、肾俞施行治疗。

测试要求

（1）叙述关元、肾俞定位，并在被检者身上取穴。

（2）在模型上行温灸器灸法操作。

（3）考官提问。

答案与评分要点

（1）腧穴定位与取穴（表11-27）。

关元：下腹部，脐中下3寸。

肾俞：背部，第2腰椎棘突下，后正中线旁开1.5寸

腧穴定位与取穴评分要点：穴位叙述正确各0.5分，操作正确各1分。

表 11-27　关元、肾俞的定位与取穴

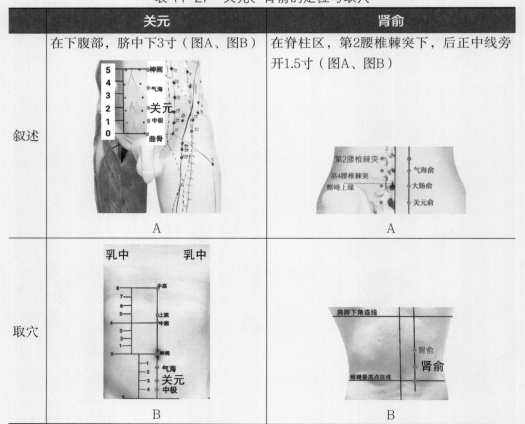

	关元	肾俞
叙述	在下腹部，脐中下3寸（图A、图B） A	在脊柱区，第2腰椎棘突下，后正中线旁开1.5寸（图A、图B） A
取穴	B	B

（2）温灸器灸法的操作与评分要点。

①选择温灸器具、艾条、火柴或打火机等操作用具；选择并暴露施术部位（图11-22）。

（0.5分）

②点燃合适长度的艾条，装入温灸器（图11-23）。（2分）

③将温灸器置于腧穴或应灸部位（图11-24）。（2分）

④艾条燃烧数分钟后，观察施灸部位有无红晕。

（考官可提问：一般灸多久？答：一般灸10～15分钟后移灸其他穴位）（2分）

⑤操作完毕，用镊子取出艾条，采用合适方法熄灭艾条（如浸水法、套帽法），并说明如何防止

艾条复燃。（0.5分）

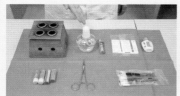 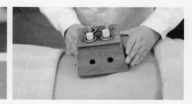

图11-22　准备用物　　　　图11-23　艾条长度适宜，一　　图11-24　将温灸器稳妥
　　　　　　　　　　　　　头点燃后放置于温灸器中　　　　放置于相应的部位

【测试内涵1】隔姜灸

【操作方法及步骤】

①选取部位。

②将鲜姜切成直径2～3厘米，厚0.2～0.3厘米的薄片，中间以针刺数孔。

③将姜片置于应灸腧穴部位或患处，再将艾炷放在姜片上点燃施灸。

④当艾炷燃尽，易炷再灸。

【测试内涵2】隔蒜灸

【操作方法及步骤】

①选取部位。

②用鲜蒜头切成厚0.2～0.3厘米的薄片，中间以针刺数孔（捣蒜如泥亦可），置于应灸腧穴或

患处。

③将艾炷放在蒜片上，点燃施灸。

④待艾炷燃尽，易炷再灸，直至灸完规定壮数。

【测试内涵3】雀啄灸

【操作方法及步骤】

①选取部位。

②施灸时，艾条点燃的一端与施灸部位的皮肤并不固定在一定距离，而是像鸟雀啄食一样，一上一下活动地施灸。

【测试内涵4】回旋灸

【操作方法及步骤】

①选取部位。

②施灸时，艾条点燃的一端与施灸部位的皮肤虽然保持一定距离，但不固定，而是向左右方向移动或反复旋转地施灸。

【自测题】

患者刘×，男，63岁。左肩困重疼痛，伴活动受限半年。拟取条口、肩髃施实按灸治疗。

【测试要求】

（1）叙述条口、肩髃定位，并在被检者身上取穴。

（2）在模型上行实按灸。

（3）考官提问：实按灸时要注意什么？

3. 灸法测试表

为了与平时使用的测试表一样保持直观性，我们把评分标准表格化（表11-28）。

表 11-28　灸法测试表（2022 年 7 月起住培一年级用）

测试对象类别：　　　　姓名：　　　　年级：　　　　培训号：

场景：

项目		评分要点	分值	得分
说明：根据病历资料，补充必要的四诊信息（或问考官），评估病情、完成诊断辨证、制定方案，并操作治疗全过程				
接诊与分析（20分）	接诊诊查	主症，伴随，诱发、轻重因素，望闻切	3	
	中医诊断	病机辨证辨经络	5	
	治法		3	
	主穴		3	
	配穴		2	
	选穴		2	
	操作要点描述		2	

续表

项目		评分要点				分值	得分
准备工作 （12分）	医师准备	衣帽整洁，仪表端庄，操作前洗手，戴口罩、帽子				2	
	环境准备	整洁、安全；必要时用屏风遮挡				2	
	患者准备	交代治疗目的、流程，了解患者疼痛耐受程度等，取得患者理解。沟通语言、行为动作要体现人文关怀				5	
	物品准备	物品、器具等准备				3	
操作过程 （58分）	体位	协助患者选取舒适体位，充分暴露部位，并注意防寒保暖				5	
	定位	准确取穴，做好标记				3	
	灸法	根据病情选择正确的灸法				2	
	原则	点燃	定穴		顺序（先阳后阴）	5	
	艾条灸	温和灸 一手	艾距（2～5厘米）	皮肤情况	时间10～15分钟	15	
		雀啄灸 一手	如雀啄	皮肤情况	时间5分钟		
		回旋灸 一手	悬与旋	皮肤情况	时间20～30分钟		
	艾炷灸	直接灸 制作	涂油 放艾	换艾	壮数	15 （隔物4选1）	
		间接灸 制作	涂油 放艾	换艾	壮数		
		隔姜灸	隔蒜灸	隔盐灸	隔附子饼灸		
	观察	随时询问患者对治疗的反应，及时调整或停止操作				5	
	熄火	及时	正确	无危险		3	
	后期处理	灸毕，协助患者着衣，交代注意事项及随诊、复诊事项				3	
		清理用物，归还原处，洗手，做好记录				2	
评价 （10分）	评估效果	患者体位正确、安全舒适；皮肤无烫伤，衣物无烧损，症状改善				2	
		所选穴位与手法符合病情，定位准确，操作熟练，艾灸时间合理				2	
		医患沟通有效，符合临床实际，体现人文关怀				3	
	提问	专家就操作环节要点进行提问：艾灸意外的预防与处理等				3	
时间		考官签名			合计	100	

（二）住院医师规范化培训灸法操作测试要求

1. 考核测试表

见表11-29。

表 11-29　艾灸疗法测试表
（以肩痹为例）

测试对象类别：　　　　姓名：　　　　年级：　　　　培训号：

场景：

项目		评分要点			分值	得分
说明：根据病历资料，补充必要的四诊信息（或问考官），评估病情、完成诊断辨证、制定方案，并操作治疗全过程						
接诊与分析 （20分）	接诊诊查	主症，伴随，诱发、轻重因素，望闻切			3	
	中医诊断	肩痹	病机辨证辨经络	经络阻滞，筋肉失养	5	
	治法	通经活络，舒筋止痛，以局部穴位为主，配合循经远端取穴			3	
	主穴	肩前、肩髃、肩髎、肩贞、阿是穴、曲池、阳陵泉			3	
	配穴	手阳明经证配合谷；手少阳经证配外关；手太阳经证配后溪；手太阴经证配列缺			2	
接诊与分析	选穴	配远端曲池、阳陵泉，远近配穴，可疏通肩部经络气血，行气活血而止痛			2	
	操作要点描述	先刺远端穴，行针后鼓励患者运动肩关节；肩部穴位要求有强烈的针感，可加针刺、电针治疗			2	
准备工作 （12分）	医师准备	衣帽整洁，仪表端庄，操作前洗手，戴口罩、帽子			2	
	环境准备	整洁、安全；必要时用屏风遮挡			2	
	患者准备	交代治疗目的、流程，了解患者疼痛耐受程度等，取得患者理解。沟通语言、行为动作要体现人文关怀			5	
	物品准备	物品、器具等准备			3	
操作过程 （58分）	体位	协助患者选取舒适体位，充分暴露部位，并注意防寒保暖			5	
	定位	准确取穴，做好标记			3	
	灸法	根据病情选择正确的灸法			2	
	原则	点燃	定穴	顺序（先阳后阴）	5	

续表

项目			评分要点						分值	得分
操作过程（58分）	艾条灸	温和灸	一手	艾距（2~5厘米）		皮肤情况		时间10~15分钟		15（3选1）	
		雀啄灸	一手	如雀啄		皮肤情况		时间5分钟			
		回旋灸	一手	悬与旋		皮肤情况		时间20~30分钟			
	艾炷灸	直接灸	制作	涂油	放艾		换艾		壮数	15（隔物4选1）	
		间接灸	制作	涂油	放艾		换艾		壮数		
		隔姜灸		隔蒜灸		隔盐灸		隔附子饼灸			
	观察	随时询问患者对治疗的反应，及时调整或停止操作							5	
	熄火	及时		正确			无危险		3	
	后期处理	灸毕，协助患者着衣，交代注意事项及随诊、复诊事项							3	
		清理用物，归还原处，洗手，做好记录							2	
评价（10分）	评估效果	患者体位正确、安全舒适；皮肤无烫伤，衣物无烧损，症状改善							2	
		所选穴位与手法符合病情，定位准确，操作熟练，艾灸时间合理							2	
		医患沟通有效，符合临床实际，体现人文关怀							3	
	提问	专家就操作环节要点进行提问：艾灸意外的预防与处理等							3	
时间			考官签名				合计		100	

2. 技能测试的技能关键描述

（1）根据疾病与辨证，选择合适的灸法。

（2）选择合适体位，充分暴露施术部位，查看局部皮肤有无皮损。

（3）点火：务必轻柔，烧透艾炷（条）。

（4）务必确保用火安全。

（5）艾炷灸须及时更换艾炷。

（6）隔物灸须提前制备所隔之物。

（6）施灸中务必注意火候，避免烧烫伤。必要时医师可用手感觉患者肤温。

（7）熄火：务必及时将艾炷（条）置于小口瓶（或灭火罐）中灭火。

第七节　拔罐操作技能测试与技能关键描述

一、接诊、病情评估与诊疗分析

见本章第一节。

二、操作前的准备

1. 医师准备

衣帽整洁，仪表端庄，操作前洗手、戴口罩。

2. 环境准备

评估环境：整洁、安全；必要时用屏风遮挡。

3. 患者准备

评估患者：中医辨证、舌脉等；交代拔罐治疗必要性、操作流程，了解患者疼痛耐受程度等，取得患者理解。

4. 物品准备

各种规格的火罐、酒精灯、75%乙醇、95%乙醇、镊子、止血钳、毛巾、无菌棉球、凡士林、打火机或火柴、润滑剂等。

三、操作步骤

1. 体位

协助患者选取合适体位，充分暴露拔罐部位。检查罐体罐口的完整性，判断是否进行消毒处理。

2. 定位

根据患者病情选择正确的拔罐手法，定位准确、合理。

3. 操作

一手持止血钳夹取大小适中的无菌棉球吸取乙醇后点燃，另一手握住罐体，罐口朝下，将点燃的酒精棉球伸入罐底部或中部绕1～2周后，迅速将火退出，并立即将罐叩在所取部位，使之吸附在皮肤上。将酒精棉球置小口瓶中灭火。待火罐稳定后方可离开，以防火罐脱落。

（1）留罐	火罐吸附在皮肤上不动，留置5～15分钟，使局部呈红紫现象
（2）闪罐	将罐具吸附在皮肤上后，立即将罐取下，反复多次吸拔，至局部呈现红紫现象
（3）走罐	先在应拔局部皮肤上均匀地涂上一层凡士林，将罐吸附在皮肤上后；操作者一只手扶住罐体用力向上下左右来回推动，另一只手固定皮肤。推动时，罐体前半边略提起，后半边着力，至局部皮肤呈现红紫现象

4. 观察

随时观察火罐吸附情况和皮肤颜色，询问患者感觉。

5. 拔罐后处理事项

（1）拔罐完毕，清洁局部皮肤，协助患者着衣。

（2）清理用物、归还原处，洗手，做好记录。

（3）交代注意事项及随诊、复诊事项

四、实训与考核标准

（一）中医/中西医结合执业医师资格考试——拔罐法

1. 拔罐法的测试形式

中医/中西医结合执业医师资格考试中的拔罐法操作，一般与腧穴定位一起出题。题干以临床病例或临床问题的形式出现。要求一般有3个，第一是叙述腧穴的具体定位并在被检者身上取穴，第二是在模型上行拔罐操作，第三是回答考官提问。

2. 测试题举例

测试题干

患者赞×，男，34岁。2天前出现右侧肩痛，活动受限。拟取肩井、天宗施行治疗。

测试要求

（1）叙述肩井、天宗定位，并在被检者身上取穴。

（2）在模型上演示留罐法。

（3）考官提问：留罐要注意哪些方面？

答案与评分要点

（1）腧穴定位与取穴（表11-30）。

肩井：在肩胛区，第7颈椎棘突与肩峰最外侧点连线的中点。（1.5分）

天宗：在肩胛区，肩胛冈中点与肩胛骨下角连线上1/3与下2/3交点凹陷处。（1.5分）

腧穴定位与取穴评分要点：每穴叙述正确各0.5分，操作正确各1分。

表 11-30　肩井、天宗的定位与取穴

	肩井	天宗
叙述	在肩胛区，第7颈椎棘突与肩峰最外侧点连线的中点（图A、图B） A	在肩胛区，肩胛冈中点与肩胛骨下角连线上1/3与下2/3交点凹陷处（图A、图B） A
取穴	 B	 B

（2）留罐法的操作与评分要点。

①选择大小适宜的火罐、95%酒精棉球、镊子、点火用具等；根据病情选择正确的罐具和罐法；检查火罐及罐口（图11-25）。（0.5分）

②选择合适体位，充分暴露施术部位，查看局部皮肤有无皮损（图11-26）。（0.5分）

③点火：一手持止血钳，夹大小适中的棉球吸取95%酒精后点燃（图11-27）。0.5分）

④闪火、扣罐、熄火：另一手握住罐体，罐口朝下，将点燃的酒精棉球伸入罐的底部或中部绕

1～2周（或稍作停顿）后迅速将火退出；立即将罐扣在所取部位，使之吸附在皮肤上；将酒精棉球置小口瓶（或灭火罐）中灭火（图11-28、图11-29）。（2分）

⑤留罐：检查吸附是否牢固，时长一般为5～15分钟。留罐时观察局部皮肤是否红润、潮红、紫红、充血、瘀血等（图11-30、图11-31）。（1分）

⑥起罐：一手握罐体，稍倾斜，另一手拇指或食指压罐口周围皮肤，使空气进入罐内，罐体自然脱落（图11-32）。（1分）

⑦术毕，用无菌干棉球或棉签擦净拔罐部位，罐具清理，消毒处理。（0.5分）

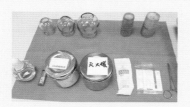

图 11-25　物品准备：检查火罐及罐口

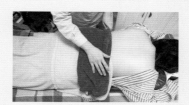

图 11-26　选择合适的体位

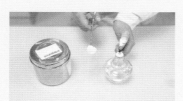

图 11-27　点火

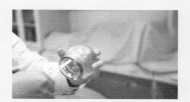

图 11-28　燃罐

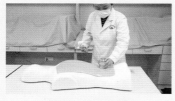

图 11-29　扣罐

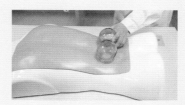

图 11-30　留罐

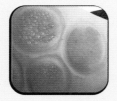

图 11-31　观察局部皮肤

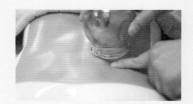

图 11-32　起罐

（3）回答考官提问。

一般留罐5～15分钟。（1分）

3. 拔罐疗法测试表

为了与平时使用的测试表一样保持直观性，我们把评分标准表格化（表11-31至表11-36）。

表 11-31　拔罐疗法测试表（综合、住培一年级用）

测试对象类别：　　　　　姓名：　　　　　年级：　　　　　培训号：

场景：

项目	评分要点				分值	得分
说明：根据案例资料，补充必要的四诊信息（或问考官），评估病情、完成诊断辨证、制定方案，并操作治疗全过程						
接诊与分析（20分）	接诊诊查	主症，伴随，诱发、轻重因素，望闻切			3	
	中医诊断		病机辨证辨经络		5	
	治法				3	
	主穴				3	
	配穴				2	
	选穴				2	
	操作要点描述				2	
准备工作（12分）	医师准备	衣帽整洁，仪表端庄，操作前洗手，戴口罩、帽子			2	
	环境准备	整洁、安全；必要时用屏风遮挡			2	
	患者准备	交代治疗目的、流程，了解患者疼痛耐受程度等，取得患者理解。沟通语言、行为动作要体现人文关怀			5	
	物品准备	准备物品、器具，检查罐体、罐口的完整性，确认是否已消毒处理			3	
操作过程（53分）	体位	协助患者选取舒适体位，充分暴露部位，并注意防寒保暖			3	
	定位	准确取穴，做好标记			3	
	罐法	根据病情选择正确的罐法			2	
	原则	点火　　　燃罐　　　扣罐　　　熄火			5	
	留罐	吸附　　局部皮肤　　　　　时间5分钟			7	
	闪罐	吸附　　局部皮肤　　　闪　　　流畅			9	
	走罐	涂油　吸附　局部皮肤　走　流畅			8	
	观察	随时询问患者对治疗的反应，及时调整或停止操作			5	
	熄火	及时　　正确　　　无危险			3	
	后期处理	拔罐完毕，清洁皮肤，协助患者着衣，交代注意事项及随诊、复诊事项			5	
		清理用物，归还原处，洗手，做好记录			3	

续表

项目		评分要点		分值	得分
评价（15分）	评估效果	患者体位正确、安全舒适，皮肤无损伤，衣物无烧损，症状改善		2	
		所选部位与手法符合病情，定位准确，操作熟练，拔罐时间合理		5	
		医患沟通有效，符合临床实际，体现人文关怀		3	
	提问	专家就操作环节要点进行提问：拔罐意外的预防与处理等		5	
时间			考官签名	合计	100

表 11-32 拔罐疗法——留罐法测试表

测试对象类别：　　　　　姓名：　　　　　年级：　　　　　培训号：

临床案例场景：

项目		评分要点		分值	得分
说明：根据案例资料，补充必要的四诊信息（或问考官），评估病情、完成诊断辨证、制定方案并操作治疗全过程					
接诊与分析（20分）	接诊诊查	主症，伴随，诱发、轻重因素，望闻切		3	
	中医诊断		病机辨证辨经络	5	
	治法			3	
	主穴			3	
	配穴			2	
	选穴			2	
	操作要点描述			2	
准备工作（12分）	医师准备	衣帽整洁，仪表端庄，操作前洗手，戴口罩、帽子		2	
	环境准备	整洁、安全；必要时用屏风遮挡		2	
	患者准备	交代治疗目的、流程，了解患者疼痛耐受程度等，取得患者理解。沟通语言、行为动作要体现人文关怀		5	
	物品准备	准备物品、器具，检查罐体、罐口的完整性，确认是否已消毒处理		3	

续表

项目		评分要点			分值	得分
操作过程（50分）	体位	协助患者选取舒适体位，充分暴露部位，并注意防寒保暖			3	
	定位	准确选取拔罐部位			3	
	罐具	根据病情选择正确的罐具和罐法；检查火罐及罐口			2	
	基本操作	点火	一手持止血钳，夹大小适中的棉球吸取95%乙醇后点燃		3	
		闪火负压	另一手握住罐体，罐口朝下，将点燃的酒精棉球伸入罐的底部或中部绕1～2周（或稍作停顿）后，迅速将火退出		5	
		扣罐	立即将罐叩在所取部位，使之吸附在皮肤上		5	
		熄火	将酒精棉球置小口瓶（或灭火罐中）中灭火		2	
	留罐	吸附	待火罐稳定后方可离开，防止火罐脱落		4	
		程度	以局部皮肤红润、潮红、紫红、充血、瘀血为度		3	
		时间	留罐时长一般为5～15分钟		2	
	起罐	握罐	一手握罐体，稍倾斜		2	
		放气	另一手拇指或食指压罐口周围皮肤，使空气进入罐内，罐体自然脱落		2	
	观察	随时询问患者对治疗的反应，及时调整或停止操作			3	
	熄火	及时	正确	无危险	3	
	后期处理	拔罐完毕，清洁皮肤，协助患者着衣，交代随诊、复诊			2	
		交代注意事项：4小时后方可洗澡			3	
		清理用物、归还原处，洗手，做好记录。			3	
评价（18分）	评估效果	患者体位正确、安全舒适；皮肤无损伤，衣物无烧损，症状改善			2	
		部位与手法符合病情，定位准确，操作熟练，拔罐时间合理			5	
		医患沟通有效，符合临床实际，体现人文关怀			3	
	提问	水泡如何处理：			3	
		考官进行提问：拔罐注意事项、意外预防与处理等 注意事项： 1.做好保暖；老人、儿童、初拔者宜取卧位，留罐少、时间短 2.根据体质、肌肉丰厚程度、留罐部位、患者的耐受力等确定吸拔力的大小 3.吸拔时应依靠负压自然吸附，不应为增加吸力而用力将罐具按压在皮肤上 4.留罐过程中，若患者因吸拔力过大有不适感，可采用起罐时的动作往罐内放进少许空气			5	
时间		考官签名		合计	100	

表 11-33 拔罐疗法——闪罐法测试表

测试对象类别： 姓名： 年级： 培训号：

临床案例场景：

项目			评分要点		分值	得分
说明：根据案例资料，补充必要的四诊信息（或问考官），评估病情、完成诊断辨证、制定方案并操作治疗全过程						
接诊与分析（20分）	接诊诊查		主症，伴随，诱发、轻重因素，望闻切		3	
	中医诊断			病机辨证辨经络	5	
	治法				3	
	主穴				3	
	配穴				2	
	选穴				2	
	操作要点描述				2	
准备工作（12分）	医师准备		衣帽整洁，仪表端庄，操作前洗手、戴口罩、帽子		2	
	环境准备		整洁、安全；必要时用屏风遮挡		2	
	患者准备		交代治疗目的、流程，了解患者疼痛耐受程度等，取得患者理解。沟通语言、行为动作要体现人文关怀		5	
	物品准备		准备物品、器具，检查罐体、罐口的完整性，确认是否已消毒处理		3	
操作过程（50分）	体位		协助患者选取舒适体位，充分暴露部位，并注意防寒保暖		3	
	定位		准确选取拔罐部位		3	
	罐具		根据病情选择正确的罐具和罐法；检查火罐及罐口		2	
	基本操作	点火	一手持止血钳，夹大小适中的棉球吸取95%乙醇后点燃		4	
		闪火负压	另一手握住罐体，罐口朝下，将点燃的酒精棉球伸入罐的底部或中部绕1~2周（或稍作停顿）后，迅速将火退出		5	
	闪罐	吸拔闪罐	迅速将罐叩在应拔的部位，立即将罐起下。如此反复多次地拔住起下、起下拔住		10	
		换罐	罐口或罐底过热应换罐		5	
		程度	拔至施术部位皮肤潮红、充血或瘀血为度		5	
	观察		随时询问患者对治疗的反应，及时调整或停止操作		2	
	熄火		将酒精棉球置小口瓶（或灭火罐中）中灭火。及时、正确、无危险		3	
	后期处理		拔罐完毕，清洁皮肤，协助患者着衣，交代随诊、复诊		2	
			交代注意事项：4小时后方可洗澡		3	
			清理用物、归还原处，洗手，做好记录		3	

续表

项目		评分要点	分值	得分
评价 （18分）	评估 效果	患者体位正确、安全舒适；皮肤无损伤，衣物无烧损，症状改善	2	
		部位与手法符合病情，定位准确，操作熟练，拔罐时间合理	5	
		医患沟通有效，符合临床实际，体现人文关怀	3	
	提问	水泡如何处理：	3	
		考官进行提问：拔罐注意事项、意外预防与处理等 注意事项： 1. 做好保暖；老人、儿童、初拔者宜罐少、时短、取卧位 2. 闪火、吸拔、起罐动作要连贯，手腕要求放松，吸拔时翻转灵活自如 3. 火力适中 4. 吸附力大小适当 5. 避免闪拔时火焰在罐口停留过久或用一个罐子操作时间过长，以防罐口过烫而烫伤皮肤	5	
时间		考官签名	合计 100	

表 11-34　拔罐疗法——闪罐 + 留罐法测试表

测试对象类别：　　　　　姓名：　　　　　年级：　　　　　培训号：

临床案例场景：

项目		评分要点	分值	得分
说明：根据案例资料，补充必要的四诊信息（或问考官），评估病情、完成诊断辨证、制定方案并操作治疗全过程				
接诊与分析 （20分）	接诊诊查	主症，伴随、诱发、轻重因素，望闻切	3	
	中医诊断	病机辨证辨经络	5	
	治法		3	
	主穴		3	
	配穴		2	
	选穴		2	
	操作要点 描述		2	
准备工作 （12分）	医师准备	衣帽整洁、仪表端庄，操作前洗手，戴口罩、帽子	2	
	环境准备	整洁、安全；必要时用屏风遮挡	2	
	患者准备	交代治疗目的、流程，了解患者疼痛耐受程度等，取得患者理解。沟通语言、行为动作要体现人文关怀	5	
	物品准备	准备物品、器具，检查罐体、罐口的完整性，确认是否已消毒处理	3	

续表

项目		评分要点	分值	得分
操作过程（50分）	体位	协助患者选取舒适体位，充分暴露部位，并注意防寒保暖	3	
	定位	准确选取拔罐部位	3	
	罐具	根据病情选择正确的罐具和罐法；检查火罐及罐口	2	
	基本操作 点火	一手持止血钳，夹大小适中的棉球吸取95%乙醇后点燃	4	
	燃罐	另一手握住罐体，罐口朝下，将点燃的酒精棉球伸入罐的底部或中部绕1~2周（或稍作停顿）后，迅速将火退出	2	
	闪罐 吸拔闪罐	迅速将罐扣在应拔的部位，立即将罐起下。如此反复多次地拔住起下、起下拔住	6	
	换罐	罐口或罐底过热应换罐	4	
	程度	拔至施术部位皮肤潮红、充血或瘀血为度	4	
	留罐	留罐时长一般为3分钟	4	
	起罐 握罐	一手握罐体，稍倾斜	1	
	进气	另一手拇指或食指压罐口周围皮肤，使空气进入罐内，罐体自然脱落	1	
	观察	随时询问患者对治疗的反应，及时调整或停止操作	5	
	熄火	将酒精棉球置小口瓶（或灭火罐中）中灭火。及时、正确、无危险	3	
	后期处理	拔罐完毕，清洁皮肤，协助患者着衣，交代随诊、复诊	2	
		交代注意事项：4小时后方可洗澡	3	
		清理用物、归还原处，洗手，做好记录	3	
评价（18分）	评估效果	患者体位正确、安全舒适；皮肤无损伤，衣物无烧损，症状改善	2	
		部位与手法符合病情，定位准确，操作熟练，拔罐时间合理	5	
		医患沟通有效，符合临床实际，体现人文关怀	3	
	提问	水泡如何处理：	3	
		考官进行提问：拔罐注意事项、意外预防与处理等 注意事项： 1. 做好保暖；老人、儿童、初拔者宜罐少、时短、取卧位 2. 闪火、吸拔、起罐动作要连贯，手腕要求放松，吸拔时翻转灵活自如 3. 火力适中 4. 吸附力大小适当 5. 避免闪拔时火焰在罐口停留过久或用一个罐子操作时间过长，以防罐口过烫而烫伤皮肤	5	
时间		考官签名 合计	100	

表 11-35 拔罐疗法——走罐法测试表

测试对象类别：　　　　　　姓名：　　　　　　年级：　　　　　　培训号：

临床案例场景：

项目		评分要点		分值	得分
说明：根据案例资料，补充必要的四诊信息（或问考官），评估病情、完成诊断辨证、制定方案并操作治疗全过程					
接诊与分析（20分）	接诊诊查	主症，伴随，诱发、轻重因素，望闻切		3	
	中医诊断		病机辨证辨经络	5	
	治法			3	
	主穴			3	
	配穴			2	
	选穴			2	
	操作要点描述			2	
准备工作（12分）	医师准备	衣帽整洁，仪表端庄，操作前洗手，戴口罩、帽子		2	
	环境准备	整洁、安全；必要时用屏风遮挡		2	
	患者准备	交代治疗目的、流程，了解患者疼痛耐受程度等，取得患者理解。沟通语言、行为动作要体现人文关怀		5	
	物品准备	准备物品、器具，检查罐体、罐口的完整性，确认是否已消毒处理		3	
操作过程（50分）	体位	协助患者选取舒适体位，充分暴露部位，并注意防寒保暖		3	
	定位	准确选取拔罐部位（腧穴）		3	
	罐具	根据病情选择正确的罐具和罐法；检查火罐及罐口		2	
	润滑皮罐	先在应拔局部皮肤上均匀涂一层凡士林（或按摩油）		3	
		罐口均匀涂上一层凡士林（或按摩油）		3	
	基本操作	点火	一手持止血钳，夹大小适中的棉球吸取95%乙醇后点燃	2	
		闪火负压	另一手握住罐体，罐口朝下，将点燃的酒精棉球伸入罐的底部或中部绕1~2周（或稍作停顿）后，迅速将火退出	2	

续表

项目			评分要点	分值	得分
操作过程（50分）	走罐	吸拔	迅速将罐叩在应拔的部位	3	
		走罐	用单手或双手握住罐体，在施术部位上下、左右往返推移。走罐时，可将罐口前进侧的边缘稍抬起，另一侧边缘稍着力，以利于罐子的推拉	9	
		程度	反复操作，至施术部位红润、充血甚至瘀血为度	2	
	起罐	握罐	一手握罐体，稍倾斜	1	
		进气	另一手拇指或食指压罐口周围皮肤，使空气进入罐内，罐体自然脱落	1	
	观察		随时询问患者对治疗的反应，及时调整或停止操作	5	
	熄火		将酒精棉球置小口瓶（或灭火罐中）中灭火。及时、正确、无危险	3	
	后期处理		拔罐完毕，清洁皮肤，协助患者着衣，交代随诊、复诊	2	
			交代注意事项：4小时后方可洗澡	3	
			清理用物、归还原处，洗手，做好记录	3	
评价（18分）	评估效果		患者体位正确、安全舒适；皮肤无损伤，衣物无烧损，症状改善	2	
			部位与手法符合病情，定位准确，操作熟练，拔罐时间合理	5	
			医患沟通有效，符合临床实际，体现人文关怀	3	
	提问		水泡如何处理：	3	
			考官进行提问：拔罐注意事项、意外预防与处理等 注意事项： 1.做好保暖；老人、儿童、初拔者宜罐少、时短、取卧位 2.本法多用于背部、下肢等肌肉比较丰厚、面积较大的部位。若在皮肤松弛或皱褶过多处、毛发浓密处或骨骼较为突出的凹凸不平处走罐，不宜吸附，易产生疼痛 3.吸拔力、推拉速度要合适，以皮肤潮红、患者可耐受为原则 4.推拉用力要求均匀一致 5.罐口以光滑弧圆者为佳	5	
时间			考官签名	合计 100	

表 11-36　拔罐疗法——刺血拔罐法（刺络拔罐法）测试表

测试对象类别：　　　　　姓名：　　　　　年级：　　　　　培训号：

临床案例场景：

项目		评分要点				分值	得分
说明：根据案例资料，补充必要的四诊信息（或问考官），评估病情、完成诊断辨证、制定方案并操作治疗全过程							
接诊与分析（20分）	接诊诊查	主症，伴随，诱发、轻重因素，望闻切				3	
	中医诊断		病机辨证辨经络			5	
	治法					3	
	主穴					3	
	配穴					2	
	选穴					2	
	操作要点描述					2	
准备工作（12分）	医师准备	衣帽整洁，仪表端庄，操作前洗手，戴口罩、帽子				2	
	环境准备	整洁、安全；必要时用屏风遮挡				2	
	患者准备	交代治疗目的、流程，了解患者疼痛耐受程度等，取得患者理解。沟通语言、行为动作要体现人文关怀				5	
	物品准备	准备物品、器具，检查罐体、罐口的完整性，确认是否已消毒处理				3	
操作过程（50分）	体位	协助患者选取舒适体位，充分暴露施术部位，并注意防寒保暖				3	
	定位	准确选取施术部位（腧穴），必要时做好标记				3	
	手套	医师戴消毒手套				3	
	消毒	再次核对施术部位（腧穴）后消毒，"一穴、一棉、不回头"（只做不说）				3	
	点刺或叩刺	捏针（持针）正确、角度得当、快速流畅，动作协调				2	
		进针法	角度	速度	深度	6	
	罐具	根据病情选择正确的罐具；检查火罐及罐口				2	
	基本操作	点火	一手持止血钳，夹大小适中的棉球吸取95%乙醇后点燃			2	

续表

项目			评分要点	分值	得分
操作过程（50分）	基本操作	燃罐	另一手握住罐体，罐口朝下，将点燃的酒精棉球伸入罐的底部或中部绕1~2周（或稍作停顿）后，迅速将火退出	2	
		熄火	将酒精棉球置小口瓶（或灭火罐中）中灭火。及时、正确、无危险	3	
	留罐观察	留罐	留置10~15分钟后起罐	2	
		观察	出血情况，随时询问患者对治疗的反应，及时调整或停止操作	2	
	起罐	握罐	一手握罐体，稍倾斜	2	
		进气	另一手拇指或食指压罐口周围皮肤，使空气进入罐内，罐体自然脱落	2	
	观察		随时询问患者对治疗的反应，及时调整或停止操作	5	
	后期处理		拔罐完毕，清洁皮肤，用无菌棉球按压针孔，用75%乙醇消毒，敷无菌纱，协助患者着衣，交代随诊、复诊	2	
			交代注意事项：4小时后方可洗澡	3	
			清理用物、归还原处，洗手，做好记录	3	
评价（18分）	评估效果		患者体位正确、安全舒适；皮肤无损伤，衣物无烧损，症状改善	2	
			部位与手法符合病情，定位准确，操作熟练，拔罐时间合理	5	
			医患沟通有效，符合临床实际，体现人文关怀	3	
	提问		水泡如何处理：	3	
			考官进行提问：拔罐注意事项、意外预防与处理等 注意事项：除拔罐法、闪火法注意事项之外还应注意： 1.有严重血液病，如血友病、血小板减少、白细胞降低者，禁用本法，严重糖尿病患者慎用本法；勿在大血管上行刺血拔罐 2.要根据病情确定点刺深度、出血量、治疗的间隔时间。一般来说，同一部位应间隔数日再行治疗，但对于实热、热毒深重者也可每日1次 3.火罐要拔在以刺血部位为中心的位置	5	
时间			考官签名　　　　　　　　　　总分	100	

【附】拔罐疗法——刺血拔罐法（刺络拔罐法）（简化版）

A. 操作要点

（a）选取适宜体位，充分暴露待拔腧穴。

（b）选择大小适宜的玻璃罐备用。

（c）消毒施术部位，刺络出血：医师戴消毒手套，用碘伏消毒施术部位，持三棱针(或一次性注射针头)点刺局部使之出血，或用皮肤针叩刺出血。

（d）用闪火法留罐，留置10～15分钟后起罐。

（e）起罐时不能迅猛，避免罐内污血喷射而污染周围环境。用消毒棉签清理皮肤上的残存血液，清洗火罐后进行消毒处理。

B. 注意事项

除拔罐法、闪火法注意事项之外还应注意：

（a）有严重血液病，如血友病、血小板减少、白细胞降低者，禁用本法，严重糖尿病患者慎用本法；勿在大血管上行刺血拔罐。

（b）要根据病情确定点刺深度、出血量、治疗的间隔时间。一般来说，同一部位应间隔数日再行治疗，但对于实热、热毒深重者也可每日1次。

（c）火罐要拔在以刺血部位为中心的位置。

4. 技能测试的技能关键描述

（1）根据施术部位选择大小合适的罐具。

（2）选择合适体位，充分暴露施术部位，查看局部皮肤有无皮损。

（3）点火：一手持止血钳，夹大小适中的棉球吸取95%乙醇后点燃，酒精量适中，禁止出现滴酒点火行为。

（4）闪火、扣罐、熄火：临床多使用闪火法，其要领是另一手握住罐体，罐口朝下，将点燃的酒精棉球伸入罐的底部或中部绕1～2周（或稍作停顿）后迅速将火退出；立即将罐叩在所取部位，使之吸附在皮肤上。

（5）熄火：务必及时将酒精棉球置小口瓶（或灭火罐）中灭火。

（6）留罐：留罐时应检查吸附是否牢固，以免松脱、掉落。留罐时观察局部皮肤是否红润、潮红、紫红、充血、瘀血等。

（7）起罐：一手握罐体，稍倾斜，另一手拇指或食指压罐口周围皮肤，使空气进入罐内，罐体自然脱落。避免强拉硬拽。

（二）住院医师规范化培训拔罐操作测试要求

见表11-37、表11-38。

表 11-37　拔罐疗法测试表

测试对象类别：　　　　　　姓名：　　　　　年级：　　　　　　培训号：

场景：

项目		评分要点			分值	得分
说明：根据案例资料，补充必要的四诊信息（或问考官），评估病情、完成诊断辨证、制定方案，并操作治疗全过程						
接诊与分析（20分）	接诊诊查	主症，伴随、诱发、轻重因素，望闻切			3	
	中医诊断	肩痹	病机辨证辨经络	经络阻滞，筋肉失养	5	
	治法	通经活络，舒筋止痛，以局部穴位为主，配合循经远端取穴			3	
	主穴（区域）	肩前、肩髃、肩髎、肩贞、阿是穴、曲池、阳陵泉			4	
	配穴（区域）	手阳明经证配合谷；手少阳经证配外关；手太阳经证配后溪；手太阴经证配列缺			3	
	操作要点描述				2	
准备工作（12分）	医师准备	衣帽整洁，仪表端庄，操作前洗手，戴口罩、帽子			2	
	环境准备	整洁、安全；必要时用屏风遮挡			2	
	患者准备	交代治疗目的、流程，了解患者疼痛耐受程度等，取得患者理解。沟通语言、行为动作要体现人文关怀			5	
	物品准备	准备物品、器具，检查罐体、罐口的完整性，确认是否已消毒处理			3	
操作过程（53分）	体位	协助患者选取舒适体位，充分暴露部位，并注意防寒保暖			3	
	定位	准确取穴，做好标记			3	
	罐法	根据病情选择正确的罐法			2	

续表

项目		评分要点									分值	得分
操作过程（53分）	原则	点火		燃罐		扣罐		熄火			5	
	留罐	吸附		局部皮肤					用时5分钟		7	
	闪罐	吸附		局部皮肤			闪		流畅		9	
	走罐	涂油		吸附		局部皮肤		走	流畅		8	
	观察	随时询问患者对治疗的反应，及时调整或停止操作									5	
	熄火	及时		正确				无危险			3	
	后期处理	拔罐完毕，清洁皮肤，协助患者着衣，交代注意事项及随诊、复诊事项									5	
		清理用物，归还原处，洗手，做好记录									3	
评价（15分）	评估效果	患者体位正确、安全舒适；皮肤无损伤，衣物无烧损，症状改善									2	
		所选部位与手法符合病情，定位准确，操作熟练，拔罐时间合理									5	
		医患沟通有效，符合临床实际，体现人文关怀									3	
	提问	专家就操作环节要点进行提问：拔罐意外的预防与处理等									5	
时间			考官签名				合计				100	

表 11-38　拔罐疗法评分表（基地评估或结业考使用）

准考证号：　　　　　　姓名：　　　　　　专业：

项目	评分要点	分值	扣分及原因
准备工作（15分）	患者准备：中医辨证、舌脉等；交代拔罐治疗必要性、操作流程，了解患者疼痛耐受程度等，取得患者理解	10	
	环境准备：整洁、安全；必要时用屏风遮挡	2	
	医师准备：衣帽整洁，仪表端庄，操作前洗手，戴口罩、帽子，技能操作相关器具准备齐全	3	

续表

项目		评分要点	分值	扣分及原因
操作过程（70分）	体位	协助患者选取合适体位，充分暴露拔罐部位；检查罐体、罐口的完整性，确认是否进行消毒处理	10	
	手法	根据患者病情选择正确的拔罐手法，定位准确、合理	10	
		一手持止血钳，夹大小适中的无菌棉球吸取乙醇后点燃，另一手握住罐体，罐口朝下；将点燃的酒精棉球伸入罐的底部或中部绕1～2周后，迅速将火退出，立即将罐叩在所取部位，使之吸附在皮肤上。将酒精棉球置小口瓶中灭火。待火罐稳定后方可离开，以防火罐脱落 拔罐方法： （1）留罐：火罐吸附在皮肤上不动，留置5分钟左右，使局部皮肤呈红紫现象 （2）闪罐：火罐吸附在皮肤上后，立即将罐起下，反复多次吸拔，至局部皮肤呈红紫现象 （3）走罐：先在应拔局部皮肤上均匀地涂上一层凡士林，将罐吸附在皮肤上后；操作者一只手扶住罐体用力向上下左右来回推动，另一只手固定皮肤；推动时，罐体前半边略提起、后半边着力，至局部皮肤呈红紫现象	30	
		随时观察火罐吸附情况和皮肤颜色，询问患者感觉	10	
	后期处理	拔罐完毕，清洁局部皮肤，协助患者着衣	5	
		清理用物、归还原处，洗手，做好记录	5	
评价（15分）	评估效果	患者体位合适、安全舒适；局部皮肤无损伤，症状改善	2	
		所选位置与手法符合病情，定位准确，操作熟练，拔罐时间合理	5	
		医患沟通有效，符合临床实际，体现人文关怀	3	
	提问	专家就操作环节要点进行提问	5	
考官签名：　　　　考核日期：　　　　得分：			100	

第八节 耳穴压籽（压豆）法操作技能测试与技能关键描述

一、接诊、病情评估与诊疗分析

见本章第一节。

二、操作前的其他准备

1. 医师准备

衣帽整洁，仪表端庄，操作前洗手，戴口罩、帽子。

2. 环境准备

评估环境：整洁、安全；必要时用屏风遮挡。

3. 患者准备

评估患者：中医辨证、舌脉等；交代耳穴治疗必要性、操作流程，了解患者疼痛耐受程度等，取得患者理解。

4. 物品准备

各种规格的王不留行籽、医用胶布、75%乙醇、镊子、无菌棉签。

三、操作步骤

（1）选用耳穴部位进行擦拭消毒，将王不留行籽黏附在0.6厘米×0.6厘米大小的胶布中央。

（2）用镊子夹住胶布贴敷于耳穴上，并给予适当按压，使耳廓有发热、胀痛感（即得气）。双侧耳穴轮流使用，每2～3日1换。

（3）常用耳压方法：用拇、食指指尖或指腹相对，置于贴有王不留行籽的耳穴的耳廓正面和背面，或用食指指尖或指腹置于贴有王不留行籽的耳穴的耳廓正面，垂直施压。包括强刺激按压法和弱刺激按压法。

①强刺激按压法：垂直按压耳穴上的压籽，至患者出现沉、重、胀、痛感，每穴按压1分钟左右；如有必要，每穴重复操作2～3遍，每日3～5次。本法适于实证、年轻力壮

者，对内脏痉挛性疼痛、躯体疼痛及急性炎症有较好的镇痛消炎作用。

②弱刺激按压法：一压一松地垂直按压耳穴上的压籽，以感到胀、酸、轻微刺痛为度，每次按压3秒、停3秒。每次每穴按压2分钟左右，每日3~5次。本法是一种弱刺激手法，不宜用力过重，适用于各种虚证、久病体弱、年老体衰及耳穴敏感者。

（4）注意事项：

①使用中应防止胶布潮湿或污染，以免引起皮肤炎症。

②个别患者对胶布过敏，局部出现红色粟粒样丘疹并伴有痒感，宜改用他法。

③孕妇选用本法时刺激宜轻，但有流产倾向者慎用。

④使用医用磁片时注意同磁疗法。

四、实训与考核标准

中医/中西医结合执业医师资格考试——耳穴压籽（压豆）法

1. 耳穴压籽（压豆）法的测试形式

中医/中西医结合执业医师资格考试中的耳穴疗法是2021年新增的内容，操作一般在腧穴定位后面出题。题干直接考耳穴压籽治疗的操作演示，然后回答考官提问。

2. 测试题举例

测试题干

患者邓×，男，45岁。1天前出现喉间呃呃有声，声短而频，不能自止。拟取内关、足三里施行治疗。

测试要求

（1）叙述内关、足三里定位，并在被检者身上取穴。

（2）在模型上演示耳穴压籽治疗。

（3）考官提问：耳穴压籽治疗要注意哪些方面？

答案与评分要点

（1）腧穴定位与取穴（表11-39）。

内关：在前臂前区，腕掌侧远端横纹上2寸，掌长肌腱与桡侧腕屈肌腱之间。（1.5分）

足三里：小腿外侧，犊鼻下6寸，胫骨前嵴外1横指处。（1.5分）

腧穴定位与取穴评分要点：穴位叙述正确各0.5分，操作正确各1分。

表 11-39　内关、足三里的定位与取穴

	内关	足三里
叙述	在前臂前区，腕掌侧远端横纹上2寸，掌长肌腱与桡侧腕屈肌腱之间（图A） 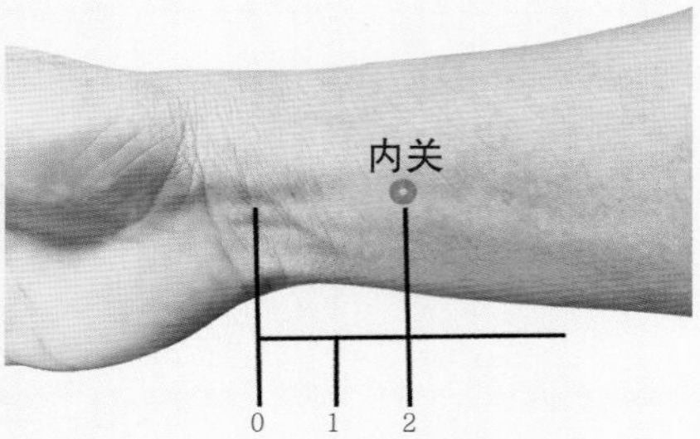	在脊柱区，第2腰椎棘突下，后正中线旁开1.5寸（图A、图B） 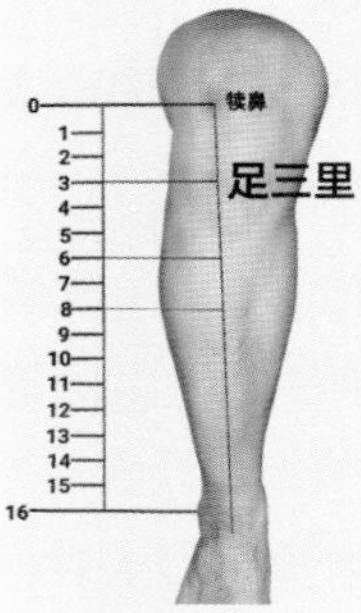
	A	A
取穴	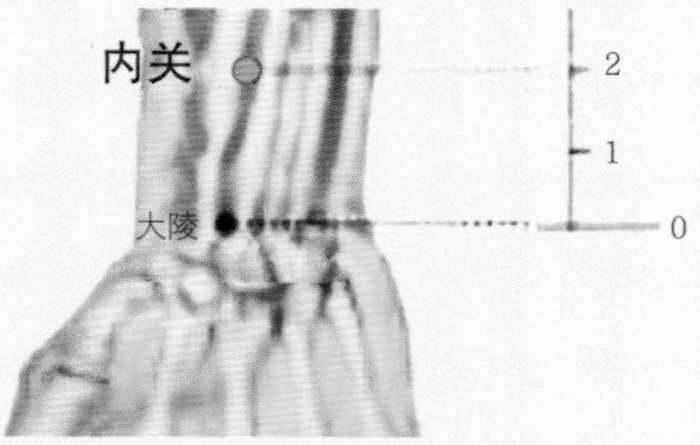 B	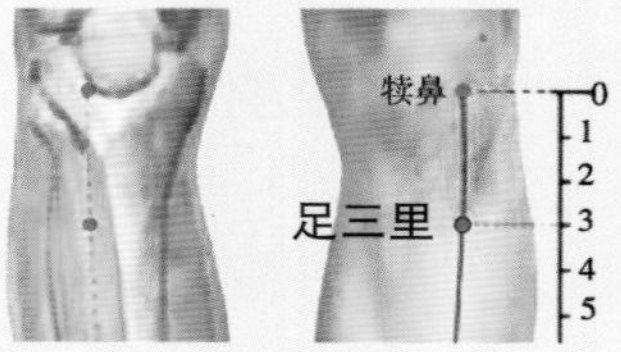 B

（2）在模型上演示耳穴压籽治疗（图11-33）。

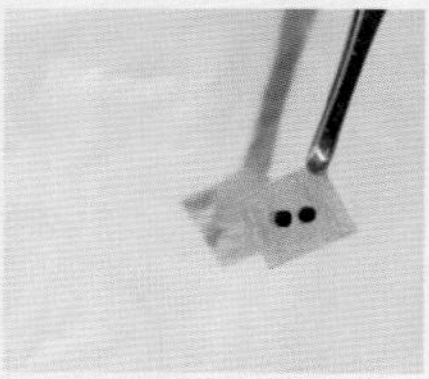

物品准备	探压耳穴	耳廓消毒	贴压耳穴
对压法按压耳穴	直压法按压耳穴	完成耳穴压籽	交代注意事项

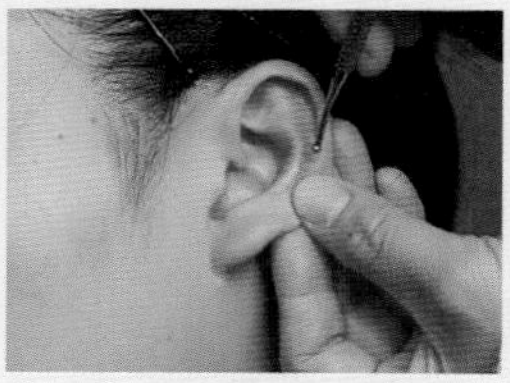

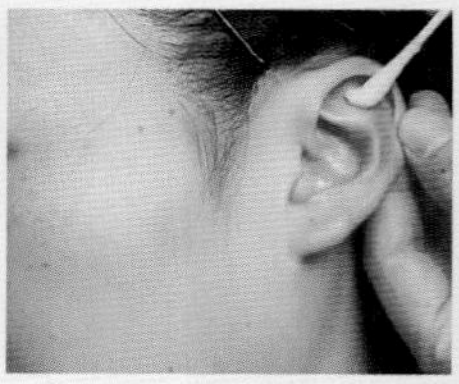

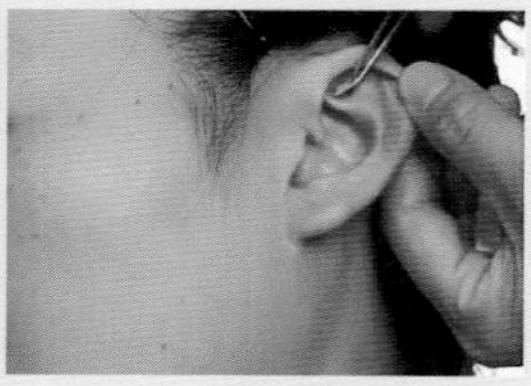

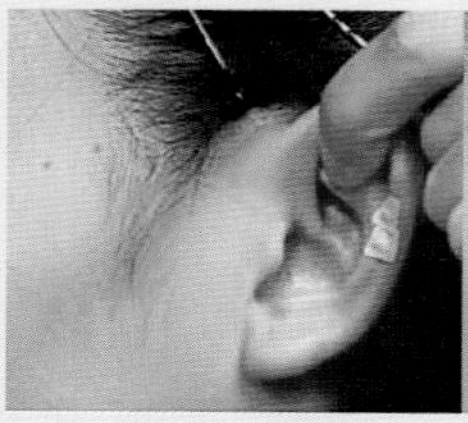

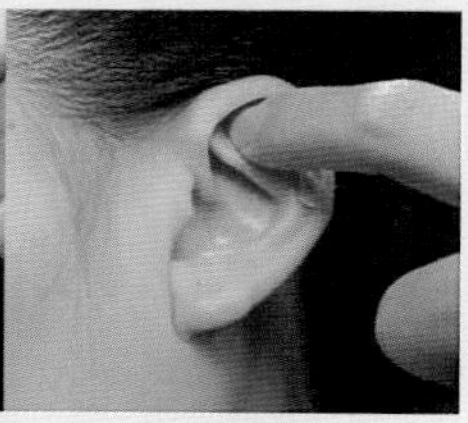

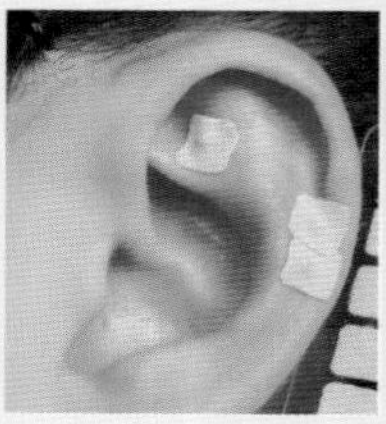

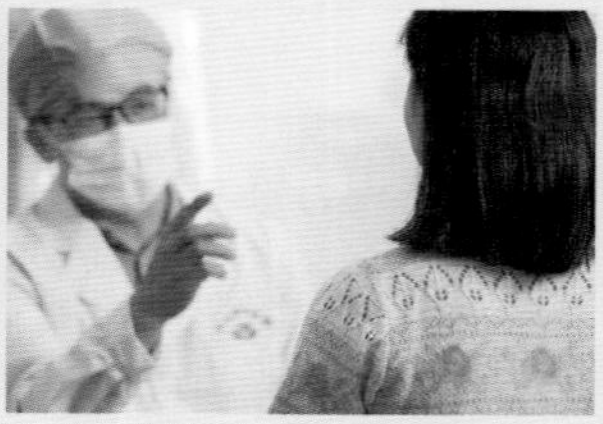

图 11-33　耳穴压籽治疗操作图

（3）回答考官提问。

①使用中应防止胶布潮湿或污染，以免引起皮肤炎症。

②个别患者对胶布过敏，局部出现红色粟粒样丘疹并伴有痒感，宜改用他法。

③孕妇选用本法时刺激宜轻，但有流产倾向者慎用。

④使用医用磁片时注意同磁疗法。

3. 耳穴压籽法技能测试表

为了与平时使用的测试表一样保持直观性，我们把评分标准表格化。（表11-40）

表 11-40　耳穴压籽法技能测试表（2022 年 7 月起住培一年级用）

测试对象类别：　　　　　姓名：　　　　　年级：　　　　　培训号：

场景：

项目		评分要点		分值	得分
说明：根据案例资料，补充必要的四诊信息（或问考官），评估病情、完成诊断辨证、制定方案，并操作治疗全过程					
接诊与分析（20分）	接诊诊查	主症，伴随，诱发、轻重因素，望闻切		3	
	中医诊断		病机辨证辨经络	5	
	治法			3	
	主穴			3	
	配穴			2	
	选穴			2	
	操作要点描述			2	
准备工作（12分）	医师准备	衣帽整洁，仪表端庄，操作前洗手，戴口罩、帽子		2	
	环境准备	整洁、安全；必要时用屏风遮挡		2	
	患者准备	核对姓名、交代治疗目的、流程，了解患者接受程度等，取得患者理解。沟通语言、行为动作要体现人文关怀		5	
	物品准备	治疗盘，一次性耳穴压豆，75%乙醇，棉签，镊子，胶布，耳穴探棒		3	

续表

项目		评分要点	分值	得分
操作过程（53分）	体位	协助患者选取舒适体位，充分暴露部位	3	
	定穴	医师一手持耳轮后上方，准确取穴，做好标记	2	
		另一手持探棒，由上而下在选区内寻找敏感点及穴位	10	
	消毒	再次核对穴位后，用75%乙醇擦拭（其范围视耳廓大小而定）	5	
	压籽	一手持镊子夹一次性耳穴压籽胶布，将胶布内王不留行籽对准选用的穴位上；另一手轻压胶布背面，耳穴应有酸、麻、胀、痛感	15	
	观察	随时询问患者对治疗的反应，及时调整或停止操作；若患者对胶布过敏，应立即更换治疗方案	5	
	后期处理	嘱患者每日自行按压3～5次，每次按压1～2分钟，每3～5日可更换1次。交代注意事项及随诊、复诊事项	10	
		清理用物，归还原处，洗手，做好记录	3	
评价（15分）	评估效果	选穴正确，能正确描述穴位位置、作用（至少3～5个穴位）	4	
		患者体位正确、安全舒适；皮肤无损伤，症状改善	2	
		所选部位与手法符合病情，定位准确，操作熟练，时间合理	3	
		医患沟通有效，符合临床实际，体现人文关怀	3	
	提问	考官就操作环节要点进行提问：耳穴压籽法的适应证、禁忌证、注意事项	3	
时间		考官签名	合计	100

（1）耳穴压籽法的适应证。

解除或缓解各种急慢性疾病的临床症状，常用于失眠、疼痛、便秘、恶心、呕吐等症状的护理干预，并起到协同治疗的目的。

（2）耳穴压籽法的禁忌证。

炎症、冻伤的部位，以及有习惯性流产史的孕妇禁用。

（3）耳穴压籽法的注意事项。

①使用中应防止胶布潮湿或污染，以免引起皮肤炎症。

②个别患者对胶布过敏，局部出现红色粟粒样丘疹并伴有痒感，宜改用他法。

③孕妇选用本法时刺激宜轻，但有流产倾向者慎用。

④使用医用磁片时注意同磁疗法。

4. 技能测试的关键技能描述

（1）准备工作：养成习惯，从医师准备、环境准备、患者准备、物品准备四方面进行。

（2）操作过程。

体位：协助患者选取舒适体位，充分暴露施术部位。

消毒：虽然不需要进行严格的消毒，但是操作应该规范、全面，做到"一穴、一棉、不回头"。

定穴：是关键，以敏感点及穴位为主，需要配合患者感受，有时需要反复探寻，但是探寻时不宜过于用力。

耳压方法：用拇、食指指尖或指腹相对，置于贴有王不留行籽的耳穴的耳廓正面和背面，或用食指指尖或指腹置于贴有王不留行籽的耳穴的耳廓正面，垂直施压。包括强刺激按压法和弱刺激按压法。贴压之后，要嘱患者每日自行按压3～5次，每次按压1～2分钟，可每3～5日更换1次。现场应向患者交代相关注意事项及随诊、复诊事项。

5. 考试范围与模拟测试

（1）考试范围：

操作前准备、医患沟通、进针法、行针手法、出针、操作异常情况的识别与处理、操作后物品处置等。

（2）测试题及评分举例（案例）。

题干：张×，女，36岁。生气后胃脘胀痛、便秘3天。拟取太冲、中脘等穴施行治疗。示耳穴压籽法操作。

答题要求：叙述太冲、中脘定位，并在被检者身上取穴；在模型上演示耳穴压籽法。（10分）

第十二章　执业医师资格考试案例分析测试

一、第一站考生答卷（空表卷）

见表12-1、表12-2。

表 12-1　（中医）第一站"病（案）例分析"考生答卷（表格式）

病例摘要：

刘×，男，42岁，教师。2023年3月10日初诊，以胸闷1周为主诉。现病史：……请与心悸相鉴别。

要求：

根据上述摘要，在答题卡上完成书面分析。

中医案例评分标准格式

试卷编号：

中医疾病诊断				
中医证候诊断				
西医诊断				
中医辨病辨证依据（含病因病机分析）	1.辨病辨证依据	辨病：		
		辨证：		
	2.病因病机分析：			
中医病证鉴别	思路：1.鉴别理由（共同的临床表现）；2.鉴别要点（各自特征性的临床表现）			
	病名1	同		
		异		
			病名1	
	病名2	同		
		异		
			病名2	

续表

中医治法	
方剂名称	
药物组成、剂量及煎服方法	

表 12-2　（中西医结合）第一站"病（案）例分析"考生答卷（表格式）

病例摘要：

张×，女，34岁，干部。2023年4月8日初诊，以腹痛3日为主诉。现病史：……

要求：

根据上述摘要，在答题卡上完成书面分析。

中医案例评分标准格式

试卷编号：

中医疾病诊断		
中医证候诊断		
西医诊断		
西医诊断依据	1.病史：	
	2.主诉：	
	3.现症：	
	4.体征：	
	5.辅助检查：	
	思路：按诊断标准，或：1.病史，2.主诉，3.现症状，4.体征，5.辅助检查	
中医治法		
代表方剂		
药物组成		
西医治疗措施		

二、中医/中西医执业医师实践技能考第一站医案与评分标准

（一）中医执业医师实践技能考第一站

见表12-3。

表 12-3　中医执业医师实践技能考第一站医案与评分标准

病例摘要：

　　张×，女，27岁，已婚。2023年1月25日初诊。自诉停经2个月，昨日工作时不慎跌倒在地。今晨起出现腰酸，下腹部坠痛，阴道少量出血，舌淡红，苔薄白，脉滑无力。尿妊娠试验阳性，产科彩超检查示宫内妊娠，胎儿存活。

　　请与妊娠腹痛相鉴别。

中医案例评分标准

中医疾病诊断	胎动不安		3分
中医证候诊断	跌仆伤胎		3分
中医辨病辨证依据（含病因病机分析）	辨病：患者停经2个月，尿妊娠试验阳性，B超检查示宫内妊娠，胎儿存活，提示早期妊娠。孕早期出现腰酸，下腹部坠痛，阴道少量出血（主症加辅助检查），诊断为胎动不安		1分
	辨证：妊娠跌仆，腰酸，下腹部坠痛，阴道少量出血，舌淡红，苔薄白，脉滑无力。辨证为跌仆伤胎		1分
	病因病机分析：跌仆闪挫，损伤冲任，气血失和，伤及胎气		2分
中医病证鉴别	妊娠腹痛和胎动不安均可出现妊娠期小腹痛；但妊娠腹痛无腰痛及阴道出血，以资鉴别 （注：虽是标准答案，但尽量不用此鉴别思路，请用"推荐鉴别方法"）		3分
	推荐鉴别方法	1.鉴别理由（共同的临床表现） 2.鉴别要点（各自特征性的临床表现）	
	1.共同点	妊娠腹痛和胎动不安均可出现妊娠期小腹痛	
	2.不同点	胎动不安以腰酸、下腹部坠痛、阴道少量出血为特点；而妊娠腹痛无腰痛及阴道出血，以资鉴别	
中医治法	补气和血安胎		2分
方剂名称	圣愈汤加减		2分
药物组成、剂量及煎服法	黄芪15克、党参15克、熟地10克、白芍15克、当归15克、菟丝子10克、续断10克、桑寄生15克、阿胶10克（烊冲），3剂，加水800毫升煎取400毫升，每日1剂，早晚2次分服		3分

思考题：

李×，男，55岁，已婚，教师。2022年11月15日初诊。自诉近1年半以来因工作劳累，睡眠较少，反复出现心悸不安，不能自主。近日因工作焦虑，心悸加重，有时持续1小时才缓解。现症见：心悸气短，不能自主，头晕目眩，失眠健忘，面色无华，倦怠乏力，纳呆食少；舌淡红，脉细弱。

请与奔豚相鉴别。

（二）中西医执业医师实践技能考第一站

见表12-4。

表 12-4　中西医执业医师实践技能考第一站医案与评分标准

病例摘要：

陈×，男，11岁，小学生。2023年3月10日初诊。自诉2周前曾患急性化脓性扁桃体炎。1周前发现眼睑浮肿，逐渐加重。现症见：眼睑及双下肢水肿，皮色光泽，恶寒重，发热轻，咳嗽气短，小便量少，双下肢水肿，舌淡，苔薄白，脉浮紧。查体：体温36.7℃，心率70次/分，呼吸19次/分，血压153/100毫米汞柱。辅助检查：尿常规示尿蛋白（++），尿隐血（++），镜检尿红细胞10～16个/高倍镜，24小时尿蛋白定量1.6克。抗链球菌溶血素"O"滴度升高。免疫学检查示总补体及补体C3水平降低。

要求：

根据上述摘要，在答题卡上完成书面分析。

中西医案例评分标准

中医疾病诊断	水肿		2分
中医证候诊断	风寒束肺，风水相搏证		2分
西医诊断	急性肾小球肾炎		2分
西医诊断依据	1. 3周前曾患急性化脓性扁桃体炎		1分
	2. 眼睑及双下肢水肿1周		1分
	3. 血压150/100毫米汞柱，双下肢水肿		1分
	4. 辅助检查：尿常规示尿蛋白（++），尿隐血（++），镜检尿红细胞10～15个/高倍镜，24小时尿蛋白定量1.5克。抗链球菌溶血素"O"滴度升高。免疫学检查示总补体及补体C3水平降低		1分
	答题技巧	按诊断标准，或：1.主诉，2.症状，3.体征，4.辅助检查	

续表

中医治法	疏风散寒，宣肺行水	2分
代表方剂	麻黄汤合五苓散加减	2分
药物组成、剂量及煎服方法	麻黄10克、杏仁10克、防风10克、浮萍10克、白术15克、茯苓15克、泽泻10克、车前子10克、苏叶10克、甘草5克、桂枝10克 3剂，加水800毫升煎取400毫升，每日1剂，早晚两次分服	2分
西医治疗措施	1. 卧床休息、低盐饮食。一般治疗不是万能，但有用 2. 抗感染：青霉素静脉滴注或皮下注射（皮试阴性后）；青霉素皮试阳性，可予大环内酯类抗生素 3. 利尿：口服氢氯噻嗪 4. 降压：口服卡托普利	4分

思考题：

吕×，男，65岁，已婚，退休干部。2022年12月17日初诊。自诉14年来长期咳嗽咳痰，每年发作2～3次，多发于冬春季节。住院后多需静脉注射"抗生素""止咳药""平喘药"等才能控制。出院后感觉不适，前来就诊，现症见：喘咳无力、气短，心悸，胸闷，口干。有30年吸烟史。查体：体温36.8℃，脉搏88次/分，呼吸20次/分，血压129/82毫米汞柱。慢性病面容。双肺呼吸音减弱，心音遥远，心率88次/分，第二心音亢进，舌淡黯，脉细涩无力。辅助检查：血常规示白细胞8.8×10⁹/升，中性粒细胞64%。胸部X线片示两肺野透亮度增高。心电图示肺型P波。

要求：根据上述摘要，在答题卡上完成分析。

（三）深度学习：中西医结合临床诊疗案例日积月累（参考）

见表12-5。

表 12-5　中西医结合临床诊疗案例

中医疾病诊断	水肿	
中医证候诊断	风寒束肺，风水相搏证	
中医辨病辨证依据（含病因病机分析）	辨病辨证依据	辨病：患儿以"咽痛2周，双下肢水肿1周"为主诉，现症见：眼睑浮肿，现眼睑及双下肢浮肿，皮色光泽，属中医诊断为水肿
		辨证：缘患儿眼睑及双下肢水肿，皮色光泽，恶寒重，发热轻，咳嗽气短，小便量少，舌淡，苔薄白，脉浮紧。辨证为风寒束肺，风水相搏证

续表

中医辨病辨证依据（含病因病机分析）	病因病机分析： 简单版：患儿2周前有风寒之邪病史，为风寒束肺，肺失通调，致风水相搏，泛于肌肤。此即《景岳全书·肿胀》所言："凡外感毒风，邪留肌肤，则亦能忽然浮肿。" 教科书版：风寒外袭，客于肺卫，肺气郁遏，宣降失司，通调失职，水道不利，以致风遏水阻、水湿溢于肌肤，发为水肿			
中医病证鉴别	鉴别理由（共同的临床表现）： 鉴别要点（各自特征性的临床表现）：			
	病名1	同		
		异	水肿	
			病名1	
	病名2	同		
		异	水肿	
			病名2	
西医诊断	急性肾小球肾炎			
西医诊断依据	病史：2周前曾患急性化脓性扁桃体炎			
	主诉：咽痛2周，眼睑及双下肢浮肿1周			
	现症：双侧眼睑及双下肢水肿，皮色光泽，咳嗽气短，小便量少			
	体征：查体：体温36.7℃，血压153/100毫米汞柱。双侧眼睑及双下肢水肿，双下肢中度水肿			
	辅助检查：尿常规示尿蛋白(++)，尿隐血(++)，镜检尿红细胞10～15个/高倍镜，24小时尿蛋白定量1.5克。抗链球菌溶血素"O"滴度升高。免疫学检查总补体及补体C_3水平降低			
	思路：按诊断标准或按病史、主诉、症状、体征、辅助检查诊断			
西医鉴别诊断	肾炎型的肾病综合征	肾炎型的肾病综合征同样会出现浮肿、血尿，甚至是高血压的情况，但是肾炎型的肾病综合征尿蛋白持续时间比较长，多数都需要用到激素治疗		
	急进性的肾小球肾炎（新月体肾小球肾炎）	起病与急性肾炎相似，但急进性的肾小球肾炎患者肾功能进行性恶化，非常凶险，往往出现高血压脑病、肾衰、肺水肿等并发症。如果出现病情急剧进展，要考虑有没有急进性的肾小球肾炎，必要时还要做肾穿刺病理活检来判断		
	全身系统性疾病肾脏受累	狼疮性肾炎、过敏性紫癜肾炎、细菌性心内膜炎肾损害、原发性冷球蛋白血症肾损害、血管炎肾损害等可呈现急性肾炎综合征表现，根据其他系统受累的典型临床表现和实验室检查，可资鉴别		

续表

进一步检查	血生化检查（肾功能检查）：血尿素氮和肌酐可增高，肌酐清除率降低，利尿消肿后多数迅速恢复正常。对存在重度水肿和大量蛋白尿的患者，应进行血浆总蛋白、白蛋白/球蛋白比率、血胆固醇、三酰甘油及脂蛋白的测定，以确定是否存在低蛋白血症和高脂血症 血清补体：急性期绝大多数患儿总补体（CH_{50}）及C_3、$C_5\sim C_9$下降，90%以上于病后8周前恢复 腹部X线片：可见肾影正常或增大 胸部X线片：心脏可正常或轻度增大，常伴有肺充血的现象 肾活检：①少尿1周以上或进行性尿量减少伴肾功能恶化，有急进性肾炎的可能者；②起病后2～3个月病情无好转，仍有高血压、持续性低补体血症者；③急性肾炎综合征伴肾病综合征者 由于增生、渗出的程度不同，轻者仅有部分系膜细胞增生；重者内皮细胞也增生，并可部分甚至全部阻塞毛细血管襻；更严重者形成新月体。临床表现为急进过程者则有广泛新月体形成 鉴别性检查：①检测抗核抗体、抗双链DNA抗体、抗Sm抗体、抗RNP抗体及抗组蛋白抗体，以排除系统性红斑狼疮；②肝功能及乙肝病毒感染标志物检测，排除乙肝性肾炎；③肾活检：可以鉴别IgA肾病、原发性肾病综合征、狼疮性肾炎
中医治法	疏风散寒，宣肺行水
方剂名称	麻黄汤合五苓散加减
药物组成、剂量及煎服方法	麻黄5克、杏仁10克、防风5克、浮萍5克、白术10克、茯苓10克、泽泻10克、车前子10克、苏叶5克、甘草5克、桂枝5克，3剂，加水800毫升煎取400毫升，每日1剂，早晚2次分服
西医治疗措施及具体用药（包含剂量）	卧床休息、低盐饮食 抗感染：青霉素静脉滴注或皮下注射（皮试阴性后）；青霉素皮试阳性者，可予大环内酯类抗生素 利尿：口服氢氯噻嗪，每日2次，每次25毫克 降压：口服卡托普利，每日2次，每次12.5毫克
非药物治疗	针、推、灸、罐等法

续表

治疗策略、并发症及危急重症诊治	本病以清除残留感染病灶，积极对症处理，预防急性期并发症。中医治疗，急性期以祛邪为主，恢复期则以扶正兼祛邪为要。恢复早期，湿热未尽者，治宜祛除湿热余邪，佐以扶正；后期湿热已渐尽，则应以扶正为主，佐以清热或化湿。若纯属正气未复，则宜用补益之法 中医： 以八纲辨证结合脏腑辨证为要，常证着重辨表里虚实，变证着重辨脏腑。急性期，邪盛为主，病位主要在肺、脾，治宜宣肺利水、解毒利湿、清热凉血；恢复期，正虚邪恋，病位主要在脾、肾，治疗多以扶正祛邪为主；发生邪陷心肝、水凌心肺、水毒内闭等变证时，根据证候，分别采用泻肺逐水、平肝泻火、通腑降浊之法，必要时予中西医结合抢救治疗 西医： （1）急性期需卧床、3个月内避免剧烈活动：急性期必须卧床休息2～3周，待肉眼血尿消失、水肿减退、血压正常后，方可下床轻微活动。血沉正常后可上学，3个月内宜避免剧烈的体力活动。当尿沉渣细胞绝对计数正常后才恢复正常活动 （2）限水、限蛋白、限高钾食物：有水肿、高血压者应限盐及限水；有氮质血症者应限制蛋白质摄入；尿少尿闭时，应限制高钾食物 （3）规范抗感染：有链球菌感染灶者应用青霉素10～14日，以彻底清除体内病灶中残余细菌，减轻抗原抗体反应 （4）根据病情利尿：水肿、尿少、高血压时可口服氢氯噻嗪，每日1～2毫克/千克口服，分2次；明显循环充血患者可用呋塞米，每次1毫克/千克静脉注射，每日1～2次 （5）高血压3级防治：凡经休息、限水、限盐、利尿而血压仍高者，或血压迅速升高至140/90毫米汞柱（18.5/12千帕），且有明显自觉症状时，应给予药物降压。①卡托普利，为血管紧张素转换酶抑制剂，剂量自每日0.3～0.5毫克/千克起，最大剂量为每日5～6毫克/千克，分3次口服，作用较快，15分钟即见效，与硝苯地平交替使用，降压效果更佳。②硝苯地平（心痛定），开始剂量为每日0.25毫克/千克，最大剂量为每日1毫克/千克，分3次口服或舌下含服 （6）避免出现严重并发症，出现时积极防治

变证、并发症与预后分析	中医变证	邪陷心肝：若邪毒炽盛，郁于肝经，肝阳上亢，引动肝风，可致头痛、眩晕，甚则惊厥、神昏 水凌心肺：若水邪泛滥，阻遏气机，上凌心肺，肺失肃降，心失所养，则咳嗽、气急、胸闷、心悸，甚则发绀 水毒内闭：若湿浊内盛，壅塞三焦，升降失常，水毒内闭，则见少尿无尿，恶心呕吐，甚则昏迷

续表

变证、并发症与预后分析	西医严重并发症	本病不及时或不积极治疗，有出现下列并发症的可能： （1）严重的循环充血和心力衰竭：由于水钠潴留，临床上可出现水负荷过度征象，如重度水肿、循环充血、心力衰竭，直至肺水肿。主要表现为呼吸短促，不能平卧，胸闷及咳嗽，肺底湿啰音，心界扩大，肝大，心率加快，呈"奔马律"等。早期出现的循环充血征象，一般于1～2周内随利尿作用得到相应的缓解 （2）高血压脑病：国内报道发生率为5%～10%，一般血压超过18.7/12千帕，同时伴有视力障碍、惊厥、昏迷3项症状之一者即可诊断。常表现为剧烈头晕、呕吐、嗜睡、神志不清、视物黑朦，严重者有阵发性惊厥及昏迷。眼底检查常见视网膜小动脉痉挛、出血、渗出和视盘水肿 （3）急性肾功能衰竭：发生率为1%～2%，表现为少尿或无尿，血尿素氮增高，不同程度的高钾血症及代谢性酸中毒等尿毒症改变
		本例治疗及时积极，目前……，未出现并发症。向愈过程中，仍须……

注：以上知识参考了全国中医药行业高等教育"十三五"规划教材、全国高等中医药院校规划教材（第十版）《中医儿科学》《中医内科学》《中西医结合儿科学》及网络资料等。

【思考题】

谢某，男，32岁，工人。2022年2月初诊。患者向来嗜食辛辣、饮酒（每天起码喝白酒250克以上）已达7年之久。6天前因朋友相聚连续饮酒，即觉胃脘部灼热痛苦，未经任何医院就诊，自服"藿香正气丸"等药治疗，上症未见减轻，反觉加重而来我院就诊。刻下见：胃脘灼热痛苦，口干而苦，口渴不欲饮，头重肢困，纳呆恶心，小便色黄，大便不畅，舌苔黄腻，脉象濡数。T：36℃，P：98次/分，R：20次/分，BP：140/80毫米汞柱。神志清楚，营养中等，发育尚可，全身浅表淋巴结无肿大，无皮下结节，巩膜无黄染，心界正常，律齐，各瓣膜听诊未闻及病理学杂音，腹部柔软无压痛，肝脾未触及，肾区无叩击痛，神经系统检查生理反射存在，病理反射未引起。血常规：无异常。大便常规：无异常。

要求：

根据上述摘要，在答题卡上完成书面分析（表12-6）。

注意：

中医病证鉴别须与两种中医疾病鉴别，西医须与三种疾病鉴别。

表 12-6　《病（案）例分析》学习格式表（兼顾实践与理论考试）

中医疾病诊断				
中医证候诊断				
中医辨病辨证依据（含病因病机分析）	辨病辨证依据	辨病：		
		辨证：		
	病因病机分析：			
	简单版：			
	教科书版：			
中医类证鉴别	思路： 鉴别理由（共同的临床表现）： 鉴别要点（各自特征性的临床表现）：			
	病名1	同		
		异	病名1	
	病名2	同		
		异	病名2	
西医诊断	务必准确，不要查因			
西医诊断依据	病史：			
	主诉：			
	现症：			
	体征：			
	辅助检查：			
	思路：按诊断标准或按病史、主诉、症状、体征、辅助检查诊断			
西医鉴别诊断	思路：根据诊断为……，但需要与以下几个疾病相鉴别：			
		同		
		异		
		同		
		异		
		同		
		异		
		同		
		异		

续表

进一步检查		
中医治法		
方剂名称		
药物组成、剂量及煎服方法		
西医治疗措施及具体用药（包含剂量）		
非药物治疗		
治疗策略、并发症及危急重症诊治	中医辨证	
	西医严重并发症	
预防与预后分析		

附录

中医诊疗技术操作规范与标准

1. 中医艾灸操作规范标准（T/HNJK 05—2020）

   https：//www.cssn.net.cn/cssn/productDetail/b35ea1aafbffe4265d5c91962e1aac76

2. 针灸技术操作规范第1部分：艾灸GB/T 21709.1—2008

   https://www.cssn.net.cn/cssn/productDetail/ee3b2c8de8ae2b6f2e1c75fca3355edc

3. 针灸技术操作规范第2部分：头针（GB/T 21709.2—2021）

   https://www.cssn.net.cn/cssn/productDetail/fcd6441772ff596c3fdc174de2f4295d

4. 针灸技术操作规范第3部分：耳针（GB/T 21709.3—2021）

   https://www.cssn.net.cn/cssn/productDetail/8e1d6d6facc0cc531ae7ede02ce98d74

5. 针灸技术操作规范第4部分：三棱针（GB/T 21709.4—2008）

   https://www.cssn.net.cn/cssn/productDetail/4aeaf1fd7311f3da34b945c537935caa

6. 针灸技术操作规范第5部分：拔罐（GB/T 21709.5—2008）

   https://www.cssn.net.cn/cssn/productDetail/c65799dbb07962501951023c6f93ad61

7. 针灸技术操作规范第11部分：电针（GB/T 21709.11—2009）

   https://www.cssn.net.cn/cssn/productDetail/892c5f4eb162151dac88754c1fab7ca1

8. 针灸技术操作规范第20部分：毫针基本刺法（GB/T 21709.20—2009）

   https://www.cssn.net.cn/cssn/productDetail/1e36e7dbdbd3343b8832d71d1227ba0a

9. 针灸技术操作规范第21部分：毫针基本手法（GB/T 21709.21—2013）

   https://www.cssn.net.cn/cssn/productDetail/887eb033ee063b8c519d56012d8d25e7

10. 中医治未病技术操作规范：针刺（T/CACM 1077—2018）

    https：//www.cssn.net.cn/cssn/productDetail/a22621785aebb26bdfe34eaf0fbe2960

11. 中医治未病技术操作规范：项七针（T/CACM 1084—2018）

https：//www.cssn.net.cn/cssn/productDetail/c4f0b3eb4c2ade2c18484b5b85c4e20a

12. 中医治未病技术操作规范：脊柱推拿（T/CACM 1080—2018）

https：//www.cssn.net.cn/cssn/productDetail/5d64d3a8a8aaf93dd1de426b17b7f94f

13. 中医治未病技术操作规范：脏腑推拿（T/CACM 1079—2018）

https：//www.cssn.net.cn/cssn/productDetail/17fc3ded7811921fd3ad180521d846a6

14. 中医治未病技术操作规范：经络点穴推拿（T/CACM 1081—2018）

https：//www.cssn.net.cn/cssn/productDetail/749385fb1fb49a71b025b7bb5e971233

15. 中医治未病技术操作规范：小儿推拿（T/CACM 1082—2018）

https：//www.cssn.net.cn/cssn/productDetail/c524db36d24eb03aa50c95b60cb48e74

16. 中医治未病技术操作规范：艾灸（T/CACM 1075—2018）

https：//www.cssn.net.cn/cssn/productDetail/c13757cbb46d3e635c732d052f82730f

17. 中医治未病技术操作规范：麦粒灸（T/CACM 1103—2018）

https://www.cssn.net.cn/cssn/productDetail/2e05be8ac754eceb030d1b8e6ab1d1bc

18. 中医治未病技术操作规范：拔罐（T/CACM 1078—2018）

https：//www.cssn.net.cn/cssn/productDetail/4ff2d93f816c097da34484be986fcb83

19. 中医治未病技术操作规范：耳穴（T/CACM 1088—2018）

https：//www.cssn.net.cn/cssn/productDetail/efdffe7ec65d213809fc9e5ae897d450

20. 中医治未病技术操作规范：肩周操（T/CACM 1087—2018）

https：//www.cssn.net.cn/cssn/productDetail/3e911e0ab5f1fa98f473f2747d92d397